THÉORIE NOUVELLE

DE LA

PHTHISIE PULMONAIRE

À la Savante Doctrine
et aux Succès
de M. le Docteur

LANTHOIS.

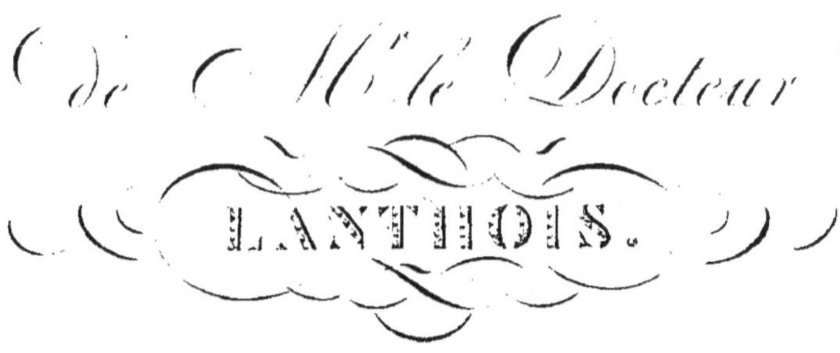

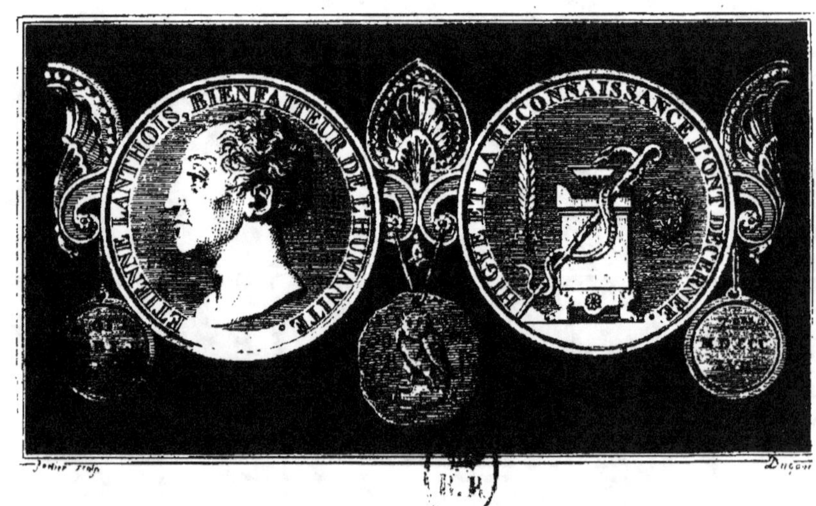

Le lecteur nous saura gré,
de lui avoir fait connaitre la médaille
offerte à la Science par l'estime et l'amitié.

THÉORIE NOUVELLE

DE LA

PHTHISIE PULMONAIRE,

AUGMENTÉE

DE LA MÉTHODE PRÉSERVATIVE.

PAR M. LANTHOIS,

Docteur en Médecine de l'ancienne Faculté de Montpellier, Membre de l'ancienne Académie de Médecine de Paris, et du Comité d'Émulation de la même ville, auteur de la nouvelle Théorie des maladies vénériennes, éditeur de la Physiologie de Grimaud, etc.

Pulsa fugit macies, abeunt pallorque, situsque,
....
Membraque luxuriant.
(OVIDE, *Métamorphoses*, liv. VII.)

TROISIÈME ÉDITION,
REVUE ET CORRIGÉE.

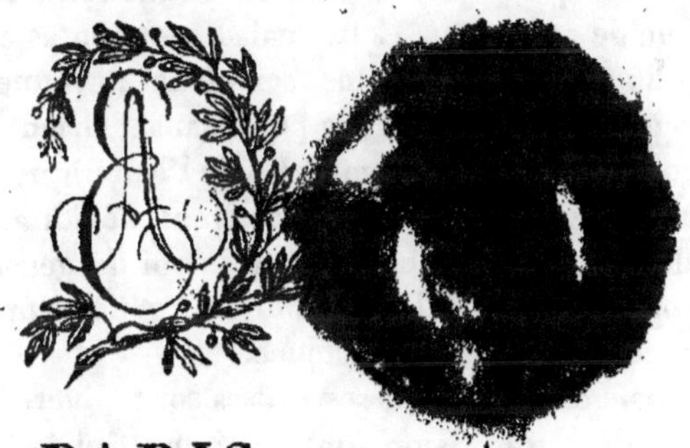

PARIS,

ADRIEN ÉGRON, IMPRIMEUR
DE SON ALTESSE ROYALE MONSEIGNEUR, DUC D'ANGOULÊME,
rue des Noyers, N° 37.

SEPTEMBRE 1822.

AVANT-PROPOS.

CE serait un problème fort important à résoudre que d'assigner l'influence des événemens politiques sur la physiologie des peuples. Comme les altérations morales dans l'individu provoquent toujours des altérations physiques, l'analogie autorise à penser que les secousses politiques doivent produire des changemens dans la constitution physique des nations. Montesquieu (1), dont le génie consista surtout à découvrir des rapports entre deux termes éloignés, et quelquefois même à deviner l'un de ces termes, fit découler la liberté anglaise de l'impatience du caractère, et cette impatience de la tristesse du climat, qui produit un défaut de filtration dans le fluide nerveux.

Le même écrivain attribue les lois bizarres qui, chez les Germains, graduaient géométriquement les lois de la pudeur, à l'apathie de ces peuples, et cette apathie à la froideur du climat. Une méthode inverse jeterait peut-être autant de lumières sur cet art précieux de guérir, qui n'est encore qu'un art conjectural ; car, l'influence des sensations sur les sentimens une fois reconnue, l'influence réciproque des sentimens sur les sensations doit l'être aussi. La nier dans un cas, c'est la nier dans les deux ; et, je suis convaincu que, si on perdait les archives des nations, un Médecin observateur les retrouverait dans les fastes de la Médecine.

Il est certain que jamais la phthisie pulmonaire ne fut plus répandue que de nos jours. Cette maladie et toutes celles qui tiennent à une sensibilité exaltée semblent devenues aujourd'hui indigènes en Europe, comme la peste dans l'Orient, et le vomissement noir dans quelques contrées de l'Amérique. Elle n'est pas seulement individuelle, elle est souvent héréditaire, et le plus terrible fléau de notre nature, porte en soi un germe de fécondité qui le propage dans une longue suite de générations, comme une condition nécessaire à leur existence.

La phthisie est une ; mais ses causes sont diverses, et les premiers actes de son invasion sont aussi multipliés que ces causes. Mais, à mesure que le mal s'accroît, les différences s'effacent ; il vient un terme où elles cessent tout-à-fait : alors les espèces les plus éloignées dans l'origine, n'ont plus rien qui les distinguent dans les développemens. C'est qu'elles procèdent toutes de même

---

(1) *Esprit des Lois.*

par la dégénération et la corruption des humeurs, agissant sur la masse entière et sur chaque fluide en particulier ; également ennemies du principe vital, également promptes à l'atteindre, elles l'assiégent sans relâche, jusqu'à ce qu'enfin gêné, circonscrit, suspendu dans son action, frappé tour-à-tour dans les substances constitutives qui l'entretiennent, il s'éteigne dans cette putréfaction qui a lentement empoisonné tous les canaux de la vie.

J'oserai affirmer que le père de la Médecine n'a pas même connu ce fléau. Ses successeurs, manquant de guides, ne sont point parvenus à le bien apprécier. Trompés par la conformation de l'organe, que ses subdivisions presqu'infinies, ainsi que la disposition cellulaire qui sépare ces subdivisions, rendent plus propre qu'un autre à retenir les humeurs ; ils n'ont pas vu ici le besoin de l'*évacuation*, mais de l'*expectoration* ; et c'est à ce dernier travail qu'ils ont tout rapporté. Leurs béchiques et lénitifs, et le lait d'ânesse, et les pilules de Rufus et de Morthon, et tout ce qui ressemble à cet appareil banal, ne doit malheureusement occuper de place que parmi les routines perfides qui ont si souvent abusé les Médecins et leurs victimes, et qui, en effet, ne sont que le secret de capituler avec la maladie, et de donner le change au malade.

Existe-t-il donc un moyen unique, tranchant, exclusif contre la phthisie pulmonaire ? Nous serions trop heureux que cela fût ; mais cela n'est point. Existe-t-il une méthode régulière de guérison ? Je la prouve par d'heureuses expériences ; et par une théorie qui ne se fonde pas moins sur l'autorité des faits que sur la nature des choses.

Il est certain qu'on n'a besoin que du bon sens pour se convaincre qu'un remède unique pour cette maladie n'est pas moins une chimère que la panacée universelle? Tout ce qui altère ou la substance ou les fonctions du poumon peut conduire à la phthisie, quoiqu'il n'y conduise pas toujours. Et combien de causes sont susceptibles de produire cette altération ! Les irritations, les relâchemens, les ulcères, les vomiques, toutes les diathèses humorales dégénérées ou viciées. Vouloir qu'un remède unique convienne à tant de sortes de lésions, c'est soutenir qu'un même topique guérira une fracture, une inflammation, une plaie, une enflure.

Cette réflexion, toute simple qu'elle est, doit inspirer quelque défiance relativement à l'efficacité absolue d'un remède indiqué par M. Samson, sur la foi d'un capitaine de vaisseau. Je veux parler de l'*alcornoque*, arbuste qui croît dans la Martinique. Au rapport de ce capitaine de vaisseau, un M. Badolet, atteint de phthisie au dernier degré, guérit par la vertu de ce remède. Il ne faut pas croire que je révoque en doute la possibilité de cette guérison, moi, qui m'attache surtout à prouver que la phthisie n'est pas un mal sans remède; et, c'est déjà quelque chose de gagné pour ma théorie, qu'il existe, même à ce degré, des moyens curatifs. Mais que tous les tempéramens admettent l'emploi de l'alcornoque, avec toutes les variations dont ils se composent, avec tant de complications diverses; que toutes les espèces de phthisies cèdent à sa vertu, et doivent guérir, c'est ce dont il est permis de douter, quelle que soit l'autorité de l'exemple que nous rapportons : car, enfin, cet exemple est unique, et puis il n'est constaté que par le récit qu'on a fait à M. Samson, et ce récit a pour objet une autre personne que le narrateur, et la chose se passe à quinze cents lieues de nous.

Si la vérité ne se perd pas dans ces traditions indirectes, on conviendra qu'elle peut du moins s'y altérer beaucoup. Mais puisque notre estimable collègue a éprouvé de la joie en apprenant que, même dans un autre hémisphère, il existait un moyen de guérir le mal le plus terrible qui soit dans le nôtre, combien n'en éprouvera-t-il pas davantage en apprenant que ce moyen est à sa portée, et qu'il existe près de lui?

Qu'il cesse donc maintenant de porter envie à l'Amérique : nous avons nos miracles comme le Nouveau-Monde, quoique la nature ne nous les offre pas tout préparés, et qu'elle laisse quelque chose à faire à l'industrie.

Depuis long-temps je pressentais, pour la guérison de ce fléau, l'existence et la possibilité d'une route nouvelle. Je n'aurais pas été moins heureux qu'un autre l'eût découverte; mais il ne faut pas non plus que l'obscurité, volontaire peut-être, de l'inventeur, nuise à l'invention; et je dirai comme le poëte :

Si je puis vous servir, qu'importe qui je suis ?

Ma théorie est nouvelle, mon traitement est nouveau; dans cette découverte, je peux dire que tout m'appartient; mais c'est une propriété que je veux rendre publique, persuadé que toute pensée utile est le patrimoine de l'humanité.

Cependant, avant de rien exposer de mon système, je veux le prouver par des faits. Des personnes accoutumées à une marche inverse, trouveront peut-être que de placer ainsi la conséquence avant le principe, ce n'est point se montrer habile dialecticien. Malheureusement j'ai toujours pensé que, dans une science d'observation, les faits sont les principes, et j'ai pour coutume de fonder les raisonnemens sur les faits, au lieu de plier les faits aux raisonnemens. Il y a de l'illusion dans l'éloquence; il y en a même dans cette fausse géométrie, qui donne souvent au paradoxe les formes de la démonstration. Celui qui dit : *Venez, et voyez*, ne sait pas et ne veut pas tromper.

Dans les cures opérées par mon traitement, j'ai choisi surtout celles qui ont pour objet des personnes au-dessus de la condition du vulgaire; j'ai voulu que la relation simple et fidèle de ces cures fût appuyée par des témoignages authentiques, et j'ai rapporté les lettres qu'on m'avait écrites toutes les fois que ces détails m'ont paru nécessaires pour l'intelligence ou le développement de mes récits.

Mon remède n'est pas exclusif, mais ma doctrine est une; si je ne la présente point comme infaillible, je la donne au moins comme méthodique, progressive et régulière, surtout sans exaltation ni exagération de ma part. Je sais qu'il est des hommes qui s'enivrent de leurs succès; ils consentent à se tromper eux-mêmes avant de tromper les autres; mais il en est, et certes en grand nombre, à qui vous ne persuaderez jamais d'approuver l'invention d'un autre, par la seule raison qu'elle ne leur appartient pas. Admirateurs exclusifs d'eux-mêmes, ils s'imaginent que ce qui leur est étranger est un vol fait à leur mérite : et, quoique forcés en secret d'en faire usage, ils ne manquent jamais de les décrier en public. Que dis-je? L'envie les égare quelquefois jusqu'à nier l'évidence, et ils disent au Lazare ressuscité : *Non, tu n'étais pas mort.* Étrange manie de rabaisser tout ce qui s'élève, et d'empoisonner tout ce qui est salutaire !

Il en est d'autres qui ne connaissent qu'une autorité, la coutume, et pour qui rien n'est bon que ce qui s'est fait autrefois. Je ne le dissimule point, j'aurai pour ennemis les uns et les autres; il me faudra combattre l'incrédulité de l'ignorance et l'incrédulité de l'orgueil. Pour celle-ci, je ne le tenterai pas : on n'éclaire point celui qui repousse la lumière; quant à l'autre, je ferai, pour le convaincre, ce que fit Zénon devant le sophiste qui niait le mouvement : *il marcha.*

CONFESSION

DU DOCTEUR

LANTHOIS.

Confessons nos fautes en toute humilité; j'ai trois grands torts : le premier est d'avoir trouvé un remède simple, facile et à la portée de tout le monde, sans frais, premier attentat aux vendeurs de drogues ; ce remède seul extirpe des maladies invétérées, ronge tous les élémens vicieux qui s'immiscent dans les humeurs pour les corrompre, les dénaturer, les détruire ; il peut, sans le secours du médecin, prévenir des maladies imminentes qui se préparent en secret : quel attentat aux vendeurs d'ordonnances ! il répond victorieusement à toutes les calomnies des uns et des autres ; troisième attentat, et le plus grand de tous ; car ce que l'offenseur pardonne le plus rarement, c'est sa propre offense.

Mais pourquoi me plaindre ? L'on a bien décrié le pain et le vin, et de quoi ne sont pas capables les esprits jaloux, qui ne voient dans toute invention nouvelle qu'un larcin fait à leurs prétentions ou à leur réputation ?

Ils vivent d'abus, et l'on vient dessiller les yeux de leurs dupes ; ils sont accoutumés aux parfums, et voilà qu'un souffle vient éteindre l'encens dans les mains des thuriféraires : à votre avis, n'est-ce pas trop de moitié ?

En dépit d'eux et de leurs dénigremens, l'eau émétisée triomphera, malgré tout, comme le plus grand préservatif et curatif de bien des maux. Ils ont beau faire, le procédé est connu ; et tant d'efforts n'ont pu en étouffer assez la publicité, pour que déjà plusieurs personnes, et en tous lieux, n'en aient fait usage avec une efficacité qui efface tous les traitemens à grandes formules et à frais dispendieux. Les lettres que je vais transcrire en feront foi. Quelque temps encore, peut-être l'expérience étonnée se taira devant le charlatanisme ; mais il faut que celui-ci succombe, pour augmenter le triomphe heureux de la découverte, en y ajoutant surtout l'élixir médical et le sirop anti-scrophuleux, deux autres formules simples qui deviendront fameuses à leur tour, quand l'humeur de ceux que cela fâche sera apaisée ; car il n'y aura ni remèdes secrets, ni charlatanisme dans mes actions, j'aurai gain de cause ; il le faut d'après la loi qui a proscrit le traite-ment mercuriel par la salivation, d'après la loi qui a rendu la vaccine victorieuse de ses ennemis, d'après la loi éternelle qui ne veut pas qu'une vérité utile soit perdue ; elle peut être obscurcie, mais elle se retrouve tôt ou tard.

Ce n'est pas sans doute une classification défectueuse, celle qui distingue les maladies psr leur siége ; seulement cette classification ne nous apprend rien pour la guérison ; elle indique exactement ce qui est, mais laisse à deviner pourquoi il est. La classification par siége de nos maux, est une nomenclature d'effets ; en distinguant les maux par la nature des humeurs dégénérées et viciées, on remonte aux causes.

L'eau émétisée n'est pas un spécifique qui, dès son apparition, chasse le mal ; je ne veux pas insinuer qu'elle puisse arrêter les violentes fureurs que la maladie déploie quelque-fois, quand elle saisit brusquement une victime qu'elle a mar-quée à l'avance pour assouvir ses desseins, elle ne donne ni le temps, ni ne laisse les moyens de détourner les coups qu'elle avait préparés dans le mystère de ses insidieux complots ; alors rien ne saurait ni en prévenir, ni en éluder l'exécution ; dans cette hypothèse, il n'y a ni médecin, ni remède.

L'ivresse de l'enthousiasme doit cesser pour ma préparation, comme pour toutes les prétentions; mais aussi dans d'autres circonstances nombreuses, c'est un remède qui se suit et se perpétue, qui peu à peu use et déracine le mal et l'entraîne au-dehors; il y a dans toute l'économie une foule de fermens, de germes non développés qui s'amassent et qui n'attendent qu'une circonstance qui leur soit favorable pour éclore; indifférens à telle ou telle invasion, non moins aptes à produire un genre de maladie qu'un autre, ils sont comme tous les élémens communs de la douleur et de la mort, n'importe le siége qui sera occupé.

C'est par sa constance et par son énergie, par sa vertu éminemment dissolvante, que l'eau émétisée agit sur eux. Délayant, dénaturant par degrés tout ce qu'il y a d'impur, elle soulage les organes pour leur rendre toute leur vigueur, sans les ébranler par des secousses vives, sans les fatiguer par des irritations.

Il est pourtant certain que l'eau émétisée n'a jamais ressuscité personne; il est même probable qu'elle serait impuissante contre des maladies trop violentes, j'aime à le redire, si l'on se bornait à ses ressources toutes seules; aussi ne l'ai-je pas proprement conseillée comme curatif, mais plutôt comme préservatif; mais n'est-ce pas un curatif véritable, qu'un préservatif universel?

En attendant, voici quelques pièces du procès prises toutes après la seconde édition de la Théorie nouvelle de la phthisie pulmonaire.

OBSERVATIONS.

---

*Lettre reçue de M. de la B***, département de l'Hérault.*

Monsieur de la B*** avait fait usage, d'après mon ouvrage, de l'eau émétisée, et voulut me payer de la reconnaissance en voyant la lettre suivante :

Monsieur,

« Les relations agréables que j'avais eu l'occasion d'entretenir avec vous dans plusieurs maisons de Montpellier, m'avaient fait apprécier en vous un homme aimable qui faisait le charme de la société; je vous vois aujourd'hui sous des rapports bien plus avantageux encore ; je vous chéris et vous admire comme le conservateur de l'humanité. Permettez, qu'à un titre aussi sacré, je m'empresse de payer le sentiment bien senti de la gratitude que je vous dois pour ma part, d'un bienfait précieux, duquel vous ne vous doutez guère, mais qu'il m'est doux d'épancher dans la personne même du bienfaiteur de l'humanité.

« Depuis quelque temps, j'étais affligé d'effervescences dartreuses fort incommodes, et qui, tous les jours, étendaient leur domaine et redoublaient mes craintes pour l'avenir. Au moment où je me préparais à faire choix des eaux minérales de notre voisinage, renommées pour les guérisons des maladies de la peau, un de mes amis me vanta votre méthode et les avantages de ce traitement ; M. B., secrétaire de la préfecture de Lodève, venait de se guérir, d'une manière aussi simple que facile, d'une croûte dartreuse qui lui couvrait tout le visage, et remplissait sa vie d'amertume ; il était parfaitement guéri, par la boisson long-temps continuée de l'eau émétisée de votre formule, sans avoir recours à d'autres remèdes. Sur ces avis, il n'en fallut pas davantage pour me décider : je me réduisis de suite pour toute boisson à cette eau factice, qui, non-seulement me délivra de la maladie pour laquelle on me l'avait conseillée, mais encore, sujet à une humeur pituiteuse qui me désolait d'une manière plus ou moins insupportable, par une toux et des crachemens qui ne finissaient jamais, autant à ma surprise qu'à ma satisfaction, je fus délivré d'une double infirmité, sans m'y attendre, et même sans dessein pour la seconde indisposition. Je me plais à vous rapporter le mérite de ma guérison, persuadé que ce succès doit être pour vous d'une jouissance bien douce, alors que vous sacrifiez tant de veilles pour le bien des pauvres humains ; je continuerai d'être fidèle au remède qui m'a rendu de si grands services. Agréez, Monsieur, l'hommage de la plus haute considération. »

D'Az.... DE LA B....

S'il fallait ajouter d'autres témoignages authentiques à ce gage précieux émané d'un cœur reconnaissant, il me serait facile d'en grossir la liste ; mais en pareil cas, des répétitions seraient des hors-d'œuvre pour le moins inutiles et fort peu intéressans. Il est pourtant nécessaire, pour rehausser la gloire de la nouvelle théorie sur la phthisie pulmonaire, d'ajouter quelques observations prises sur les lieux, dans la capitale, sur des malades déjà soignés par plusieurs médecins de réputation, et dont le nombre avait quelquefois détruit jusqu'au dernier sentiment d'espérance dans plus d'une famille, désolée de perdre un objet de ses affections, quand

14

le hasard les fit recourir à moi, comme à l'ancre de salut, et
ces nouveaux faits ne se sont pas passés à la Cochinchine,
mais à Paris.

L'observation suivante est des plus remarquables par sa
réussite.

Mademoiselle Natalie, chez madame Guillaume, rue
Saint-Denis, n° 336, âgée de dix-neuf ans, d'une grande et
forte stature, était réduite à garder son lit depuis plusieurs
mois, avec tous les symptômes si fréquens de phthisie. Les
médecins n'en espéraient plus rien; elle est devenue par mes
soins d'une santé si vigoureuse, qu'elle est peut-être une
des plus fortes de son sexe, en taille et en santé; ici les faits
parlent.

Seconde Observation.

Madame ✱✱✱, jeune actrice du théâtre français de l'O-
déon, après une longue suite de traitemens, fut envoyée
à Meudon, pour y prendre le lait d'ânesse, l'exercice et
le bon air; sa maladie s'aggrava si fort, qu'elle s'alita, dévorée d'une fièvre continue et consomptive, à laquelle se
joignaient tous les symptômes d'une destruction prochaine.
M. le professeur qui l'avait réléguée à la campagne, justi-
fierait, j'en suis sûr, la fidélité de ma relation. Elle guérit,
revint à Paris, et fut grosse : au mois de novembre, je fis
un voyage à Neufchâtel; les premiers froids, qui furent rigoureux, entraînèrent une rechute; son Médecin-Accou-
cheur la défendit de son mieux contre les ravages de la mala-

____

(1) La respectable madame Guillaume, et sa filleule, mademoiselle
Natalie, me trouveront modeste dans ma narration, qui n'est pas exagé-
rée; il conviendrait même au médecin d'y prendre part.

die, mais il désirait mon retour, comme il l'a dit lui-même ;
les progrès du mal étaient rapides ; j'arrivai enfin, et la trouvai pire que la première fois, et de plus sa grossesse était là
pour compliquer la maladie et paralyser beaucoup de nos
moyens. Enfin, elle guérit de nouveau, accoucha très-heu-
reusement d'un bel enfant, qui se porte aussi bien que sa mère.

Troisième Observation.

M. Henry, rue du Mont-Blanc, n° 16, jeune homme
d'un rare mérite, âgé de 22 ans. Deux professeurs, et bien
d'autres, l'avaient *médicamenté* pendant plus d'une année ;
il crachait alternativement le sang et le pus ; il me fut confié,
je m'en chargeai aux prières d'une mère désolée : la guérison
fut longue, mais elle a été de durée. M. Henry jouit de la
santé la plus digne d'envie, et fait le charme de la société
par ses talens et son esprit.

Quatrième Observation.

M. Watin, rue Chapon, au Marais, n.° 14, fils unique
aussi (le père et la mère n'avaient plus la prétention de le
remplacer), devint si malade, qu'après bien des consultations, je succédai au Médecin du ci-devant *roi de Rome*,
ce qui ne laisse pas que de flatter, quand on a mieux réussi
que nombre d'autres, qui sûrement jouissent d'une réputation
autrement recommandable que celle qui m'est échue. Toutes
mes guérisons ne m'ont attiré, de la part de mes collègues,
que des dégoûts sans nombre ; les familles, à la vérité, me
dédommagent de cette amertume, toujours attachée aux
nouvelles inventions. Enfin, M. Watin est parfaitement guéri
et continue seulement un petit traitement pour le préserver
des rechutes, toujours dangereuses.

Cinquième Observation.

Mademoiselle Duroussois, rue Saint-Martin, n° 137, âgée de 16 ans, fille unique, abandonnée dans son lit avec tout l'appareil d'une maladie indomptable, (ses Médecins pourraient en rendre compte), me fut confiée; je l'ai rame-née à la santé en assez peu de temps; elle continue son trai-tement, dans la crainte de quelque rechute, à un âge d'ail-leurs où la nature travaille encore au perfectionnement de son ouvrage. Cette cure est récente et positive, comme les précédentes.

Sixième Observation.

Cette Observation, plus curieuse, et que je prends pour la dernière, car il en faut finir, est digne d'une attention particulière.

M. Dubail, faubourg Saint-Denis, n° 10, syndic des bou-langers, titre qui seul est un éloge flatteur, avait quatre enfans; la phthisie, la cruelle phthisie, lui a enlevé le plus jeune d'entre eux; à dix-huit ans, il succomba et laissa dans la désolation de sa perte une famille digne des plus grands éloges. Je fus malheureusement appelé trop tard; quand je le vis, il n'avait plus que deux jours à vivre. Les trois enfans qui restent ont successivement éprouvé les symptômes de la même maladie. Il est essentiel d'observer que le père jouit de la santé la plus florissante, la mieux constituée, et que la mère n'a qu'un peu d'asthme, certificat de longue vie : faut-il préjuger que cet asthme qui n'est, en lui-même, qu'une incommodité, a influé sur les quatre enfans, ce qui peut se penser ?

L'aîné seul était resté sans avoir de maladie d'aucun genre, jusqu'à l'âge de vingt-six ans , établi et marié depuis quelques mois seulement ; d'une complexion forte , qui paraissait inattaquable. Il fut bientôt après son mariage frappé d'un catharre, de toux , de dégoût ; il crut pouvoir s'en délivrer en prenant , de son chef, un émétique : il le prit sans grande précaution. Il s'en fallut bien qu'il en fût soulagé, car, en quelques jours , une fièvre intense et soutenue , une toux vive et fatigante, l'insomnie, un crachement purulent et fétide (1), fut la suite prompte et décidée de l'invasion d'une maladie grave, orageuse , menaçante dans sa première période, et dont le début fut des plus fâcheux. Elle paraît domptée , le décroissement est manifeste , et nous osons nous flatter d'une issue aussi heureuse que celle que nous avons obtenue dans la guérison de son frère et de sa sœur.

Cette Observation laisse à l'homme attentif une foule de réflexions utiles, qui ne peuvent trouver place ici. Les preuves incontestables que je donne de la supériorité de ma théorie, ne peuvent être démenties, ni par l'envie, ni par le malin plaisir de détruire des faits constatés si visiblement. Il ne faudrait que nommer ceux qui ont inutilement procédé à la guérison des personnes citées ci-dessus (rien de plus facile), et mon procès serait incontestablement gagné; mais pourquoi résister à l'évidence, je ne désire pas une guerre sans fin, malgré le triomphe qui en serait le résultat nécessaire ; je penche pour une honorable et durable paix, que je me glorifierai d'avoir proposée, si on l'accepte. Je bornerai ici le récit de beaucoup d'autres cures, aussi surprenantes qu'inattendues, toutes prises dans la Capitale, et j'ajouterai seulement encore deux adresses de deux personnes différentes, et toutes deux cra-

----

(1) Mais très-fétide, selon le malade lui-même , au goût et à l'odorat. (Dubail , fils aîné, marchand droguiste, rue des Lombards , n° 10.)

chant le sang, le pus, lorsque j'ai entrepris leur guérison ; l'une est M. Remy, rue Royale, n° 9, au Marais ; et l'autre, M. Fayet, à Ménil-Montant, rue de la Chine, n° 8. Je borne à ce nombre les Observations nouvelles. J'ai offert plus d'une fois à mes collègues de suivre mes traitemens ; ils l'ont accepté, mais jamais aucun ne s'est présenté. Je conseille donc aux Médecins impartiaux de ne pas repousser la vérité, de perfectionner ma théorie, la seule qui, je crois, puisse réussir quand la maladie n'est pas au dernier dégré : si elle y est parvenue, l'impuissance de l'art est positive.

OBSERVATIONS.

OBSERVATIONS.

———

DERNIÈRE OBSERVATION,

Placée la première, à cause de la circonstance qui l'a fournie.

La crainte d'un défaut qui, au temps où nous sommes, est le pire de tous les défauts, celui d'être
ennuyeux, m'a fait supprimer un bon nombre d'observations, qu'un autre à ma place n'aurait peut-être
pas négligées. En voici une pourtant que je ne peux
me résoudre à passer sous silence. L'occasion s'en
est présentée pendant que je travaillais à l'impression
de cet ouvrage, elle est la dernière en date, et elle
mérite d'être la première en rang. L'éclat, ou du moins
l'appui qu'elle prête à ma théorie n'est ici que le
moindre avantage : il s'en présente un bien plus
doux, celui de faire mention d'un de ces hommes
qui furent long-temps la terreur de l'Europe, et qui,
dans leur repos héroïque, lui commandent encore
l'admiration et le respect. Le brave dont je parle est
le général du Villiers.

Son fils, âgé de quinze ans, était doué d'une constitution forte en apparence, parfaitement proportionné
dans sa structure, enfin homme avant l'âge. Un vice

scrofuleux pourtant se mêlait visiblement à ces formes brillantes. Depuis quinze mois un ulcère s'était formé à l'arcade sourcillière du frontal gauche, dans le grand angle de l'orbite de l'œil. Un médecin négligent avait sans cesse cautérisé cet ulcère, qui, à force de cautérisations, avait dégénéré en fistule de plus de deux pouces de profondeur, avec carie. L'os sphénoïde et l'ethmoïde avaient sans doute souffert extrêmement de ce voisinage. Je redoutais que les progrès plus rapides du mal ne prissent l'avance sur les remèdes, et n'emportassent l'œil avant la guérison du principe morbifique. Le général était présent quand M. Morau, mon adjoint pour la chirurgie, sonda cette fistule profonde et cariée. Je dois ajouter pour M. Jules Morau, qui est chargé de toute la partie chirurgicale qui est hors de mon domaine, que ce jeune chirurgien a tout le talent d'une longue expérience et l'adresse du plus habile homme de cet art ; que de plus la médecine des dents et tout ce qui concerne la bouche lui est familier ; qu'il exerce avec une adresse et une légèreté que l'on ne peut conserver long-temps, mais qui appartient à son âge ; avec cela une bonne éducation, de la douceur dans le caractère et qu'il possède tout ce qui doit l'avancer dans la carrière qu'il va parcourir. Cet éloge est celui de la vérité et de la reconnaissance. Dans l'espace d'un an, environ, le traitement interne et le traitement externe, confiés à M. Morau, réparèrent tous les maux

qu'avait causés la négligence de celui qui seulement
n'avait pas sondé la profondeur de l'ulcère. La cica-
trice se forma , se consolida, et la guérison du jeune
malade parut complète.

Le général du Villiers partit pour Grenoble , et
son fils rentra au collége. Deux années s'écoulèrent
sans apparence de rechute , lorsqu'au commencement de l'été de 1817 , je rencontrai le jeune homme ,
et son aspect m'effraya. Auparavant sa conformation
était presqu'outrée pour son âge ; ces brillantes apparences s'étaient effacées : un jaune livide avait rem-
placé la fraîcheur de la santé, le visage était allongé ,
le nez effilé, l'orbite enfoncé, les tempes creuses , la
poitrine serrée, les épaules voûtées, les jambes et
les cuisses, auparavant trop fortes , tout à coup amai-
gries, affaissées, fondues, si j'ose le dire ; avec tout
cela, il éprouvait des lassitudes, des langueurs, des
tristesses sans cause, de l'apathie, et tous ces sombres
caprices, symptômes ordinaires d'une prochaine et
complète dissolution , contre laquelle l'impuissance
de la médecine est prouvée ; mais surtout une expectoration si abondante et si extraordinaire, que je
crus tout perdu , et que je ne pus me dispenser d'a-
vertir le général du danger où était son fils. Lui-même
il me le conduisit, doublement inquiet pour la santé
de cet enfant , et pour ses études : les suspendre,
c'était perdre un temps qu'on ne retrouve plus ; il
comptait d'ailleurs beaucoup sur la nature , si puis-

sante à cet âge : il fallut le désabuser , et le jeune homme interrompit une seconde fois ses études.

Je commençai, dès le lendemain, lès procédés de ma nouvelle théorie , que je décris dans l'ouvrage , n'exceptant que le liniment. Le vin aromatique fit assez bien , sans qu'il fût nécessaire d'un moyen plus actif. La santé, la vigueur, la vïe , revinrent ensemble , si bien que dans quelques mois le jeune homme rentra au collége. Il y continue une partie du traitement , pour extirper jusqu'au moindre reste : à son réveil , il crache une ou deux fois; mais la régénération est complète : il fournit aisément à tous ses travaux de collége , et aux amusemens qui modifient la peine des études.

Le général du Villiers est parti pour les nouvelles fonctions auxquelles vient de le rappeler la confiance du Roi , satisfait de la santé de son fils , autant que des secours de la médecine.

Je le laisse parler lui-même , pour qu'on ne m'accuse ni d'exagération, ni de l'orgueil que pourrait me donner la guérison d'une maladie qu'on a regardée si long-temps sans ressource, bien assuré qu'encore un grand nombre de ceux qui la traitent repousseront avec dédain l'évidence, comme ils l'ont déjà fait.

Metz, 10 décembre 1817.

MON CHER DOCTEUR ,

« Je reçois des nouvelles de mon fils ; elles me

charment : sa santé est rétablie ; la gaîté, l'agilité et les forces naturelles à son âge sont revenues. Que de grâces je vous dois ! Deux fois vous me l'avez ressuscité, et je vous devrai la conservation de l'être qui m'intéresse le plus dans ce monde, et qui bientôt sera la consolation de mes vieux ans ; c'est vous dire assez que ma reconnaissance ne cessera qu'avec mon existence.

« Je vous engage à publier le plutôt possible la méthode salutaire que vous avez suivie pour la guérison de mon fils ; l'historique que vous en avez fait n'est que vrai ; je vous autorise à citer mon nom. Que la phthisie ne soit plus une maladie mortelle ; que les savans puissent profiter de vos observations et de votre expérience, et que l'humanité en général sache à qui elle aura de si grandes obligations, comme déjà tant de personnes en particulier savent à qui elles doivent le premier des bienfaits, celui de la santé et de la vie.

« Agréez, mon cher docteur, l'assurance de ma haute considération et de mon éternelle reconnaissance.

« Le Maréchal de camp, commandant
par intérim la troisième division
militaire,

B. L. DE VILLIERS. »

PREMIÈRE OBSERVATION.

Phthisie qui avait commencé par une acrimonie rhumatismale.

Madame Sarrus, veuve d'un habile médecin de Montpellier, était venue à Paris pour des affaires. Comme son séjour se prolongeait au-delà du terme qu'elle s'était prescrit, elle tomba dans un état d'inquiétude et de malaise, ordinaire précurseur de quelque grande crise. La dyssenterie survint avec un flux de sang abondant. Cette indisposition se calma ; mais il résulta de tant d'irritations une toux incommode, avec des crachats muqueux et lymphatiques, et remarquables par leur densité. Pendant tout l'été, son état ne changea point ; toujours même langueur, même faiblesse. Les plus petites causes troublaient ses humeurs ; l'exercice le plus modéré l'accablait ; la plus légère contrariété lui était insupportable. Au mois de septembre, elle eut un catarrhe assez violent avec fièvre. En vain je lui donnai tous mes soins. Ce qui me désespérait surtout, c'était de ne pas voir la maladie se prononcer ; les douleurs erraient dans toutes les régions du corps sans se fixer, affectant, à la vérité, de préférence la région du foie, où elles étaient accompagnées de gonflemens ; mais ce n'était point là leur siége exclusif, ni leur principale source. Cependant la toux et les crachats ne cessaient point. Je m'occupais ainsi à disputer à la maladie le terrain pied à pied ; enfin, après l'emploi successif de tous ces topiques, qui ne la chassaient d'un lieu que pour la reléguer dans un autre, elle prit brusquement une forme nouvelle, un caractère bien autrement dangereux. Les crachats se chargèrent d'un sang mêlé et dissous, et peu de jours après d'un pus coloré de jaune et de gris.

Je devais beaucoup à madame Sarrus : c'est dans sa maison que j'avais passé ma jeunesse ; je pouvais mieux qu'un autre apprécier ses rares vertus. Alarmé de cette crise imprévue, et me défiant de moi-même, je priai M. Portal (ce nom en médecine est un éloge), je le suppliai de présider au traitement, de diriger lui-même mes travaux. Inutiles efforts ! la santé de la malade allait toujours décroissant. L'appétit, qui s'était soutenu parmi tant de variations, disparut. Elle avait eu jusqu'alors la force de passer la plus grande partie de la journée hors de son lit, et d'agir un peu. Depuis cette époque, elle demeura constamment couchée, et la fièvre ne la quitta plus. M. Portal n'avait plus d'espérance. Ainsi, à l'abri des reproches que je me serais faits, et qu'on n'aurait point manqué de me faire, en cas d'accident, je pris décidément le parti de renoncer à tous les re-

mèdes usités, et de ne plus faire usage que de ma
méthode. J'avoue que je ne m'y décidai qu'en tremblant. Je ne comptais encore qu'un succès, et sur
une personne jeune et robuste. Madame Sarrus était
âgée et faible. La fièvre contrariait souvent mes procédés. J'eus enfin une lueur d'espérance. Déjà l'affaissement n'était plus aussi profond ; les crachats
commençaient à s'épurer, la fièvre tombait ; bientôt
la malade fut en pleine convalescence : grâce à la
belle saison, l'équilibre des humeurs se rétablit, et
j'obtins par ma persévérance, sinon guérison complète, au moins délivrance du mal. La saison froide
est toujours un peu difficile, et quelques ressentimens
des anciennes douleurs viennent l'attrister encore ;
mais à l'âge de soixante-trois ans, il n'est guère de
santé parfaite, et je me féliciterai tous les jours de
ma vie d'avoir pu conserver cette amie respectable,
par mes soins et pour mon bonheur.

IIe OBSERVATION.

Les maladies du poumon, et leurs épouvantables
effets, étaient depuis plus de vingt ans le sujet de mes
méditations.

Je reconnaissais l'insuffisance des méthodes reçues,
j'entrevoyais la possibilité d'une méthode unique et

nouvelle. Mes idées étaient fixées sur quelques rapports généraux et quelques opérations fondamentales:
mais voilà tout. On pouvait jusque-là donner à ma
pénétration le nom d'instinct, et à ma science celui
de pressentiment.

Une circonstance inattendue vint lier toutes ces
données éparses, et faire un corps de doctrine d'un
recueil de conjectures.

Phthisie pulmonaire qui avait commencé par l'hépatisis, et avait dégénéré.

Madame la comtesse de Souham, épouse du général de ce nom, mère de sept enfans, était depuis
long-temps malade dans une de ses terres, près de
Limoges. Un médecin du plus rare mérite, ami du
comte et le mien, ne la quittait jamais. Malgré ses
soins et sa haute expérience, le mal dégénéra en
phthisie. Cette dame fut jugée sans ressource; il ne
lui resta que le dernier consolateur des malheureux,
l'espérance.

Son médecin me l'avait recommandée. Je la vis.
Ce n'était plus qu'une ombre. Un pouls faible, on-
doyant, une respiration douloureuse, une toux profonde, accompagnée de crachats purulens, mêlés
d'un sang pâle et dissous, une fièvre continue, une
atrophie générale, une maigreur effrayante : tel était
son état ; et ce corps ainsi défiguré aurait pu, quel-

ques mois auparavant, servir de modèle pour la vigueur des ressorts et la beauté des formes.

On devine aisément quel jugement je portai, après ce premier examen. Il fallut appeler d'autres médecins, M. Portal et M. Bourdois de Lamote, et autres, consultés, qui décidèrent que le mal était incurable; et j'avoue que, dans l'ignorance où j'étais encore des moyens que je tenais comme en réserve, je ne pus m'empêcher de partager leur opinion.

Cependant le traitement que nous avions ordonné de concert paraissait réussir à merveille. Après huit jours de repos, le courage, les forces, l'appétit, le sommeil revenaient, lorsque tout à coup, au milieu de la nuit, sans que rien eût pu nous préparer à cet événement, des symptômes alarmans décidèrent un vomissement de sang et de pus qui conduisit la malade aux portes de la mort. Elle remplit deux cuvettes d'un sang noir mélangé d'un pus fétide, épais, grisâtre et vert. On accourut chez moi; j'étais absent. Peu s'en fallut que la malade ne succombât cette même nuit. Elle résista par un reste de force dans son tempérament. Mon collègue jouissait d'une célébrité bien acquise; il avait même publié sur les différentes sortes de phthisie un ouvrage fait pour ajouter à sa haute réputation. Il crut comme moi que cet immense volume de pus annonçait une vaste vomique déchirée, et qu'il n'y avait plus rien à espérer. Sur ces entrefaites, madame de Souham vint s'établir dans mon voisinage ; je la visitais à toutes les heures du jour ; d'autres médecins furent appelés ; on fit usage de leurs lumineux conseils ; mais la maladie devint insensiblement plus grave. Nous en étions au lait d'ânesse, pour toute ressource, et ce remède ne réussissait pas plus que les autres. Alors tous les médecins prononcèrent l'arrêt, et me laissèrent le champ libre.

Sur ces entrefaites arriva le général Souham, avec le médecin de Limoges, mon ami. Ce médecin et moi nous consultâmes de nouveau, non point avec cette défiance réciproque dont le malade porte si souvent la peine, mais avec toute la franchise de l'amitié. Il fut arrêté que la cure était impossible.

Je n'entre point dans ces détails pour établir ma réputation sur les ruines de tant de réputations éclatantes. Quand j'en aurais la volonté, je n'en aurais pas le pouvoir. Mais en montrant qu'avant la découverte qu'une sorte de hasard m'a fait faire, il n'existait pas de véritable base curative pour les phthisies pulmonaires, j'apprendrai à ceux qui se dévouent aux nobles fonctions de guérir, que tout n'est pas prévu, et que l'on peut encore consulter la nature, quand les livres se taisent.

Madame de Souham était condamnée, et je ne pouvais me résoudre à l'abandonner. Je ne sais quelle espérance vague soutenait mon zèle. Un tableau tel que de ma vie je n'en avais point vu qui fût plus fait

pour émouvoir et déchirer, vint donner à mon imagination une fécondité que je ne lui connaissais point.
Madame de Souham m'avait fait conjurer de venir
la voir sur-le-champ. Je la trouvai en larmes, échevelée, entourée de ses enfans; elle demandait à vivre
pour l'intérêt de sa jeune famille, et m'adressait sa
prière, comme si les sources de sa vie eussent été
dans ma main. Un trait de lumière me frappe ; je
cours me renfermer, et rassembler dans le silence mes
idées. Je vis clairement qu'il fallait tout recommencer.
Une théorie toute nouvelle exigeait des remèdes
nouveaux. Tisanes, sirops, boissons délayantes,
j'abandonnai tout. Il faut dire que j'eus un puissant
auxiliaire, la confiance de la malade. Nous concertâmes elle et moi son traitement, à l'insu de son mari
et de son premier médecin. Celui-ci repartit bientôt
pour Limoges, et M. de Souham pour l'armée. Peu
à peu la santé se rétablit. Une expectoration abondante chassa au dehors des fragmens de poumon dont
la surface déployée était au moins égale à celle d'un
écu. Ils étaient alors plissés et roulés comme seraient
de petits cylindres de papier. Quand on les eut développés dans l'eau chaude ; il parut impossible
qu'ils eussent coulé par les tubes aériens, ou parcouru le trajet des bronches. Après cette crise, les
crachats diminuèrent tout à coup : toutes les fonctions se rétablirent ; l'appétit surtout était extraordinaire, avec de très-bonnes digestions.

Dans l'espace de onze mois environ , madame la comtesse de Souham fut guérie. Seulement il resta quelque difficulté dans la respiration ; et peu d'haleine , surtout après un exercice trop long ou trop rapide. La malade avait alors 38 ans. Il y a cinq ans que cette cure a été opérée.

Elle est logée en face du parc de Mouceaux.

Paris, 12 juillet 1811.

La comtesse de Souham à M. Lanthois , médecin.

« Le plus jeune de mes enfans est bien malade, mon cher docteur : accourez pour lui donner des soins aussi efficaces que ceux que vous avez donnés à leur mère ; par eux , elle leur a été rendue contre toute espérance , et, contre tant d'incrédules qui ne veulent pas y croire , malgré qu'une réalité palpable doive les en convaincre ; l'on m'a nié, à moi-même ; la possibilité de ma guérison.

« Je vous attends de suite pour mon fils , qui me paraît bien malade.

« Comtesse SOUHAM. »

IIIe OBSERVATION.

Paris, 1er septembre 1811.

*Lettre de M. Gachet à M. Lanthois, docteur-
médecin.*

« Monsieur,

« Lorsque vous fûtes consulté, il y a dix-huit
mois, au sujet de la maladie de poitrine dont j'étais
atteint, j'avais déjà fait usage sans succès depuis
plus de deux ans, de tous les remèdes que l'art applique ordinairement à ces maladies, et même des
eaux minérales d'Aas. J'étais sans force, sans appétit, et d'une maigreur extrême. Une expectoration
des plus abondantes avait lieu et me fatiguait beaucoup, surtout pendant la nuit. Les articulations de
mes membres étaient considérablement enflées. De
temps à autre cette enflure se communiquait aux
jambes, et cet accident était toujours le précurseur
d'hémorragies plus ou moins fortes, qui, plus d'une
fois ont fait craindre pour mes jours.

« Grâces à vos soins, Monsieur, tout est changé.
Vous avez remonté une machine à peu près désorga-
nisée. J'ai repris de l'appétit, de l'embonpoint et de
la force ; je n'expectore plus, et la gaîté que j'avais

perdue et que j'ai retrouvée , m'assure que je suis parfaitement guéri. Monsieur, vous m'avez rendu à mes parens et à mes amis. Recevez le tribut de toute ma reconnaissanee , et vivez de longues années pour le soulagement de l'humanité.

> « Votre serviteur dévoué,
>
> « B. Gachet. »

IVe OBSERVATION.

Commencement de Phthisie , par faiblesse radi-cale de tempérament.

Madame D*** était tourmentée d'un catarrhe, qui commençait à devenir alarmant. La toux, les crachats, l'amaigrissement , les digestions vicieuses , tout le cortége de la phthisie arrivait à la file. Pour comble de danger, la malade avait un penchant secret à la mélancolie. Déjà mère de trois enfans, quoique fort jeune encore ; douce et tendre par caractère , très-agréable de sa persoune , religieusement attachée à tous ses devoirs, elle réunissait en elle tous les genres d'intérêt; et cette langueur même, qui se peignait dans tous ses traits et dans toutes ses attitudes, n'était pas son moindre charme. Je la vis : l'on ne pouvait pas dire que la phthisie fût déclarée; mais il était impossible qu'elle tardât à l'être: car, selon les expressions de Celse, un rhume négligé est une phthisie commencée. Il y a des erreurs banales qui font plus de mal à l'humanité, que toutes les découvertes utiles ne lui font de bien : une erreur accréditée est une vérité pour le peuple, et bien des hommes d'esprit sont ce peuple-là. Une des plus funestes de ces sortes d'erreurs est celle qui attache peu d'importance au rhume; et j'avoue que le mal en soi n'est pas considérable; mais il dégénère facilement. On ne regarde qu'au principe, et c'est aux suites qu'il faudrait regarder. Quand la dissolution est préparée, que les forces, le sommeil ont disparu, que l'économie des humeurs est entièrement dérangée, on ouvre les yeux: mais est-il temps d'étayer sa maison, quand elle tombe en ruines?

J'administrai mon traitement; avec les modifications que je jugeai convenables, il opéra, comme il continue d'opérer. Peu à peu les symptômes fâcheux diminuèrent : la malade reprit, avec sa santé, ses agrémens, qui ne lui étaient peut-être pas moins chers. Après l'avoir arrachée à un péril certain, je devins le médecin de la maison : toute la famille eut part à mes soins. Au bout de quinze mois, on me retrancha la moitié de mes honoraires, que j'avais considérablement réduits.

Je ne puis m'empêcher ici d'exhaler toute l'amertume de mon cœur sur l'état d'avilissement et d'humiliation, où la noble profession de médecin est aujourd'hui tombée. Chez les peuples antiques, les médecins furent souvent législateurs et prophètes; on les regardait comme une autre Providence : à peine aujourd'hui les distingue-t-on des mercenaires. Depuis que Molière a joué les docteurs il est du bon ton de dénigrer la science; et, comme le nombre des ignorans n'est pas le plus petit, l'on peut parier que les rieurs seront long-temps encore de son côté. Cependant il faut guérir d'abord; mais la guérison achevée, on en fait hommage à la nature : c'est une reconnaissance qui coûte peu, et l'amour-propre n'y trouve pas moins son compte que l'avarice.

J'avoue que la faute n'en est pas seulement aux gens du monde, il y a long-temps qu'on leur a dit : *Quiconque est riche est tout*, et cet axiôme n'a pas trouvé de contradicteurs. Cependant on humilierait moins l'homme utile, s'il avait le sentiment de sa dignité; mais, quoi! l'on ne gagne rien à être fier. Un gouvernement, qui nous a trouvés dans le sang, et qui nous a laissés dans la boue, ordonna la prescription de nos honoraires au bout d'un an. Il s'ensuit, d'une part, des sollicitations basses; de l'autre, des vérifications flétrissantes; et cependant tous les talens s'empressèrent autour de ce Gouvernement, comme d'avides joueurs autour d'une table de pharaon; il plut sur eux des pensions et des croix, et ils se trouvèrent honorés, parce qu'on avait payé leur déshonneur. Un petit nombre, resté fidèle aux principes de sa profession, n'oublia pas qu'il se devait à lui même. Ceux-là, donnant d'une main ce qu'ils recevaient de l'autre, préféraient le chaume aux lambris, et ne pensaient pas que le talent dispensât de la vertu : on les a laissés dans l'ombre, comme des hommes au-dessous de leur siècle. Toujours est-il certain qu'ils n'étaient pas à son niveau.

Est-ce une digression oiseuse, une déclamation ridicule? Je ne sais si bien des gens le penseront; mais je suis sûr que plus d'un le dira.

Ve OBSERVATION.

Phthisie par atrophie, à la suite de longues fatigues et de chagrins long-temps continus.

MADAME Cauville fut prise long-temps d'un rhume d'hiver qui se prolongea jusqu'au printemps, sans changer de nature. Cette dame était d'un tempérament sanguin, avec la fibre rigide. Comme il arrive trop souvent qu'on s'abuse sur des maux de ce genre, la malade crut pouvoir avec des bouillons et des tisanes être à elle-même son médecin. L'hiver se passa dans de fréquentes alternatives de mieux et de pire, et sans qu'il y eût d'autre preuve ostensible

de dépérissement , que la maigreur, l'inquiétude et
l'irrégularité des fonctions. Le terme qu'elle assignait
à son malaise , cette belle saison tant souhaitée , fut
précisément l'époque du danger. Alors la fièvre parut ; les crachats se chargèrent de sang et de pus ;
tous les symptômes inséparables d'un tel état aug-
mentèrent d'intensité. L'été s'écoula dans ces langueurs , malgré les soins de plusieurs médecins,
d'ailleurs fort habiles. Mais ils procédaient par les
incrassans , les mucilagineux , les adoucissans , les
béchiques , sortes de remèdes que l'usage a consacrés,
quoique l'expérience les condamne tous les jours ; et
il faut bien convenir de leur impuissance, puisque les
seuls tempéramens qui devraient naturellement les
admettre , je veux dire les tempéramens irritables
et mobiles, ne laissent pas de leur résister. Ceci est
la matière d'une discussion qu'il n'est pas temps d'entamer encore.

Madame Cauville sentit bien l'insuffisance de ces
palliatifs, dont le plus grand défaut est de se ressem-
bler tous, et de ne point offrir de gradation. Elle vint
me consulter. Le premier mois se passa en vaines tentatives. Aussi mobile au moral qu'au physique , ce
tempérament irrégulier mit souvent mon expérience
en défaut. Je ne pouvais trouver cette amélioration ,
sensible au médecin avant de l'être au malade , qui
décèle toujours le succès des remèdes , et donne la
certitude de la guérison , avant qu'elle se soit mani-

festée. Enfin ce mieux arriva. Six ou huit mois après, le retour à la santé fut indubitable.

Madame Cauville, rue du Colombier, n° 22.

Paris, ce .... 1811.

A M. le docteur Lanthois.

MONSIEUR,

« Si je ne puis vous prouver toute ma reconnaissance pour vos bienfaits, je dois au moins vous rendre l'hommage qui vous est dû, et que vous méritez si bien. J'ai eu le bonheur de vous connaître, quand tous vos confrères avaient perdu tout espoir de guérison, personne ne croyait possible que je recouvrasse ma santé ; il y avait si long-temps que ma poitrine était perdue, que moi-même je renonçais volontiers à la vie, tant mon dépérissement m'effrayait. Cependant vous avez triomphé de tous mes maux, je rengraisse, je ne tousse presque plus, je n'ai plus de fièvre depuis quelque temps, je ne crache plus, je dors et mange bien ; enfin, Monsieur, je vous dois la vie. J'ignore encore si ce sera pour un mal ou pour un bien : j'ai tant souffert, que je la quitterais sans peine. Je vais passer quelques jours, comme vous me l'avez ordonné, à la campagne, à Passy. Pour le bonheur de l'humanité, faites connaître au public votre nouveau traitement : s'il réussit à tout le monde comme à moi et à madame la comtesse de Souham, vous mériterez l'immortalité. Jusqu'ici les maladies de poitrine, comme les nôtres, avaient été jugées incurables, et personne ne veut y croire. Je prends le liniment pour les frictions, et continuerai les bouillons médicamenteux de votre ordonnance. J'aurai l'honneur de vous écrire, afin que, si vous jugiez qu'il me faut encore de votre sirop pectoral, je le fisse prendre.

« Agréez les sentimens, Monsieur le docteur, de toute ma gratitude.

« V^e. CAUVILLE. »

VIe OBSERVATION.

Phthisie par suite de dégénérations lymphatiques et de faiblesse radicale par suite de maux physiques dans un tempérament épuisé.

MADAME Aurez, veuve d'un président de la Cour des Aides de Montpellier, était venue avec ses enfans à Paris, pour y suivre un procès qui, depuis quelques années, absorbait tous ses revenus, et mettait sa fortune en péril. Le mari de cette dame avait assez imprudemment engagé ses propriétés à un Crésus gorgé d'or, qui, pour augmenter son opulence, convoitait la dépouille de l'orphelin. Tout ce que la fraude peut inventer d'artifices fut mis en œuvre, pour rendre cette affaire interminable. Cette respectable veuve languissait, dévorée de soucis et de craintes, et ne trouvait quelque soulagement que dans les consolations et les secours d'un petit nombre d'amis.

J'avais, dans d'autres circonstances, donné mes soins à madame Aurez. Je connaissais l'extrême délicatesse de son tempérament, et il n'était pas difficile de prévoir qu'il aurait peine à résister à tant d'assauts. En effet, en peu de temps, sa poitrine s'affecta. On lui conseilla de recourir à l'habileté d'un praticien à grand costume, et rompu dans le métier : ce qui n'est pas toujours un infaillible garant du succès. Celui-ci trouva une constitution délabrée, le système entier affaibli, ruiné, les fonctions vicieuses et irrégulières. Les crachats se chargeaient peu à peu ; ils devinrent tout-à-fait purulens, si bien qu'au bout de quelques mois, le marasme fut décidé. Alors elle se souvint de moi. Depuis long-temps ses enfans et ses amis la pressaient de revenir à celui qui l'avait déjà sauvée. Elle m'écrivit enfin ; elle me rappela ce que j'avais fait pour elle. Je conserve sa lettre comme un témoignage flatteur et touchant à la fois de mon zèle. Mais des amis communs m'assuraient qu'il n'y avait plus d'espoir. Je refusai poliment. Je m'en croyais quitte. Quelle fut ma surprise de voir arriver un jour chez moi la malade elle-même, accompagnée d'une de ses demoiselles, soutenue ou plutôt portée par M. Granier fils, de Montpellier, militaire robuste !

La maigreur, l'exténuation, l'affaiblissement de cette intéressante dame remplirent mon cœur de pitié. A peine pouvait-elle articuler quelques paroles. Son teint était livide et plombé ; ses yeux caves et ternes ; sa toux la suffoquait , elle expectorait avec douleur des crachats purulens. Point de courage, point de ressort ; ni digestion , ni appétit. Nul moyen réparateur, pour tant de déperditions. Il m'était cependant impossible de reculer. J'ordonnai l'application rigoureuse de mon traitement , je veillai moi-même à la préparation des drogues, pour être plus sûr de leur efficacité. Huit jours après , elle était en quelque sorte régénérée , et ce fut avec une inexprimable joie qu'elle se sentit renaître à la vie.

Peu à peu l'expectoration diminua. Les crachats plus rares devinrent muqueux et lymphatiques. Bientôt la guérison parut complète , au grand étonnement d'une famille qui l'adorait , et surtout de son médecin.

Cependant la nature manquait de puissance. Le chagrin avait miné ce tempérament débile et caduque même dès ses premières années. Le procès ne finissait pas. On ne guérit point les maux de l'âme avec des médicamens ; je n'avais pu que prolonger sa vie. Elle se soutint encore deux années dans cet état de langueur et d'atonie , qui était pour elle la santé ; inquiète , mélancolique , trop faible pour la joie, trop faible pour la douleur, et surtout pour l'alter-

native de ces deux émotions. Enfin il survint des enflures aux malléoles des pieds. Dans cet intervalle,
son procès se termina par un arrangement. Mais le
coup était porté. Les enflures allaient toujours crois-
sant, et dans l'espace de quelques mois, la dissolution
était à son plus haut période. Elle mourut d'hydropisie, laissant après elle une famille et des amis in-
consolables. Ce n'était point la maladie que j'avais
traitée; c'en était une puisée dans les mêmes sources.
La poitrine avait reçu les premières atteintes, et dans
la détérioration de cet organe, le poumon ne servait
que d'égout. Mon traitement enraya et suspendit le
mal. Mais quand tout ressort est usé, que peuvent les
secours de l'art, contre un vice radical et constitutif?
Je suis entré dans ces détails, dont les gens de l'art
apprécieront l'utilité, pour donner une idée de ces
métamorphoses qui trompent quelquefois l'observateur le plus exercé, lorsque sans changer de principe
le mal change d'espèce, et que, forcé à se déguiser,
il paraît céder un moment, pour se reproduire bientôt après. On ne peut pas dire que la guérison n'ait
eu lieu; mais l'inépuisable fécondité du vice primitif triomphe toujours par quelque endroit de tous
vos efforts.

Les faits que je viens d'énumérer sont tous connus,
non seulement des enfans de madame Aurez, mais de
madame Granier; et d'un grand nombre de personnes
dignes de foi.

VIIe OBSERVATION.

Phthisie spasmodique nerveuse.

J'AVAIS un ancien ami, le major Delon, attaché
au conseil de guerre de la première division militaire
en qualité de rapporteur. Le genre de nos travaux,
autant que la distance des lieux, suspendit long-temps
l'intimité de nos rapports. Madame Delon, son épouse,
était malade, bien avant que je ne vinsse me fixer à
Paris, pour y exercer mon état ; elle avait son médecin de confiance : les progrès de sa maladie la forcèrent à lui adjoindre un médecin consultant.

Le siége du mal était la poitrine : cet organe paraissait considérablement fatigué. La toux était fréquente et violente, les crachats étaient imprégnés de
pus, la respiration lente, entrecoupée et laborieuse.
D'abord on décida que c'était une hydropisie ; ce fut
ensuite un kyste avec dépôt ; puis tout autre chose ;
si bien qu'à force de tâtonnemens, on conduisit la
malade à l'agonie ; puis on l'abandonna, comme s'il
ne restait plus de ressource. M. Delon se souvint de
moi ; j'accourus. La malade était dans un état à faire
craindre que ce ne fût là ma première et ma dernière
visite. Je la trouvai pâmée, défaillante, articulant
avec peine, désespérant de sa vie, l'imagination frap-

pée de l'idée d'une mort prochaine ; indiquant ses besoins, ses fantaisies et ses terreurs par des signes inquiets plus que par des paroles. Comme j'ignorais tout ce qui avait précédé et amené cette déplorable situation, je tremblais de prescrire de mon chef un remède qui pouvait être meurtrier. Une conférence avec les médecins ordinaires me parut indispensable. On ne les trouva pas chez eux. Cependant le mal empirait. Après avoir ordonné par aperçu ce qui me paraissait commandé par la situation du moment, je pris le parti d'appeler de nouveau mes collègues. Cette fois leurs réponses ne furent point évasives : tout secours était inutile ; c'était une personne morte ; on la tourmentait sans fruit. Ainsi, réduit à des conjectures, et privé des lumières qui seules auraient pu les détruire ou les confirmer, j'espérais peu de mes ordonnances. Le lendemain cependant le mieux était sensible. Je pus alors m'informer en détail des pronostics, des développemens, des crises de la maladie, de la nature des traitemens. Le refus réitéré de mes collègues ne me rebuta point ; mais ils ne se rebutèrent pas plus que moi. Puisqu'ils avaient une fois prononcé l'arrêt, il ne fallait pas en appeler ; ils me firent répondre que je fisse ce que je voudrais, mais que tout ce que je pourrais faire ne rendrait point la malade à la vie. Voilà un genre de politesses qui ne se trouve qu'à Paris : tout se perd dans le tourbillon ; l'indifférence publique confond tout , parce qu'elle dédaigne tout. On ignorait dans la maison même qu'il y eût une malade à l'agonie : on ignora depuis qui l'avait rappelée à la santé. Dans une ville de province, une telle cure serait un événement ; mais à Paris, dans cette hâte générale d'user son existence, qui voudrait s'arrêter un moment sur un même objet ? Peuple futile, que la mode entraîne, et qui meurt sans avoir vécu !

Dans l'espace de quelques mois, madame Delon fut rendue à son époux, à ses amis, à son fils, jeune officier d'une grande espérance. Je surveillai quelque temps encore cette santé, qui avait reçu de trop fortes atteintes pour se raffermir si promptement ; enfin j'y réussis. Le mal n'a point laissé de trace. La reconnaissance est égale au bienfait, et j'en reçois tous les jours de touchans témoignages. Voilà pourtant une cure opérée sans le jargon doctoral, et sans la perruque in-folio.

Madame Delon est logée dans la rue du Cherche-Midi, à l'hôtel des Conseils de guerre.

Paris, 15 août 1813.

Lettre de madame Delon à M. Lanthois,
docteur-médecin.

« MONSIEUR,

« Il faut avouer que la médecine est quelquefois bien puissante, lorsque celui qui l'exerce affectionne, ainsi que vous le faites, sa profession et ses malades ; alors elle fait des miracles, et mon existence est la preuve de cette assertion.

« Affligée de la maladie la plus dangereuse, l'éloignement de nos demeures, ou une fatalité que je ne puis expliquer, m'avaient empêchée d'adhérer aux sollicitations de mon époux, votre ancien ami, qui désirait que je me confiasse à vos soins ; j'ai failli être la victime de ce refus.

« Abandonné de vos collègues, j'avais été tellement regardée comme sans ressource, que le jour que vous êtes venu, appelé par l'inquiète sollicitude de mon époux, qui, au nom de votre ancienne amitié, vous avait pressé de venir prendre connaissance de ma maladie, et de la manière dont on la traitait ; que ce même jour, dis-je, c'était en vain que j'avais envoyé chercher, à deux reprises, celui de vos collègues qui m'avait soignée depuis le commencement de ma maladie ; et le motif qu'il donna à un de mes amis qu'il rencontra ce même jour, c'est qu'il n'y avait plus d'espoir, et qu'il s'était refusé à se transporter chez moi, pour être témoin de ma mort.

« J'ai donc été sur le point d'être sévèrement punie de ne m'être pas d'abord abandonnée à vos soins ; mais, si je l'avais fait, vous n'auriez pas eu la gloire d'avoir opéré une résurrection complète. Mes meilleurs amis en ont douté pendant long-temps : moi-même j'avais peine à y croire ; encore même j'ai peine à concevoir ce miracle. A la vérité, je dois m'attendre à une convalescence proportionnée au système de dépérissement où vous m'avez trouvée ; mais j'attends de l'amitié et du talent le retour à une parfaite santé. La gloire vous en appartiendra, et j'en jouirai, en prônant et redisant sans cesse ce que je vous dois, et ce que vous doivent mon époux et mon fils, dont je suis chérie. Soyez certain, Monsieur, que nous conserverons un précieux souvenir de ce bienfait ; veuillez en agréer l'hommage authentique, ainsi que les nouvelles et sincères assurances de toute ma gratitude et de mon inaltérable attachement.

« Femme DELON. »

VIIIe OBSERVATION.

Phthisie mésentérique.

MADEMOISELLE Volpinçon, jeune personne de douze ans, avait dès l'âge de huit ans éprouvé diverses indispositions que l'on mettait au nombre de ces anomalies qui assiégent l'enfance. Cette jeune personne, fille unique de parens opulens, était le seul objet de leur tendresse. Sa maladie prit un caractère assez grave pour exciter et justifier leurs alarmes. Le médecin ordinaire épuisa pendant trois ans tous les médicamens qu'il jugea indiqués par la nature : tout fut inutile. Une toux continue, une expectoration fréquente et douloureuse, des crachats striés et purulens, tout annonçait l'imminence du danger. Le ventre se météorisa ; le foie ne sccréta plus la bile ; un gonflement considérable survint dans cette région ; il **y** eut des empâtemens dans le mésentère, l'appétit et le sommeil disparurent. La violence du mal arrachait à la jeune malade des larmes continuelles. Elle fut réputée sans ressource. C'est dans cette pénible situation que la mère désolée me consulta. Le médecin avait abandonné sa jeune malade à la nature ; et la nature épuisée n'avait plus d'action.

J'essayai, je doutai, je tâtonnai long-temps. Enfin je crus avoir saisi un point lucide. Les médecins, comme il arrive très-souvent, n'avaient point connu le principe du mal, et tous leurs efforts s'étaient dirigés contre les symptômes. C'était s'attaquer aux effets, en négligeant les causes. Je reconnus qu'il y avait lésion organique, que de cette lésion dépendaient les crachats dont le poumon n'était que l'égout. Je m'efforçai surtout dans le traitement de ne point dépasser le mal ; mais aussi de ne point rester au-dessous. J'employai, mais avec précaution, les héroïques ; je surveillai, pendant quatre mois, leurs effets, leurs progrès, interrogeant à chaque instant la nature. Enfin une sorte de résurrection s'opéra. La vie revint par degrés avec la force. Je sauvai mon

intéressante malade, et avec elle sa mère qui ne lui
aurait point survécu.

Madame Volpinçon, rue des Deux-Boules-Saint-
Honoré, n°. 11.

IXe OBSERVATIONS.

Phthisie pulmonaire.

M. Fouchard, capitaine dans la Garde , à l'âge de
vingt-deux ans, était déjà vieux soldat. Entraîné de
bonne heure par son indomtable passion pour les armes,
il en recueillait les fruits prématurés. Après la bataille
de Dresde, cet officier se sentit atteint d'une syphilis
plus ou moins compliquée. On le traita, comme on
traite dans les bivouacs, et avec un remède qui ne
convient pas à tous les tempéramens. La maladie
céda , mais la poitrine s'affecta si cruellement, qu'il
fallut bien abandonner de brillans prestiges pour de
tristes réalités. M. Fouchard se rendit à Paris. Le
hasard le plaça dans une maison où se trouvait une
jeune personne atteinte de phthisie. Ils se voyaient
tous les jours ; ils se confiaient leurs maux ; le
même médecin les traitait ; la conformité d'âge et de
situation établit entre eux des rapports de sympathie,
qui, en adoucissant les chagrins du jeune homme,
suspendirent en lui cette bouillante ardeur qui ne

rêvait que gloire et dangers. Enfin , la demoiselle
mourut. Cet événement fit sur le malade une impression cruelle et profonde. Mais comme les regrets les
plus amers nous ramènent toujours au sentiment de
nos propres maux , l'inévitable effet de cette mort ,
dans l'esprit du jeune homme , fut un vif retour sur
lui-même. Il sentait la vie lui échapper, au moment
où l'on commence d'en jouir ; il voyait se fermer
devant lui cette perspective brillante que son imagination embellissait encore : et puis il est rare qu'un
guerrier sache braver la mort ailleurs que sur le
champ de bataille. Dans son lit, il la reçoit presque
toujours de mauvaise grâce, comme si, en le frappant
sur ce théâtre obscur, elle abusait de ses droits.

Enfin je lui fus indiqué ; il vint à moi. Je le vis
pâle, maigre, décharné, se soutenant avec peine,
sans appétit, sans sommeil, le cœur encore plein de
sa jeune amie ; enfin, dans ce dernier degré de consomption physique et morale, dans cette période
terrible après laquelle il n'est que la mort. Je le con-
solai , je lui promis tout. Dans tous maux, le premier
remède est l'espérance. Le malade crachait le pus à
pleine bouche; quelquefois il s'y mêlait du sang sorti
du poumon. Mon traitement opéra des merveilles.
Tout entier au plaisir d'être rendu à la vie, le malade
avait laissé bien loin derrière lui , comme un poids
inutile, tous ses tristes souvenirs. Il faisait avec délices
l'essai de ses forces renaissantes ; et mille ingénieuses

saillies attestaient la joie d'une âme vive qui ne demande qu'à s'épancher.

Malheureusement c'était le temps des expiations.
Les armées alliées arrivaient aux portes de la capitale.
Je voyais bien que mon jeune homme avait honte
d'être si près du danger, et de ne point combattre.
Mais je n'avais garde de prévoir que, dans une convalescence à peine commencée, il pût résulter de ce
sentiment autre chose que des regrets : peut-être lui-
même n'en prévoyait-il pas les suites. Quoi qu'il en
soit, il vint me demander un jour si l'exercice du
cheval pouvait lui être funeste. Je lui répondis, au
contraire, que cet exercice, pourvu qu'il fût modéré,
ne pouvait que produire un bien : c'en fut assez.
Quelques-uns de ses camarades partaient pour le
camp; il voulut les accompagner. L'action s'engagea.
Mon jeune homme se trouvait dans son élément; il
partagea tous les périls de la journée, et fit des prodiges de valeur. La nuit, la faim, l'épuisement de ses
forces, l'avertirent qu'il était temps de songer à la
retraite. Il était resté dix heures à cheval, sans prendre de nourriture, et constamment exposé au feu de
l'ennemi. Rentré dans son hôtel, il prit quelques
alimens, et se hâta de regagner son lit. La nuit fut
cruelle. Le lendemain tous les membres étaient per-
clus, toutes les articulations roidies; il ne put se
traîner hors de son lit ; il n'eut pas la force de saisir
le cordon de la sonnette. Ses hôtes, inquiets de ne

pas le voir paraître, entrèrent dans sa chambre, et le trouvèrent dans cette agonie terrible qui dura plus de dix jours. Je n'épargnai pas les reproches, ni les soins, mais le mal était fait. Tous les anciens symptômes avaient reparu ; les douleurs de la poitrine étaient insupportables. Après cinq mois d'efforts constans il n'a pas été possible de retrouver ce mieux où je l'avais laissé. Il mourut bientôt après à la campagne où il alla voir sa famille. Une vomique s'était formée, accident plus ou moins dangereux, mais dont l'issue est presque toujours incertaine. L'âge et l'heureuse conformation du malade laissaient encore de l'espérance ; mais il est cruel pour nous deux de recommencer après un premier succès, et de courir encore tant de chances, lorsque tout semblait achevé. Pour ne pas fatiguer mes lecteurs par de plus longs détails, je prends le parti de joindre à ma relation la lettre où M. Fouchard proteste de son repentir, et promet d'être plus docile. Cette lettre, en même temps qu'elle sert de témoignage à mes récits, guidera aussi mes lecteurs dans la succession de tous les épisodes qui ont marqué de leur influence le cours inégal et bizarre de cette maladie.

Paris, le 30 juin 1815.

Lettre de M. Fouchard à M. Lanthois,
docteur-médecin.

« MON CHER DOCTEUR,

« Je crains bien que la journée d'hier m'ait enlevé

l'état prochain de convalescence que je devais à tous vos soins. Je tremble que l'appétit, le sommeil, les forces, enfin la gaîté que vous m'aviez fait retrouver, ne soient une perte que je doive éprouver.

« Hier, je suis monté à cheval, et je me suis allé promener sur le boulevard. La rencontre de plusieurs de mes amis m'a fait oublier vos sages conseils. Me fiant sur l'état heureux où je me trouvais, je n'ai vu que le plaisir d'aller avec mes camarades voir l'armée qui se trouve autour de Paris. La journée ne m'a rien paru : courir de tous côtés, voir ces braves sur les points, tout cet appareil m'a fait oublier le souvenir de la fatigue. Le soir, je suis rentré chez moi : la fraîcheur qui se fait sentir à la chute du jour, est venue m'avertir que j'étais très-fatigué. La nuit a été assez bonne. Ce matin j'ai encore eu assez de forces pour me lever. J'ai déjeûné sans appétit. Quelque temps après, tous mes membres s'engourdissaient avec une telle vîtesse, que j'ai été obligé de me mettre sur mon lit. Depuis onze heures jusqu'à quatre heures que j'y ai été, le sommeil est venu me faire oublier mes douleurs, mais à mon réveil, quel a été mon étonnement quand je me suis aperçu que je ne pouvais remuer aucune des parties de mon corps, à l'exception du bras droit! Il me semble que j'aie été mitraillé, et que l'ensemble de mon corps n'existe plus qu'au moyen de quelques lambeaux de chair et de peaux. Voilà l'état où je suis, mon cher docteur ;

je me recommande à vous et à tous vos soins pour me conserver l'état où j'étais il y a deux jours. J'étais presque guéri : il serait bien cruel que cette malheureuse imprudence me fît perdre ma santé, et à vous le fruit de tous les soins que vous avez pris pour la rétablir.

« Adieu, mon cher docteur; je vous renouvelle encore la prière de ne point m'abandonner dans ce fâcheux moment.

« FOUCHARD. »

<hr>

X.ᵉ OBSERVATION.

LA cure que je vais raconter est du nombre de celles dont le souvenir m'est le plus cher. Les anciens ont fait un dieu de l'inventeur de la médecine. Je ne suis qu'un homme faible et borné ; mais toutes les fois que j'ai arraché une victime à la mort, toutes les fois que j'ai pu me dire : Encore un devoir rempli envers l'humanité, j'ai eu aussi ma part d'ambroisie. Ce n'est pas qu'un secret amour-propre ne vienne mêler ses prestiges à des sentimens plus graves; car où est la vertu qui soit exempte d'un peu de faiblesse? mais un dévouement de tous les jours peut bien racheter une faiblesse de quelques instans. Otez ce dédommagement, qui oserait entrer jamais dans

une carrière, sans dimensions et sans limites certaines, où tous les hasards malheureux sont imputés
comme des fautes ; où tous les succès sont comptés
comme des hasards heureux ; où la nature lutte contre
vous de toute sa puissance, tandis que l'envie, plus
audacieuse encore que les soldats de César, vous attend au triomphe, non pour le flétrir, mais pour le
nier ?

Je me hâte de descendre de ces hauteurs, et je
reprends avec un style plus simple, un ton plus modeste.

Phthisie pulmonaire.

MADEMOISELLE de Royer de Saint-Julien offrait,
quand j'entrepris sa guérison, tous les symptômes
d'une phthisie parvenue au troisième degré, de cette
sorte de phthisie que des arrêts, qui n'admettent
point d'appel, ont jugée incurable ; elle touchait à
cette crise de l'adolescence, si décisive, souvent si
dangereuse pour son sexe. L'excellente conformation
de ses parens, de son père surtout que l'on citait
pour ses formes athlétiques, ne permettait point de
préjuger un vice héréditaire ; et cependant tout annonçait une caducité prématurée : maigreur, dégoûts, pâleur livide. M. et madame de Saint-Julien
habitaient une terre éloignée de Paris. Leur fille, pen-
sionnaire dans une maison d'éducation, au Marais,
avait coutume de passer ses jours de congé chez ma-

dame la comtesse de Tilly, rue Caumartin, n° 25, anciennement liée à sa famille. Madame la baronne de Bonnemain, fille de madame de Tilly, affectionnait beaucoup cette enfant : il s'était formé entre elles, malgré quelque différence dans les âges, une étroite amitié, que justifiaient bien la douceur, l'aménité, la sensibilité exquise, les grâces naïves de la jeune personne.

Le mal augmentait sensiblement ; il effraya les dames qui tenaient la pension où se trouvait mademoiselle de Saint-Julien : elles écrivirent à madame de Bonnemain. Celle-ci accourut, inquiète pour sa jeune amie ; et je l'accompagnai.

On n'avait point exagéré : l'état de la malade était véritablement alarmant ; sa pâleur, sa maigreur, passaient toute expression : on eût dit d'un spectre. Il faut remarquer que, dans un très-court espace de temps, sa taille s'était considérablement accrue : elle passa quelques jours encore dans sa pension ; mais le danger devenant imminent, on la transporta chez madame de Bonnemain, et c'est là, c'est proprement à cette époque, qu'elle me fut confiée, comme au médecin de la maison.

La phthisie foudroyante était manifeste : une toux sans relâche, une expectoration abondante de pus et de sang, le dernier degré de l'atrophie, des nuits plus cruelles que les jours, tous les caractères de la consomption, tous les avant-coureurs de la mort. Je la soumis à ma méthode, et au régime surtout, qui en est une des principales bases. Nous étions au printemps. S'il m'eût été permis de concevoir quelque espérance, c'est sur cette époque de salut et de renouvellement que je l'aurais fondée; mais le printemps se passa sans amélioration. L'été ne fut pas plus favorable : rien n'altérait cependant mon zèle. Outre l'intérêt de l'art, de l'humanité, de ma réputation et l'intérêt particulier dont on ne pouvait se défendre pour la jeune malade, je devais être jaloux de justifier la confiance d'une maison respectable, qui m'avait distingué quand j'étais encore dans la foule. On juge que je n'épargnai ni les visites, ni les soins, ni les essais : toujours prêt à des modifications nouvelles; observant, surveillant la nature. Le moment désiré n'arrivait pas : une force d'inertie semblait arrêter tous mes efforts. Le dangereux automne approchait, et déjà le découragement s'était emparé de moi.

Peut-être une cause morale influait-elle plus puissamment que des causes physiques sur la jeune malade : elle entendait sans cesse répéter autour d'elle des paroles sinistres et désespérantes, en l'absence de madame de Bonnemain, qui, seule, avait l'intelligence du cœur de sa jeune amie. Les laquais, les femmes de chambre, expliquaient sans ménagement leur pensée; ils accusaient la malade de leurs dégoûts et de leurs fatigues, lui reprochaient de vivre trop long-temps. Quel mal ne devait-elle pas ressentir de ces grossières duretés ? Le riche ne songe pas assez aux vices qu'il entretient, ou fait naître autour de lui. Cette foule dégradée, dont il peuple sa maison, le hait au fond du cœur : on peut l'acheter ; mais on ne la gagne pas ; et, pour satisfaire l'orgueil, on s'entoure d'ennemis.

Ce n'est pas que, vers le milieu de l'été surtout, il ne s'offrit par intervalles quelques lueurs d'espoir ; mais de ces lueurs passagères qui éblouissent un moment, pour vous laisser ensuite dans les ténèbres. Enfin, l'automne, que j'attendais en tremblant, amena la guérison. Jamais phthisie ne s'était montrée sous des formes aussi menaçantes, jamais les indices de la destruction n'avaient été si nombreux, si caractérisés. Le succès m'étonna moi-même. Ce n'était point conserver la vie, c'était la donner.

Dès ce moment, la nature me seconda : chaque jour amenait un bienfait nouveau. La malade partit, peu de temps après, pour se rendre au sein de sa famille. Je lui laissai une consultation très-détaillée, avec des médicamens préparés pour accélérer l'effet des premiers remèdes. La jeunesse et le changement d'air firent le reste. C'est aujourd'hui une grande et belle personne. M. de Saint-Julien, en la ramenant à Paris, a voulu m'exprimer lui-même sa reconnaissance. Il est maintenant officier dans la maison du Roi. Je m'autorise de son témoignage : si j'ai chargé le tableau, il peut me démentir.

XIe OBSERVATION.

Phthisie laryngée, devenue pulmonaire.

Voici un sujet de raillerie pour les sots, d'étonnement pour les hommes de bon sens, de méditation pour les véritables amis de l'art. Je décris un phénomène également bizarre dans son origine, dans son cours, dans ses résultats. Afin de rendre facile à de plus savans que moi la recherche des causes qui m'ont échappé, je promets de ne pas omettre, de ne pas altérer la plus légère circonstance.

En 1814, M. le général comte Monet, fils de l'ancien ambassadeur du roi de Pologne en France (j'appuie sur cette particularité pour le distinguer d'un autre général de ce nom), vint confier à mes soins madame de Mertens, qu'il avait connue en Allemagne, et qui venait en France pour l'intérêt de sa santé.

Madame de Mertens était belle, et dans la fleur de l'âge; sa constitution paraissait forte : point d'imperfections au dehors qui pussent faire soupçonner un vice intérieur. Le mal avait commencé par une toux violente, accompagnée de vives douleurs au côté gauche, et de tiraillemens dans le sein, qui se prolongeaient bien avant dans la poitrine.

Plusieurs conférences furent employées à découvrir la cause du mal par le récit exact de ses symptômes et de ses progrès. Depuis quinze mois, elle en était aux palliatifs, sans avoir pu retirer de ce traitement banal d'autre fruit que quelques adoucissemens trompeurs, et quelques espérances bientôt dissipées. L'appétit et le sommeil avaient fui ; les formes étaient flétries ; la nature succombait : une mélancolie profonde secondait les ravages du mal. Tous les plaisirs lui étaient devenus insipides, toutes les distractions importunes ; l'image d'une mort prochaine remplissait sa pensée ; les jours et les nuits se passaient dans les larmes. J'ai rarement vu d'aussi frappans exemples de ce que peut sur l'imagination le sentiment d'une douleur continue, et le délabrement progressif de la santé. Aux irritations plus ou moins vives, plus ou moins douloureuses qui descendaient de la gorge au-dessous de la clavicule, se joignait la foule des symptômes ordinaires, comme la toux, les crachats purulens et lymphatiques, tout ce qui marque, tout ce qui constitue la phthisie.

La percussion ayant achevé de m'éclairer sur le véritable siége du mal, en m'indiquant une adhérence et un embarras notoire sous la seconde des vraies côtes, sans balancer je réduisis la malade à mon traitement fondant, incisif, tonique surtout, que je modifiai sous toutes les formes, insistant particulièrement sur les frictions du liniment anti-putride et tonique, pour désorganiser la reproduction purulente des humeurs. Elle fit usage de six ou huit grands flacons d'extrait fondant, des bouillons indiqués dans ma formule, et dont je graduais l'activité sur les accroissemens quelquefois brusques et les décroissemens équivoques du mal. Peu à peu madame de Mertens reprit des forces, de l'appétit, et, ce qui marquait plus sûrement la guérison, elle retrouva le courage et l'espérance. Chacun de ses instans était un pas vers la vie. Son ami, témoin de ce rétablissement qu'il n'avait pas espéré, et dont il pouvait tous les jours compter les nuances, ne trouvait point de paroles pour exprimer sa vive joie.

Cependant la guérison n'avançait qu'à pas lents. La toux persévérait; les crachats abondaient encore. Seulement ils n'étaient plus, comme auparavant, imprégnés d'une humeur sale et décomposée: c'étaient des crachats muqueux et lymphatiques, et d'épaisse consistance. Mais les douleurs, les tiraillemens, les angoisses, la mélancolie, avaient fait place au plaisir d'être, à l'espérance d'être mieux. Cette pâleur, indice presque toujours certain de quelque altération interne, et qui décèle quelquefois le mal bien longtemps avant que d'autres symptômes ne l'annoncent, avait fait place à des couleurs d'un plus séduisant aspect, et d'un meilleur augure. C'était une jouissance pour moi de compléter ces progrès heureux; et, m'applaudissant déjà d'une découverte qui devait honorer mon nom et consoler l'humanité, j'étais presque tenté de m'écrier comme Archimède : *je l'ai trouvé.*

C'est ici le lieu de raconter ce phénomène que j'ai annoncé plus haut ; j'en abandonne l'explication aux esprits forts qui expliquent tout. A mesure que la guérison avançait, madame de Mertens s'apercevait d'un affaissement dans son sein gauche, au siége même de la douleur, à l'endroit d'où elle sentait se détacher la matière des expectorations. Le volume des chairs lui paraissait diminuer à vue d'œil ; après avoir long-temps balancé, elle se résolut enfin à m'en faire l'aveu. En comparant les deux seins, je reconnus, en effet, qu'elle ne se trompait pas : c'était un thermomètre sûr. Le volume diminuait à mesure que la santé se rétablissait, si bien que lorsqu'elle fut tout-à-fait raffermie, le sein était entièrement oblitéré. La place intérieure, formée par la matière viciée, avait dans le travail de la nature, absorbé le sein externe soumis à son influence ; résultat très-vrai, quoique peu vraisemblable, et qui ne m'étonna pas moins que la malade elle-même. Vers le onzième mois, madame de Mertens était complétement guérie. Elle visita la France dans toute son étendue, et parcourut nos villes principales, sans que les fatigues du voyage occasionnassent la moindre rechute. Dans une visite que je lui fis à son retour de Bordeaux, je m'avisai de lui demander des nouvelles de son déserteur.

Elle me confia qu'il avait reparu ; mais sans éclat , sans substance , dans un état d'appauvrissement propre à faire mieux ressortir le luxe et la beauté de son ambitieux voisin , qui paraissait s'être enrichi de ses pertes.

On me saura gré de fournir un nouveau sujet d'étude à nos grands maîtres. Habiles à interroger la nature , à la deviner même quand elle se dérobe le mieux aux regards, ils n'auront pas de peine à soulever ici le voile : moi , dont les faibles yeux n'ont pu rien entrevoir , j'attends avec humilité leurs décisions souveraines.

Madame de Mertens est logée place des Jacobins ; n° 19. M. le général Monet peut certifier aussi la vérité , pour l'avoir entendue de la bouche de sa respectable amie. J'ai de lui , à ce sujet , une lettre que je garde comme un témoignage précieux.

XIIe OBSERVATION.

Voici un exemple de phthisie symptomatique par dissolution des humeurs , sans lésion organique.

Un homme justement célèbre dans le commerce, M. Alexis Baour de Bordeaux , était depuis long-temps en proie à ce genre de tourmens, qu'on n'a pas coutume de nommer une maladie , parce qu'on serait

embarrassé de la caractériser. C'étaient des ressentimens de rhumatismes, des quintes de toux, des
insomnies, des dégouts en un mot, plus que des
douleurs. Il y avait une lutte entre le mal et le bien
qui cédaient tour à tour et reprenaient l'empire. Enfin la dissolution se montra sous ses formes naturelles.
Il sortit du poumon comme organe excrétoire, des
crachats abondans mêlés de pus. Joignez à cela une
telle prostration de forces, qu'il n'y avait point dans
tout son individu, membre ou même articulation
dont il eût le libre usage. L'accablement était au
comble.

Mais heureusement le mal s'était dévoilé. Plus
heureusement encore, la bonne fortune du malade
l'avait préservé des incrassans et des béchiques. Sans
être bien sûr qu'il y eût lésion dans l'organe, je ne l'en
soumis pas moins à ma méthode; car si les principes
de cette méthode sont invariables, ses procédés se
laissent modifier, suivant les circonstances de la maladie et le tempérament du malade, et cette foule
d'accessoires dont je ne tenterai sûrement pas l'énumération. D'abord le malade éprouva de la surprise,
et même de la répugnance. Tous ses préjugés se sou-
levaient contre une pratique bizarre qui, dans la
guérison d'un rhume opiniâtre, comme on l'appelle,
néglige les émulsions et les mucilages. Cependant,
comme il y avait de la force dans cette âme, et de
la maturité dans cet esprit, et qu'au surplus j'avais

sa confiance, il voulut bien, à ma considération, laisser gronder les préjugés ; et toute ma méthode fut religieusement suivie, avec ses sirops et ses frictions, et tout ce qu'elle prescrit de contraire à l'usage.

Bientôt M. Baour put reprendre ses occupations et ses habitudes. Pendant trois années consécutives, la maladie chassée une fois essaya de se montrer encore ; le même traitement la conjura de nouveau.

Six ans se sont écoulés, depuis l'époque où ce digne et respectable ami se remit dans mes mains. Les intérêts de son commerce l'ont ensuite appelé à Bordeaux, où il jouit d'une assez bonne santé. Si son vieil ennemi le menaçait encore, il sait les moyens d'en triompher.

Lettre de M. Alexis Baour à M. Lanthois, docteur-médecin.

MON CHER DOCTEUR,

« Je passe de très-mauvaises nuits ; la toux est si forte et si continue, les crachats si abondans, si sales et si purulens, que pour cette fois je commence à mal augurer de ma guérison. Voilà la troisième fois que je rechute : la carcasse s'use, je ne suis plus jeune ; mais surtout je suis si faible, si abattu, que je ne suis pas sûr de mes jambes, ni d'aucun mouvement ; cependant je suis votre traitement à la rigueur, comme vous me l'avez ordonné ; les frictions avec le liniment, soir et matin, les bouillons, et le sirop, sans m'apercevoir d'un mieux, qui se prononçait d'abord à mes deux premières maladies. Si vous me croyez en danger, il ne faut pas me le cacher : mes affaires demandent que mon frère de Bordeaux vienne, si je suis en danger. Vous aurez, je crois, bien de la peine à me tirer de là. Je vous attends. Le traitement que vous m'ordonnez ne serait-il pas trop chaud ? Mes amis et mes connaissances voudraient fort que je prisse du lait chaud, des tisanes des quatre fleurs. J'ai trop de confiance en vous pour rien faire sans vos conseils ; seulement je vous le propose : vous m'en direz votre avis. Je vous attends.

« ALEXIS BAOUR. »

DISCOURS

L'HISTOIRE DE LA MÉDECINE.

—

Un des hommes les plus recommandables par l'étendue de ses connaissances et la profondeur de ses recherches dans l'histoire, a fait un livre pour prouver qu'il n'y a point d'histoire. A ceux qui jetteront un regard attentif sur la foule immense des difficultés historiques, le paradoxe de M. Volney cessera de paraître une erreur : or, si l'histoire des événemens est enveloppée de tant d'obscurités, que sera-ce de l'histoire des arts et des sciences ?

Il y a telle antique allégorie qui nous en dit plus sur la généalogie des arts que toutes les traditions humaines. Cérès, dit la fable, fut l'inventrice des lois ; c'est-à-dire que la société commença par la culture. Cette cé-

gine est plus certaine que les chronologies ; et c'est ici la fable qui est l'histoire.

Gardons-nous donc de chercher les titres de la médecine dans les archives des peuples ; la poudre des siècles couvre depuis long-temps ces archives ; et, quand il n'en serait pas ainsi, l'orgueil humain, au défaut de la vétusté, saurait bien les dérober à nos regards.

Les arts sont enfans de nos besoins. Du moment que l'homme éprouva la faim, ou que les fruits agrestes devinrent plus rares, la chasse et la pêche dûrent naître ; du moment qu'il sentit le besoin d'un abri, il y eut un commencement d'architecture. La médecine est donc née avec la douleur.

Les livres saints font descendre la médecine du ciel, et tous les arts bienfaisans en sont en effet descendus. « Honorez le médecin à « cause de la nécessité (dit l'Ecclésiaste) (1), « car c'est le Très-Haut qui l'a créé. Toute « médecine vient de Dieu, et elle recevra « des présens du Roi. La science du médecin

____

(1) *Ecclésiastique*, chap. XXXVI, traduction de dom Calmet.

« s'élèvera en honneur, et il sera loué devant
« les grands. C'est le Très-Haut qui a produit
« de la terre tout ce qui guérit ; et l'homme
« sage n'en aura point d'éloignement. »

Il est assez généralement reconnu que la
médecine primitive fut externe et chirurgicale, soit que cette harmonie intérieure du
corps , admirable résultat d'un si grand
nombre de rapports et de luttes , fût trop
au-dessus de la raison naissante ; soit que la
plupart des maladies qui ruinent à la longue
nos tempéramens énervés , soient le fruit
de ces délicatesses du luxe inconnues à la
mâle âpreté des premiers hommes.

Peut-être est-ce l'instinct qui, le premier,
nous indiqua dans les plantes un remède à
nos maux : ce qu'il y a de certain, c'est que
la connaissance du quinquina nous est venue des Sauvages. Peut-être, et c'est le sentiment de Pline et de Montaigne , les bêtes
ont-elles été nos guides en cela , comme en
tant d'autres choses ; car à défaut d'instinct,
s'il est vrai que nous en soyons privés ,
nous avons du moins ce penchant à l'imita-
tion qui nous a fait définir, par Aristote,
animaux imitateurs.

Pline (l. 27, c. 51) dit que l'hippopotame, ou vache de rivière, devenue trop replète, s'ouvre une veine à la jambe avec un roseau pointu, qu'elle laisse couler le sang jusqu'à ce qu'elle se trouve soulagée, et qu'elle bouche ensuite les piqûres avec du limon. Nous voyons des chiens connaître et chercher eux-mêmes des herbes purgatives. On lit dans Élien (1) que le lion se purge en dévorant un singe. La tortue (2), dit-on, ne mange des serpens que dans les lieux où il croît de l'origan. Le crapaud blessé va chercher la rue ou la sauge ; la huppe se guérit avec l'adiante ; le cerf blessé court au dictame ; les pigeons, les tourterelles et les poules se guérissent avec la pariétaire. C'est une ancienne tradition des Américains que la découverte du quinquina est due au lion (3), qui se guérit une fièvre intermit-

---

(1) Eliani variorum historiarum, liber primus, caput nonum, et libri quinti ; de animalibus, cap. 39.

(2) Domini Alberti, lib. 8, de animalibus, tractatus 2, caput 2.

(3) Observations des académiciens envoyés au Pérou.

tente à laquelle il est sujet, en mangeant de l'écorce de cet arbre.

Euximachus fondait la médecine sur l'amour. Il est certain du moins qu'on lui peut assigner pour origine la compassion, ce besoin le plus vif, le plus noble et le plus doux d'un être intelligent et sensible.

Toutes les relations des voyageurs, toutes les observations qu'ils nous ont transmises sur les peuples nomades, nous les montrent à peu près inaccessibles aux douleurs internes, et à quelques affections aiguës. Ce furent là les seuls genres de maladie de ces hommes simples et grossiers, et même la pureté de leur sang avait bientôt fait refermer la plaie.

Nous sommes ainsi conduits à cette opinion que, pendant bien des siècles, la médecine fut uniquement l'art de panser les plaies. L'art n'avait pas encore préparé tout ce fastueux édifice de conjectures, dont la raison n'est pas toujours le fondement, ou il s'était arrêté au vestibule.

L'origine de la médecine raisonnée ne peut donc véritablement dater que de la civilisation. A mesure que les hommes se raffinèrent, les maladies internes dûrent se multiplier, leur marche devenir plus compliquée , leur terminaison plus douteuse. Quelques-unes furent plus fréquentes en de certaines saisons , et plus rares en d'autres ; et ce fut là peut-être la porte par où l'astrologie entra dans la médecine. Une multitude ignorante attribua des vertus morbifiques et médicinales au soleil , à la lune et aux étoiles. De là des rites grotesques , s'ils n'eussent été impies, des superstitions ridicules, si elles n'eussent été funestes. Il y eut des conjurations , des talismans , des sortilèges ; et le fils du maître de Rome (1), de cette Rome toute-puissante et déjà rivale de la Grèce par les arts, comme elle en était maîtresse par les armes , se crut blessé à mort par quelques formules magiques tracées sur des tablettes de plomb ; et un demi-siècle après, dans un livre destiné à la postérité , le plus grave et le plus profond des historiens racontait ces mêmes causes, comme s'il y eût ajouté foi.

____

(1) Germanicus, fils adoptif de Tibère. Voyez *Ann. de Tacite.*

On était depuis long-temps revenu à des procédés plus raisonnables, et ces superstitions duraient encore ; car la superstition est dans l'esprit humain, comme dans son terroir. Elle y prend racine même parmi les vérités ; elle se mêle aux opinions philosophiques, comme aux croyances religieuses. La terreur et l'espérance la produisent, et le doute l'entretient.

C'est une remarque à faire que les prêtres furent les premiers médecins. Ce mot seul, ΤΑ ΙΕΡΑ (1), dénomination commune aux choses sacrées et aux ingrédiens salutaires, en fait foi. Serait-ce que les prêtres, instituteurs primitifs des nations, n'ont point voulu séparer les différentes parties des connaissances humaines dont ils s'étaient faits les dépositaires ? Serait-ce que les miracles d'un art qui conserve et répare la vie, leur ont paru le plus sûr moyen d'établir et de subjuguer les peuples, et de les retenir dans la dépendance, par la crainte de la maladie et de la mort ? Ou peut-être pen-

---

(1) Τὰ Ἱερὰ, prononcez *iéra*, les choses saintes.

saient-ils que la religion devait réunir tous les secours, comme l'Etre qu'elle enseigne réunit en soi tous les biens.

Il n'est pas possible qu'un peu de charlatanisme ne soit venu mêler ses illusions aux travaux de la médecine. De là les mystères des prêtres d'Egypte, et les épreuves de l'initié. Quelquefois ces illusions ne furent point sans effet, même sur les esprits grossiers qui se laissaient dominer par elles. Il est arrivé que le fanatisme des malades, en exaltant leur imagination, coopérait à la cure ; et je ne voudrais pas répondre que, par la seule puissance de l'imagination, le croyant ne soit sorti quelquefois guéri du temple d'Esculape, comme il sortait épileptique de l'antre de Trophonius.

Il faut convenir que, les intérêts politiques mis à part, les fonctions médicinales ne pouvaient être mieux remplies chez ces nations primitives que par les prêtres. Exercés à la méditation, libres d'occupations mécaniques et serviles, ils avaient plus de temps à donner à des travaux qui demandent surtout un esprit indépendant. Aussi a-t-on remarqué que chez les peuples dont la civilisation est encore imparfaite, l'exercice de la médecine fut toujours renfermé dans les familles sacerdotales ; elles se livraient beaucoup moins à la chirurgie, qui fut le partage des chefs militaires.

Qu'on n'aille pas conclure de cette division primitive la nécessité d'une division permanente. On ne serait pas plus fondé à séparer aujourd'hui les choses que la société primitive séparait, qu'à confondre celles que la société primitive confondait. Il ne faut pas conclure de l'ébauche au dessin, et du chaos qui a précédé l'ordre à l'ordre même. La médecine et la chirurgie peuvent aujourd'hui être considérées comme deux élémens d'une science unique, comme deux auxiliaires qui ne peuvent exister l'un sans l'autre, comme deux moitiés d'un même tout.

Quoique les ténèbres environnent le berceau de tous les arts aussi-bien que celui de tous les peuples, il est permis néanmoins de croire, avec tous les érudits, que l'Egypte fut le berceau de la médecine, soit à cause de la haute antiquité des Egyptiens, soit à cause de la prééminence du sacerdoce parmi eux, soit enfin à cause des lois mêmes de ces peuples, chez qui l'hygiène était une partie de la politique.

Les Hébreux, chassés de la terre d'Egypte, gardèrent l'empreinte de leur antique patrie. Moïse, leur chef, était un médecin habile. Adopté par une princesse du sang des Pharaons, il dut recevoir les instructions des prêtres. Si tous ses livres ne sont pas la révélation des secrets de Memphis, du moins prouvent-ils qu'il avait su les pénétrer, à ne considérer sa mission que sous un point de vue purement humain ; et la victoire qu'il remporta constamment sur les philosophes de Pharaon, ne prouve pas moins qu'il devait autant à son propre génie qu'aux leçons de ses maîtres.

C'est à la nature des institutions égyptiennes, surtout aux priviléges exclusifs qui en étaient la base, qu'il faut attribuer l'état stationnaire où la médecine languit comme tous les autres arts. Uniquement réservée aux prêtres et concentrée dans les temples, au milieu des initiations et des cérémonies théurgiques et mystiques, et couverte d'un voile qui n'était transparent que pour les

initiés, comment aurait elle pu faire un pas
vers la perfection ? D'après leur mythologie,
Osiris, qui n'est peut-être que le même
Dieu, adoré sous les noms d'Apis et de Sé-
rapis, comme Saturne et Chronos étaient
un même Dieu chez les Grecs, fut à la fois
législateur, conquérant et médecin. Isis,
qui fut aussi divinisée, ajouta de nouveaux
préceptes de médecine à ceux de son époux.
Horus, leur fils, avait appris de sa mère
l'art de guérir. Thot ou Hermès, autre divinité d'origine égyptienne, désignée tour-
à-tour sous les noms de Ménès et d'Anubis,
écrivit le premier sur la médecine. Ses préceptes, d'abord gravés hiéroglyphiquement
sur des colonnes et des tables de pierre, furent transcrits en caractères ordinaires par
ses successeurs, aussitôt après l'invention
du papyrus.

On dit qu'Athotis, successeur de Ménès,
écrivit sur l'anatomie ; mais l'horreur des
Egyptiens pour les cadavres réfute cette
opinion.

Les prêtres égyptiens, s'il en faut croire
les anciens historiens grecs, furent si constamment, si universellement honorés, que

l'on choisissait quelquefois les rois parmi eux. Ils étaient divisés en plusieurs classes ; Moïse n'en comptait que trois : plus tard, il y en eut bien davantage. Les classes inférieures ne pratiquaient que les branches les plus grossières de la médecine ; les prêtres supérieurs, que Moïse nomme devins et philosophes, s'étaient réservé la haute médecine, qui ne consistait guère qu'en quelques formules magiques.

Tous les prêtres médecins ignoraient absolument l'anatomie. Comment auraient-ils pu la connaître, quand c'était une souillure de toucher un cadavre, quand ceux-mêmes qui faisaient métier d'embaumer les momies étaient un objet d'horreur? On connaît quelques plantes dont ils faisaient usage à l'intérieur ; mais leurs connaissances en chirurgie étaient très-bornées : au reste, ils devaient, sous peine de mort, suivre à la lettre les préceptes écrits dans leurs livres, lesquels n'étaient guère que des prescriptions de pharmacie. L'habileté des embaumeurs ne prouve point contre ce que j'ai dit ; toute cette habileté se réduisait à extraire le cerveau par le nez, et les viscères par l'anus, ou par une très-petite plaie faite aux parois du ventre. Mais à défaut d'anatomie et de chirurgie, et de connaissances profondes en médecine, ils avaient la sobriété. Les réglemens, à cet égard, ne souffraient point d'exception, jusque-là que la table des rois était soumise à l'inspection des prêtres. Le peuple même était assujéti à l'usage journalier des bains, des purgations et des clystères, dont on dit que l'ibis leur inspira la première idée.

L'Inde, qui peut disputer d'ancienneté avec l'Egypte, eut aussi de temps immémorial ses prêtres pour médecins. Cette vieille Asie (car ce ne serait pas une grande erreur d'y comprendre l'Egypte qui en est si voisine par le sol et par les mœurs) fut la patrie de l'hérédité des professions, c'est-à-dire la terre classique de l'esclavage. Plus fanatiques peut-être que les prêtres égyptiens, les brachmanes cultivèrent exclusivement comme eux toutes les sciences, dont ils dérobaient aussi la connaissance aux profanes. Mêmes superstitions dans la pratique, même indolence dans la recherche des causes. Les sciences y sont maintenant ce qu'elles étaient sous Alexandre. Triste sujet de méditations! triste phénomène offert par les nations civilisées ! Sous un ciel enchanteur, au milieu des inépuisables délices d'une terre qui ne vieillit point, l'homme végète et languit dans ses chaînes, tandis que les fruits du génie croissent avec ceux de la liberté, sous les éternelles glaces du pôle, et au milieu des rigueurs d'une nature marâtre.

Les Hébreux ayant eu les Égyptiens pour maîtres et Moïse pour chef, auraient sans doute poussé les sciences à un plus haut point de perfection. Mais, pour des motifs qu'il n'est pas donné à l'homme d'approfondir, le véritable législateur voulut que la nouvelle constitution gardât les traces et le caractère de l'ancienne. Peut-être préparait-il dans ces siècles lointains une grande leçon aux nations qui abjurent leurs titres, et séparent violemment le présent du passé. Quoi qu'il en soit, le sacerdoce, concentré dans une seule tribu, y concentra la médecine. David, et Salomon après lui, essayèrent de tirer les Hébreux de leur assoupissement; ils y auraient réussi peut-être, si, en héritant de leur pouvoir, leurs successeurs avaient hérité de leur génie ; surtout si , par quelque effort d'une politique vigoureuse et sage , ils eussent pu faire que les Hébreux ne restassent pas un peuple isolé au milieu des autres peuples. Mais la défense de communiquer avec les étrangers était un puissant obstacle à l'émulation et à l'industrie ; et il ne faut pas croire que le prosélytisme tînt lieu de ces communications , car le prosélytisme impose des opinions , et n'en reçoit point d'étrangères : il met la conquête où il faudrait mettre l'échange. Il serait à souhaiter que les livres de Salomon sur les sciences physiques , principalement sur la botanique et la médecine , fussent parvenus jusqu'à nous. Le zèle fanatique d'Ezéchias, l'un de ses successeurs , nous a privés pour jamais de ce beau monument d'un siècle que nous ne connaissons que de nom ; peut-être céda-t-il à l'instigation des prêtres , qui eussent vu avec douleur leurs secrets divulgués.

Depuis Salomon jusqu'au temps où la captivité de Babylone vint apporter un si grand changement dans les mœurs , la médecine fut encore le partage exclusif des prêtres. On connaît les miracles des prophètes, surtout ceux d'Elie et de son disciple.

La médecine des Hébreux, comme celle de tous les anciens peuples, était mêlée d'un grand nombre de pratiques religieuses; c'est de l'hygiène et de la diète que l'on tirait les moyens purement médicaux. On interdisait l'usage de certaines viandes reconnues malsaines, et redoutables surtout à un peuple sujet à d'affreuses maladies cutanées. On prescrivait, dans le même esprit, des ablutions fréquentes et la plus rigoureuse propreté. Il semble que tous les préceptes aient la propreté pour but. En effet, livrés généralement à l'agriculture, astreints à une vie régulière, à un régime sobre, les Hébreux, hors la lèpre, ne devaient pas connaître un grand nombre de maladies.

L'Egypte était depuis long-temps sous la puissance des Pharaon, que les habitans de la Grèce étaient encore sauvages. Peu à peu des colonies égyptiennes s'établirent dans l'Asie mineure, et y répandirent les germes de la civilisation. Les premiers législateurs de la Grèce étaient sortis de ces colonies ; la plupart initiés aux mystères de Memphis, ils parurent au milieu de ces sauvages comme des dieux qui venaient leur révéler la dignité de leur nature , et le secret de leur bonheur. Tout à la fois guerriers , législateurs , prêtres , médecins , faut-il s'étonner s'ils eurent des autels après leur mort ? Orphée est mis au premier rang de ces héros fabuleux. L'allégorie d'Eurydice prouve qu'il joignait la médecine à la musique ; et la musique même , cet art qui endort la douleur et charme la solitude , n'est-ce pas une médecine plus exquise et plus noble ? Ce fabuleux Hercule nétoya les étables d'Augias, et domta l'hydre de Lerne et la fureur d'Alcée ; c'est-à-dire qu'il assainit des lieux infects , qu'il dessécha des marais pestilentiels , et opposa des digues aux fleuves débordés. Le même Hercule arracha l'épouse de son ami à la mort , et délivra Prométhée de son vautour, c'est-à-dire d'un ulcère rougeur.

Toutes les fables anciennes rendent témoignage à la puissance de la médecine ; toutes attestent la reconnaissance des peuples.

Apollon et Diane présidaient à la médecine, et l'épouse du maître des Dieux avait pour apanage de soulager les mères dans les douleurs de l'enfantement.

Cependant la Grèce était partagée en une multitude de petits états gouvernés par des chefs d'origine différente, presque toujours en guerre entre eux ou avec leurs voisins. De ces mouvemens fréquens et rapides, il résultait un progrès dans la civilisation ; car les hommes se rapprochent même eu se combattant, et plus d'une institution s'est transmise par la guerre.

Il paraît que les jeunes princes avaient coutume de voyager en Egypte pour se faire initier aux mystères; ils prenaient pour maîtres les héros les plus célèbres. Chiron fut le gouverneur d'Achille, et Chiron savait l'art de guérir. Nestor, Patrocle, Machaon, Podalire, Castor et Pollux, Diomède, Enée, sont comptés au nombre des disciples de Chiron ; mais celui qui devait un jour effacer son maître, c'est Asclépie ou Esculape.

Esculape fit partie de l'expédition des Argonautes; il paraît que, dans le traitement des maladies, il se montrait sobre de formules mystiques, et même qu'il s'occupait presque exclusivement des lésions extérieures : d'ailleurs, les Grecs n'étaient encore que des guerriers sauvages, et par conséquent sains et vigoureux. Si Esculape joignait quelquefois à l'empirisme les cérémonies mystérieuses, ce n'était que dans le traitement des ulcères les plus invétérés. Ses deux fils, Podalire et Machaon, délivrèrent Philoctète de ses longues douleurs. Nous les voyons, outre les topiques, employer les instrumens ; ce sont eux que l'on peut regarder comme les inventeurs de la médecine opératoire. On sait que Machaon fonda plusieurs villes dans les états de Nestor ; que Podalire, jeté par une tempête dans l'île de Scyros, se retira en Carie, où il devint le gendre et le successeur du roi, dont il avait guéri la fille. C'est à lui que nous devons le premier exemple de la saignée. Ce fut là un des moyens dont il se servit pour guérir celle qui devint bientôt après son épouse.

Ici commence une institution, dont les colléges de Memphis et de Bénarès, et les priviléges de la tribu de Lévi, furent les modèles. A l'exemple des Egyptiens, des

Brachmanes et des Hébreux, quelques familles chez les Grecs s'emparent exclusivement du domaine des sciences. Machaon et Podalire bâtissent un temple à Esculape, et s'en constituent les pontifes. Il faut remarquer cependant que les Orientaux, essentiellement amis de l'ombre et de la retraite, entourèrent la science de mystères, et se plurent à la cacher loin du peuple et du bruit; au lieu que les Grecs, essentiellement guerriers, décorèrent les arts pacifiques de belliqueux attributs, et forcèrent la sagesse elle-même à revêtir des formes éclatantes (1). De là un sacerdoce moins puissant, des peuples moins austères; l'enceinte des temples s'agrandit, et la science s'échappa quelquefois hors du sanctuaire. Machaon et Podalire, en s'attribuant exclusivement le culte d'Esculape, ne lui donnèrent point des entraves. Ils voulurent seuls être en possession du flambeau, mais pour étendre et communiquer la lumière. En esquissant l'histoire de cette nouvelle famille

____

(1) Allusion à Minerve.

de médecins, nous prouverons que leurs institutions, quoique vicieuses pour la forme,
ne contribuèrent pas moins par leurs résultats à l'avancement de la science, en rassemblant des élémens précieux dont un génie supérieur s'empara dans la suite, pour
asseoir la doctrine médicale sur des bases
invariables.

Machaon, qui s'était retiré en Thessalie,
eut un fils qui acquit la réputation d'un
grand médecin, et qui, le premier, éleva un
temple à son aïeul. Mais comme la réputation d'Esculape s'était répandue dans la
Grèce, et qu'il y passait pour un dieu, un
grand nombre de villes ne tardèrent pas à
lui élever aussi des temples magnifiques. Les
prêtres institués par les descendans de Machaon et de Podalire se montrèrent dignes
élèves de ces héros. Il n'était bruit que de
leurs merveilles; et tous les malades qui venaient consulter le dieu, retournaient guéris
ou consolés. Le temple d'Esculape fut le
rendez-vous de toute la Grèce.

Un autre motif assurait ce concours. En
consacrant les temples de leur fondateur, il
paraît que l'intention des Asclépiades était

d'en faire des hospices immenses; il est certain du moins que ces temples ne s'élevaient jamais que dans des lieux dont on vantait la salubrité, sur le sommet d'une colline, et dans le voisinage de quelques sources minérales ou thermales.

Ce n'était pas tout : ici les magnétiseurs vont triompher, car je les retrouve dans les enfans d'Esculape. A peine un malade avait-il mis le pied dans le temple, des prêtres inférieurs le soumettaient à mille cérémonies mystiques; puis venaient les épreuves, diète sévère, jeûnes rigoureux, fréquentes ablutions dans les sources sacrées. Des serpens dressés venaient lécher les malades et leur pincer les oreilles. Des narrateurs adroits leur échauffaient l'imagination par le récit des miracles du dieu, avant que l'on fût admis à consulter l'oracle. D'autres cérémonies préparaient l'âme aux songes prophétiques. Quelquefois le dieu apparaissait en compagnie d'autres dieux, quelquefois seul. Enfin, une voix entrecoupée prononçait les médicamens qui, presque toujours, étaient de nature à ne faire ni bien ni mal.

Ce n'est pas que les Asclépiades négligeassent les véritables moyens curatifs. Nous avons déjà vu toutes les ressources qu'ils tiraient des eaux thermales et minérales, des bains qu'ils faisaient toujours suivre de frictions ; ils ordonnaient aussi aux malades des fumigations, des potions médicamenteuses à l'intérieur, et appliquaient sur les plaies différens topiques dont les propriétés étaient constatées.

Je dois compléter l'histoire des Asclépiades par un trait qui fait honneur à leur sagesse. Ils avaient coutume d'inscrire sur la pierre les découvertes importantes qu'ils avaient faites dans la préparation ou l'administration des médicamens : cet usage eut les plus heureuses suites.

La Grèce marchait cependant à grands pas vers de plus hautes destinées. Réunis dans un danger ou dans un intérêt commun, tous ces petits états, qui se divisaient les forces publiques, avaient appris que la puissance est dans le faisceau, et Troie avait révélé à la Grèce son avenir. Depuis cette mémorable expédition, les liens fraternels se resserrèrent de plus en plus. Des jeux solennels vinrent exciter toutes les émulations, et les olympiades, ces gardiennes du temps, ces appuis de l'histoire, prirent naissance. C'est alors, qu'épurée par de saintes lois et de chastes mœurs, la passion de la gloire produisit des miracles. Ces pompes nationales, ces fêtes ravissantes qui, trente siècles après et sous notre ciel nébuleux, viennent encore échauffer nos âmes, dûrent promptement développer des germes héroïques dans un peuple que la nature avait pris plaisir à orner de tous ses dons. Beauté, santé, courage, vertu, tout naquit ou s'accrut sous ces influences. La religion elle-même consacra la gloire : les athlètes se souvenaient qu'Hercule avait eu le prix de la lutte, Castor celui de la course, et Pollux celui du ceste.

Cet esprit d'émulation, cet amour universel des applaudissemens et des couronnes, ne furent pas perdus pour la médecine. Les différentes familles des Asclépiades rivalisèrent de zèle et d'ardeur, et les progrès de l'art furent plus rapides.

Le premier âge de la civilisation est toujours celui de la gloire poétique. La poésie et ses illusions sont la première parure de l'esprit humain et comme son printemps; la philosophie et les sciences qu'elle enfante n'arrivent que dans la maturité. La poésie avait caché la nature sous des voiles brillans : c'était à la philosophie à déchirer ces voiles.

On assigne l'Ionie pour berceau à la philosophie : ce qu'il y a de certain, c'est qu'avant Thalès, personne n'avait osé sonder les secrets de la nature. Dans le même temps environ, Pythagore, riche de toutes les connaissances qu'il avait puisées dans les doctes entretiens et les mystérieuses leçons des prêtres d'Egypte et de Grèce, arrive à Crotone, plein du sentiment de sa supériorité, et fonde cette immortelle école où le raisonnement sut, pour la première fois, plier l'imagination à ses lois sévères. Le but du philosophe de Samos était sans doute, en instituant un ordre secret où toutes les branches des connaissances humaines seraient cultivées, de les affranchir du joug qu'un aveugle fanatisme leur imposait dans les écoles religieuses. Sa réputation ne tarda pas à attirer auprès de lui tous les jeunes gens avides de s'instruire. Pleins de vénération pour ses préceptes, les disciples s'y soumettaient aveuglément. *Le maître l'a dit* était une formule sacrée qui repoussait le doute. La médecine doit beaucoup à ce philosophe, héritier de toutes les doctrines des Egyptiens et des Asclépiades. On sait que le régime diététique était la base de son système. La philosophie ne lui doit pas moins. Le premier, il essaya d'expliquer les fonctions vitales : ses explications ne sont pas au niveau actuel de la science; mais sans elles, peut-être, nous serions bien au-dessous de ce que nous sommes; elles excitèrent du moins la curiosité des philosophes sur l'organisation des animaux, et furent un premier pas vers l'anatomie comparée.

D'après l'école de Samos, deux principes existent en nous, dont la combinaison produit les fonctions vitales; l'un spirituel, qui a son siége dans le cerveau, et fait naître l'intelligence; l'autre, matériel, qui réside dans le cœur, et fait naître les passions.

Au nombre des disciples de Pythagore, l'histoire distingue surtout Alcméon, qui enseignait que les chèvres respiraient par les oreilles, et le fameux Empédocle, fondateur de la théorie des quatre élémens. La médecine de tous ces philosophes consistait plutôt en topiques et en onguens, qu'en substances médicamenteuses prises a l'intérieur.

Vers la même époque, d'autres philosophes fondaient d'autres sectes dans diverses provinces de la Grèce et de l'Asie Mineure. Anaxagoras de Clazomène est célèbre pour avoir donné le premier la théorie de la formation du monde, et pour avoir attribué à la bile toutes les maladies aiguës. Démocrite d'Abdère, qui, à l'exemple de Pythagore, avait voyagé en Perse et en Egypte, se livra comme lui avec ardeur à la contemplation de la nature. La médecine lui doit des traités sur les fièvres et sur les maladies épidémiques. Enfin, la philosophie d'Héraclite ne fut pas sans influence sur les théories médicales; il regardait le principe de la vie comme une émanation de l'âme universelle du monde répandue dans l'éther, qui se combine, par la respiration, avec les élémens des corps vivans, en plus ou moins grande proportion, suivant le degré d'intelligence des êtres. C'était expliquer les choses par les abstractions : métaphysique fausse et nébuleuse, qui a long-temps obscurci toutes les vérités.

La véritable grandeur, la véritable gloire de la médecine, date du jour où les Asclépiades se réunirent aux Pythagoriciens. Dès ce moment, la médecine se sépara du sacerdoce, et l'expérience prévalut sur la superstition. Hippocrate, l'un des Asclépiades, eut enfin le rare honneur de fonder la science. Malgré les mutilations des copistes, ses ouvrages seront toujours pour le philosophe une source de documens précieux. A la vérité, ce grand homme ne porta pas la chirurgie au même degré de perfection que la médecine. Mais comment l'aurait-il pu faire dans l'enfance de l'anatomie ? Ses écrits sur la diététique et l'hygiène sont des chefs-d'œuvre d'autant plus étonnans, que la chimie et la physique étaient encore à peu près ignorées.

Il semble que, depuis le vieillard de Côs, la science aurait dû marcher à pas de géant. Mais on ne compte point ses entraves les plus gênantes : ce furent les doctrines de l'école, et les subtilités qu'un génie aussi

grand qu'Hippocrate, mais bien moins propice au genre humain (1), avait semées
dans toutes les branches de nos connaissances. L'école d'Alexandrie semble vouloir un
moment secouer le joug d'Aristote; mais les
travaux anatomiques d'Erasistrate et d'Hé-
rophile ne servirent qu'à enfanter des systèmes nouveaux. C'est ainsi que la science,
pressée entre les mystères des prêtres et les
abstractions des sophistes, resta immobile,
quand elle aurait dû trouver en elle-même
ses développemens.

Jusqu'à Galien, l'histoire de la médecine
n'intéresse que par le tableau des intermi-
nables débats de ses différentes sectes et de
leurs scandaleuses luttes. On les voit se suc-
céder, s'éclipser tour-à-tour, plus habiles à
réfuter qu'à enseigner, plus ardentes à détruire qu'à reconstruire. En vain le génie
supérieur du médecin de Pergame essaya
d'affranchir la science.

Galien fut l'ami de Marc-Aurèle : cette
amitié honore le souverain autant que le
philosophe.

____

(1) Aristote.

On connaît sa doctrine des diathèses humorales : doctrine lumineuse autant que simple, que le génie avait trouvée, et que la mode a détruite. Elevé dans cette école fameuse, qui s'était fait un mystère de n'en pas avoir, il tenta de réconcilier toutes les opinions, et de tirer la vérité du sein de toutes les erreurs. Mais son éclectisme (1) ne réussit pas, et cette fois, comme tant d'autres, on vit les conjectures prévaloir sur la raison. Cornaro et Prosper Martian furent des disciples dignes d'un tel maître.

Cependant les beaux - arts avaient péri avec la liberté et la gloire du peuple-roi. La philosophie, effarouchée par le bruit des armes, ou épouvantée par les inquisitions, avait cherché un refuge sous les tentes des Arabes. Un moment accueillie par les califes, elle s'échappa bientôt de leur cour, convaincue que ce n'était point sous les gouvernemens d'Orient que la nature avait marqué sa place.

Mais son retour dans notre Europe était

---

(1) *Eclectisme,* conciliation, fusion, choix.

bien éloigné encore. Les moines s'étaient
exclusivement emparés de la science, comme
pour mettre la lumière sous le boisseau. On
vit renaître le temps de l'union du sacerdoce
et de la médecine, avec un degré de plus
de barbarie et de superstition. Il était dé-
fendu d'étudier l'anatomie ; la chirurgie
était abandonnée à des mains profanes :
scission funeste, qui devint, en France surtout, un des plus grands obstacles aux progrès de l'art ! En vain l'école de Salerne, instituée vers le même temps, essaya-t-elle
de lutter contre l'ascendant d'Aristote :
tout était devenu controverse, et la raison ne ressemblait plus qu'à un glaive,
d'autant plus pernicieux, qu'il est plus ai-
guisé.

Enfin, la vieille Italie retrouva la tradition des arts. Pavie et Florence ouvrirent
leurs académies. Les travaux de l'anatomie
éclairèrent ceux de la chirurgie comme un
flambeau. La France avait Ambroise Paré;
mais, après ce grand homme, les préjugés,
qu'on n'efface point avec de la gloire, se
montrèrent de nouveau. La chirurgie tomba

dans le discrédit, et la sotte bouffissure des pédans humilia l'expérience des observateurs.

Il vint à la médecine un nouvel auxiliaire : ce fut la chimie. Par les opérations chirurgicales, on avait pu juger du corps humain comme d'une mécanique savante. Mais les ressorts qui composent cette mécanique sont-ils homogènes? Le premier qui eut la pensée de soumettre chacun d'eux à l'analise, ainsi que tous les liquides qui les lubrifient, et tous ceux dont ils sont les conducteurs, eut, en effet, une pensée lumineuse. Il faut remonter au douzième siècle pour en apercevoir la première manifestation. A cette époque, Mésué invitait les médecins à se rapprocher des chimistes. Peu à peu leur union devint plus intime; il faut ajouter qu'elle le fut quelquefois trop : car, pour être voisines, deux sciences ne sont point identiques, et l'on peut se rapprocher sans se confondre. Les commencemens de ce pacte nouveau furent brillans. C'est à la chimie médicale que l'on doit les préparations du fer, de l'antimoine, du mer-

cure, des différens sels, des minéraux, des
poisons même les plus violens, qui, sous
ses mains, se sont transformés en remèdes
salutaires. Elle a fourni les idées des filtra-
tions, des coagulations, des fermentations
qui se font dans le corps humain; la formation du chyle, sa conversion en sang : tous
ces miracles de la nature vivante ne seraient
point connus sans elle. Malheureusement
l'esprit d'analise, si nécessaire à la découverte des principes, nuit quelquefois
à leur développement. En creusant à de trop
grandes profondeurs, on trouve le vide.

Le dix-septième siècle porta le dernier
coup à la puissance d'Aristote. Alors on
commença d'enseigner la circulation du
sang ; heureuse découverte qui foudroya la
Sorbonne, et qu'un poëte vengea (1)! Dès
ce moment, les sciences prirent leur essor,
et l'humanité compta chaque jour leurs
conquêtes.

Les Boerrhaave, les Fernel, les Baglivi,

____

(1) Boileau.

les Sidenham , les Van-Swieten, les Van-
belmont , les Sauvages , les Gariné, et tant
d'autres personnages illustres, apportèrent
leur tribut à l'immense réservoir de la
science : nobles rivaux nés pour s'admirer,
se défier, se surpasser les uns les autres! Ce
rapide et trop imparfait récit , s'il ne découvre point tous les trésors de la science, si-
gnale du moins les deux principales entraves
qui en ont arrêté la marche ; il la montre
constamment aux prises avec la théurgie et
la scholastique, tour-à-tour cachée ou défi-
gurée, livrée aux superstitions ou aux subtilités , en proie au despotisme ou à la fausse
philosophie.

Aujourd'hui que tous ces obstacles paraissent levés, et que l'expérience est le
signe de ralliement des médecins et leur
garantie unique, peut-être reste-t-il des abus
indépendans de la science même, et qui ne
laissent pas de la déshonorer. Ces abus
tiennent moins à nos connaissances qu'à nos
mœurs, et, pour les déraciner, ce ne sont
point de nouvelles théories que je demande,
c'est une police plus sévère.

Socrate disait d'un peintre qui s'était fait médecin, que ses fautes, auparavant exposées au grand jour, seraient désormais cachées dans la terre. Quelquefois cependant on a dérogé à ce privilége d'être récompensé du mal comme du bien, privilége dont le plus illustre de nos auteurs comiques se joue dans de burlesques vers. En Egypte, l'événement des remèdes était au risque du malade pendant trois jours; mais au quatrième, le médecin devenait responsable. Par la loi des Visigoths, les médecins convenaient d'une somme pour la guérison du malade, et si le malade mourait, le médecin n'était pas payé. On pense bien que je ne proposerai pas de ressusciter ces ordonnances surannées; et je me garderai d'effaroucher par de telles menaces l'aimable délicatesse de nos jeunes docteurs, et la sévère prud'hommie de nos anciens. Cependant il n'est pas de praticiens qui n'acquière chaque jour la conviction de quelque assassinat; il le sait, il le voit, il en gémit, et c'est tout. L'assassin, bien retranché derrière de grands mots, continue impunément ses meurtrières visites ; et , dans un siècle où l'on exige pour les plus petites choses des cautions et des garanties , on laisse la vie des humains sans garantie et sans caution !

Il ne m'appartient pas d'indiquer la route à suivre pour affranchir l'humanité de ce fardeau qui pèse sur elle : le monde ne manque point de censeurs âpres à fronder les abus, et inhabiles à les redresser. Je ne terminerai cependant point ce discours sans manifester une pensée que je mûris depuis long-temps. Si on la juge utile, j'aurai payé mon tribut ; et, quand on la jugerait impraticable, je n'aurai que le ridicule un peu rare, à la vérité, d'avoir rêvé le bien. Cette pensée, qui est spécialement du ressort de l'administration publique, c'est que chaque praticien soit tenu de dresser un état trimestriel de ses malades, avec l'indication exacte du caractère de la maladie, de la quantité et la qualité des remèdes, enfin, de leurs effets progressifs.

Je me hâte de prévenir les objections. La première est tirée des circonstances imprévues, du malheur des temps, de toutes ces causes enfin qui sont au-delà des bornes d'un art conjectural. Me ferait-on l'injure de penser que je prends les travaux d'un trimestre, même de plusieurs trimestres, pour la mesure d'une vie entière, comme si je jugeais de la population d'un pays par le tableau des naissances et décès d'une année? Mais les trimestres se balancent dans un aperçu général, ainsi que les années dans le calcul de la population. Et donné un espace qui puisse contenir toutes les chances, il sortira de tout cela un *mezzo termine*, que je regarderai, jusqu'à la preuve du contraire, comme le degré précis du savoir. On ne manquera pas non plus de m'opposer à moi-même, comme si j'insultais à la dignité du médecin, dans le même livre où je déplore son avilissement. Cette objection peut se rendre d'un mot. La véritable dignité consiste à remplir ses devoirs; je n'en connais, je n'en ai jamais connu d'autre.

L'idée que je propose me semble vraie, utile, importante; elle ne m'est point inspirée par un sot orgueil, mais par un sentiment de justice et d'humanité. Je la livre aux méditations des hommes d'état et des philosophes.

THÉORIE NOUVELLE

DE LA

PHTHISIE PULMONAIRE.

S'il est une industrie dont l'esprit humain ait droit de s'honorer, c'est sans doute celle qui, tantôt secondant la nature, tantôt luttant contre elle, met sa gloire à prévenir nos douleurs, à raffermir les fragiles ressorts d'une existence que l'on peut appeler un miracle de tous les instans, à maintenir et à ranimer en nous ce principe ignoré, source de force et de vie. Sans cesse attentive à combattre un ennemi qui se cache ou se reproduit sans cesse, elle descend avec lui dans toutes ses retraites, le poursuit sous tous les déguisemens, et n'abandonne souvent le hideux protée qu'après l'avoir mis dans ses chaînes. Quelquefois, plus hardie ou plus heureuse, elle efface un fléau de la liste innombrable de nos fléaux, et c'est alors véritablement qu'elle triomphe, comme si elle désarmait la mort et agrandissait l'humanité.

A n'envisager que le beau idéal de la médecine, l'aperçu que je viens de tracer, tout pompeux qu'il paraît, ne serait cependant qu'une faible et grossière ébauche. J'ai tâché de peindre les fruits de ses travaux; mais qui décrira cette profondeur de méditations, de conjectures, inépuisable fonds d'où ses travaux empruntent leur puissance, et, contre des maux sans cesse renouvelés, tirent des moyens toujours nouveaux? L'antiquité donna le dieu des arts pour père au dieu de la médecine. Voulait-elle montrer, par cette allégorie, combien l'art de guérir est un art composé, et le présenter à notre admiration avec l'immense cortége de tous les arts, devenus ses tributaires? Si nous cherchons, en effet, sa perfection, que de choses importent à connaître! que de titres nécessaires pour justifier un seul titre! Appelé souvent à calmer des maux qui prennent leur source dans quelque trouble de l'âme, le médecin doit avoir consumé plus d'une veille à pénétrer cette nature secrète, si différente de notre nature physique, et pourtant si intimement liée avec elle. Ici, l'un des plus puissans moyens, l'unique moyen peut-être de succès, il doit le chercher dans cet art magique et tout puissant de la parole, qui, semblable à tous les autres, vit de calculs autant que d'inspirations; et cette nature corporelle et vivante, objet immédiat de ses recherches, pourra-t-il se la rendre accessible, sans avoir auparavant embrassé l'ensemble des êtres organisés, leurs influences réciproques, les influences qu'exercent sur eux les êtres inorganiques? Vaste pensée qu'il ne peut acquérir qu'en assujétissant son imagination toute brillante des plus riches couleurs, toute emportée dans le vague du monde conjectural, au joug de ces procédés plus sévères, sans lesquels l'histoire de la nature ne serait qu'une insipide chronique, et l'étude de ses lois, qu'un frivole amusement de l'esprit.

Malheureusement ici, comme dans tout le reste, la perfection est un être de raison; et nous nous verrions à regret forcés de rabattre quelque chose de tant de pompe, si, après avoir fait le roman de la médecine, il fallait en écrire l'histoire. Ici le coloris change. Ce n'est plus une chaîne d'enchantemens et de miracles ; c'est notre imparfaite nature dans toute sa faiblesse. Plus avides à revendiquer ses droits, qu'empressés d'imiter son exemple, les successeurs d'Hippocrate se partagent en deux classes : l'une qui disserte et guérit peu ; l'autre qui sait moins disserter, mais qui guérit davantage. Héritiers de toutes les théories, habiles à les développer avec solennité, plutôt enflés, peut-être, que nourris de science, les premiers triomphent, quand ils ont ébloui l'esprit et charmé l'oreille. Plus humbles dans leur ambition, et modestement appuyés sur l'expérience, les autres s'avancent d'un pas lent, mais sûr, sans ériger leurs opinions en aphorismes, et leurs conseils en décrets, confessant qu'ils doivent quelquefois beaucoup au hasard, et renonçant volontiers à la gloire du bel esprit, pour les douceurs de la bienfaisance. Il est possible que l'on trouve plus dans cette classe cet instinct secret, cette sûreté du tact, qui n'est pas moins un fruit de l'habitude qu'un don de la nature, ce *caput Hippocraticum*, caractère distinctif des hommes dont la vocation est de guérir. Moins élevés au-dessus de l'humanité, ils ont appris à compatir à ses peines. Comme leur temps n'est pas dérobé par des admirateurs, ils en ont davantage à donner à leurs malades; ils vivent plus avec eux, les observent avec plus d'attention, les soulagent avec plus d'affection, ordonnent avec moins d'empire.

Je n'ai pas besoin d'annoncer quel intérêt j'ai dans ce parallèle; le style de mon ouvrage ne le prouvera que trop. Voici la première fois peut-être que les plébéiens de la médecine osent entrer en lice, et que l'expérience défie la science. Laissons les dominateurs crier au scandale; nous avons un juge commun, qui sait que le meilleur système est celui qui se fonde sur les faits, et qu'éblouir n'est pas éclairer.

PREMIÈRE PARTIE.

Pᴀʀᴍɪ le nombre immense des fléaux qui assiégent l'humanité, je n'en connais point de plus cruel dans ses effets, de plus régu- lier dans ses progrès, j'allais presque dire de plus obscur dans ses causes, que cette maladie physique et morale à la fois, qui, embrassant dans ses invasions meurtrières et le sentiment et la force, en même temps qu'elle épuise le foyer de la vie, émousse l'activité de l'âme, jette la raison dans la langueur et le caprice, l'énerve sans la trou- bler, la dégrade sans l'égarer, et nous con- duit au dernier terme, à travers toutes les douleurs et tous les ennuis. Transmise quel- quefois avec le sang, elle germe et se dé- veloppe à notre insu; cachée sous les fleurs de la jeunesse et de la santé, elle se montre tout-à-coup furieuse, terrible, accrue par les résistances mêmes qu'elle a dû vaincre, et comme certaine du succès. A ses approches, un sentiment profond de terreur et d'abattement a déjà glacé la victime; ces ligamens subtils et si compliqués, qui sont comme les conducteurs du sentiment, s'affaissent ou se desséchent. Cette liqueur huileuse, destinée à conserver au corps sa chaleur, à faciliter les mouvemens des membres, à garantir les délicates extrémités de cette multitude de rameaux qui tapissent les surfaces intérieures, tarit dans ses innombrables cellules, ou quelquefois se retire autour du cœur, pour en interrompre l'action; l'organe essentiel de la respiration s'ulcère ou s'engorge par la présence ou la stagnation d'une humeur empoisonnée ; les yeux saillans, gonflés, se remplissent de larmes; une toux violente et continue donne passage à des matières hideuses et fétides; le sang s'extravase et se dissout; la voix s'altère et s'éteint; la déglutition est difficile et douloureuse ; la respiration pénible et entrecoupée; le visage et les extrémités se bouffissent; les cheveux tombent, les ongles s'allongent et deviennent crochus et livides; il survient d'abondantes sueurs, des dévoiemens séreux, bilieux, glaireux, sanguinolens. Une insurmontable mélancolie vient se mêler à tant de maux, pour en faire mieux sentir toute l'amertume : on se sent mourir, et, par un triste caprice, on craint à la fois la mort, et l'on repousse la vie : l'instant du repos arrive enfin; mais par combien de douleurs il a fallu l'acheter!

Ce mal affreux, dont je n'ai qu'imparfaitement exprimé les ravages, c'est la phthisie.

Douloureusement ému par l'aspect trop fréquent des désastres que cause ce redoutable ennemi de notre nature, et dans la juste défiance où j'étais de mes propres forces pour le combattre, je tentai, mais vainement, d'invoquer contre ce fléau tous les secours d'un art qui dut naître d'un sentiment de pitié pour nos semblables. Pendant vingt-cinq ans, je ne cessai de porter mes réclamations au tribunal du génie contre des méthodes surannées, impuissantes et meurtrières; il me semblait que nos grands hommes ne se ligueraient pas sans succès en faveur de l'humanité. J'observais que des maladies, non moins atroces peut-être, avaient disparu du milieu de nous, que d'autres s'affaiblissaient notablement. Toutes ces théories brillantes où la science emprunte le langage de l'éloquence et quelquefois de la poésie, cette multitude de livres si riches d'imagination et de parure, qui vont porter la gloire de nos institutions jusque dans les contrées les plus lointaines, en me remplissant d'admiration pour leurs auteurs, me remplissaient aussi d'espérance. Je me disais que si l'art pouvait quelquefois manquer de ressources, c'était contre une agression subite, imprévue, où l'origine et la crise semblent se confondre. Mais il s'agissait d'un ennemi qu'on voit arriver de loin, dont on peut suivre tous les progrès, qui, presque toujours, menace avant de frapper, dont les invasions successives sont marquées bien distinctement par trois différens degrés. Le préjugé a déclaré, à la vérité, depuis long-temps, que cet ennemi est invincible. Mais est-ce au génie à céder au préjugé?

Hippocrate, comme je viens de le dire, n'avait point connu cette maladie; du moins est-on fondé à en juger ainsi par le choix des armes dont il s'est servi pour la combattre;

armes utiles quelquefois, j'en conviens, mais pour des causes qu'il était loin de soupçonner ; armes impuissantes contre le mal, puissantes seulement contre le danger des remèdes. Pour parler sans figure, admettez un traitement actif, un traitement approprié à l'effervescence des humeurs déjà exaltées, les incrassans et adoucissans ne seront point sans vertu ; ils corrigeront l'énergie du traitement ; ils ôteront de cette énergie ce qu'elle pourrait avoir de funeste ; ils seconderont les remèdes naturels, plutôt comme médiateurs, que comme auxiliaires. Le père de la médecine a fait ici la faute que nous ferions, en prenant, par de véritables moyens de guérison, les ingrédiens que la pharmacie mêle à des substances âcres ou corrosives, pour en tempérer la violence, ou en déguiser l'âcreté. Prosper Martian, Cornaro, et tous les commentateurs de cet homme divin, ont fait leur métier de commentateurs : *Jurare in verba magistri.* Quelques breuvages nouveaux, quelques recettes inconnues à Hippocrate, mais toujours puisées dans un même fonds, voilà tout ce que l'expérience de tant d'hommes illustres a pu ajouter aux théories du fondateur; ce sont des sentiers nouveaux découverts parallèlement à une même route; mais ce n'est pas une route nouvelle.

Plus près de nous, Morton, Sauvages, Cullen, se sont à peu près bornés à traduire en d'autres termes, ou à présenter sous d'autres formes les mêmes erreurs. Le préjugé de la contagion (1) n'a pas permis à Morgagni d'appliquer à cet important objet toute l'activité de son génie. L'homme est un être étrange composé de force et de faiblesse. Tantôt esclave volontaire, il n'ose se détourner de la route tracée avant lui, comme si elle était bordée de précipices; tantôt avide de connaître, et plein du sentiment de ses forces, il renverse toutes les barrières, et s'élance impatient dans des espaces inconnus. C'est ici l'un des monumens de sa faiblesse, et l'un des chapitres honteux de son histoire.

Oserais-je me présenter dans la lice, après

____

(1) Morgagni pensait que l'on gagnait la phthisie par le contact d'un phthisique. Je consacre plus bas quelques pages à détruire cette erreur.

que tant d'athlètes valeureux ont reconnu leur impuissance, et ne sera-ce point de ma part une insigne présomption d'espérer un succès qu'ils n'ont pas même tenté d'obtenir? C'en serait une, en effet, si je n'avais pour titres que quelques succès équivoques, dont le hasard, comme il arrive plus d'une fois, réclamerait la meilleure part. Mais tout entier depuis long-temps au désir de voir cesser un fléau dont la prodigieuse multiplication a fait dire à Sydenham *que la cinquième partie de l'espèce humaine périssait de ses atteintes*, observant, avec une scrupuleuse attention, l'origine, la marche, la terminaison de toutes les maladies de cette espèce dont on m'a confié la guérison, pour séparer ce que chacune avait de particulier de ce qui leur était commun à toutes, j'ai dû, quand la première pensée d'une méthode nouvelle s'est présentée à moi, chercher à la soumettre à cette épreuve de l'expérience, qui est pour les systèmes ce qu'était l'épreuve du vin pour les enfans de Sparte. On peut voir quel procédé j'ai suivi dans l'invention, en observant quel ordre j'ai mis dans cet ouvrage. J'ai dit pour quelles raisons j'avais disposé les faits avant les principes, et comment, au défaut de l'autorité du nom, je m'appuyais sur celle de l'expérience.

Mon entreprise ne serait pas facile sans cet appui ; peut-être même ne le sera-t-elle pas davantage avec cet appui. Je ne me dissimule pas tout ce qu'elle va exciter contre moi de censures, et peut-être de satires. Ce n'est pas impunément qu'un profane approche du sanctuaire. Je suis loin de contester à nos docteurs cette érudition profonde, cette magique éloquence qui les distingue, et que j'admire le premier. Ils sont nés pour être les ministres, et, si, j'ose le dire, les grands - prêtres du dieu. Je ne suis, moi, qu'un de ses obscurs adorateurs. Mais s'il a voulu m'inspirer, pourquoi cacherais-je ses présens ?

Qu'on ne s'attende donc pas à trouver ici cette profusion d'ornemens qui brille dans les écrits comme dans les discours de ces hommes à qui la science doit son éclat. Mon livre n'est pas seulement pour les savans ; il est pour toutes les conditions et toutes les classes. Tissot ne s'est pas acquis une moindre gloire en popularisant la médecine, que d'au-

tres en l'environnant d'un appareil mystérieux; il y a gagné la réputation d'un ami
de l'humanité, et celle-ci vaut l'autre. J'entre
en matière.

Peu de gens ignorent cette guerre intes-
tine qui, depuis des siècles, agite les enfans
d'Hippocrate, et les divise en deux partis,
dont l'un, fidèle à la voix du maître, rapporte tout aux quatre humeurs principales
qui entrent dans la composition du corps
humain; tandis que l'autre, attentif aux lois
générales de la matière plus qu'à la nature
particulière de notre substance, ne veut
apercevoir dans tous les phénomènes de la
vie, que des effets mécaniques, et dans tout
le système des êtres organisés, qu'un vaste
appareil de poulies, de rouages et de leviers.
Intéressés les uns aussi bien que les autres à
remonter à la source de toutes les altérations
qu'éprouve notre nature physique, ils ont
dû les chercher dans le principe de notre
organisation; heureux si ce principe secret,
enveloppé sous tant de voiles, n'était point
resté entièrement inaccessible à leurs inves-
tigations. Au défaut des connaissances intui-
tives, seules bases inébranlables de tout sys-

tème dont la nature est l'objet, ils ont recueilli des probabilités, et formé des faisceaux de conjectures, cherchant dans le raisonnement ce qu'ils ne pouvaient trouver dans l'expérience. Mais on sait combien le raisonnement est impuissant à expliquer les effets physiques d'une cause qui ne tombe point sous les sens, combien le mystère même de cette cause donne de latitude aux hypothèses et de crédit aux sophismes ; enfin, combien en peut facilement tirer des doctrines opposées d'une donnée de faits dans un ordre contraire.

Le premier de ces deux systèmes prévalut long-temps. Mais depuis l'extrême faveur où les sciences exactes sont montées, il semble qu'on ait pris en dédain toute doctrine qui ne repose point sur des rapports ou des oppositions de forces et de résistances géométriquement combinés, comme si les forces vitales pouvaient être assimilées aux forces aveugles, et que rien dans les lois de l'hydrostatique, pût expliquer un mécanisme dont le dernier terme est et sera toujours inconnu. Avant de rejeter la doctrine *humorale* avec tant de mépris, il fallait se souveni r au moins que c'était la doctrine d'Hippocrate et de Galien.

Si nous portons nos regards sur l'origine du corps humain, ses accroissemens progressifs, ses fonctions conservatrices, ses altérations insensibles, enfin, sur les phénomènes qui suivent sa désorganisation, nous ne pourrons nous empêcher d'y reconnaître l'existence d'un principe unique et constitutif, et ce principe est *la fluidité.* L'homme primitif n'est qu'une goutte de liquide, qui renferme proportionnellement la même distribution d'organes, le même nombre de vaisseaux et d'humeurs que l'adulte. Ces rudimens ainsi conçus, s'étendent et grossissent par intus-susception. Ce n'est, dans les premiers temps du développement, qu'une sorte de gelée qui perd peu à peu de sa transparence. Dans cet état de sommeil ou de vie imparfaite, toutes les substances qui l'enveloppent, toutes celles qui le nourrissent, sont des liquides. Cette multitude de canaux, de vaisseaux, de fibres, de cordons, de ligamens nés des liquides primitifs, est réductible à l'état de liquides. L'ossification commence dans le fœtus par les extrémités, comme une sorte de refroidissement, et la charpente solide qui en résulte, loin d'être une partie constitutive de la vie, semble plutôt, à mon avis, un coffre destiné à recevoir, à contenir ses ressorts. Ce serait une objection trop facile à resoudre que la nécessité de la coexistence des liquides et des solides pour les phénomènes de l'animalité; comme si, dans la recherche du principe constitutif, l'analyse pouvait avoir un autre fond que les natures chimiques! De ce que les solides sont nécessaires à la structure et à la conservation du corps, on n'est pas plus autorisé à conclure qu'ils en sont *le principe*, qu'on ne le serait à décider qu'un récipient fait partie de la substance qu'il contient, parce que nous ne pourrions, sans son secours, conserver cette substance. Loin que les solides constituent le corps humain, on peut remarquer qu'il durcit et se consolide peu à peu, jusqu'à ce qu'il tombe de la vieillesse dans la mort; que c'est dans la chaleur, et par conséquent dans la fluidité, produit naturel de la chaleur, que la vitalité consiste. A mesure que nous nous éloignons de la vie, nos glandes s'oblitèrent, nos sécrétions acquièrent plus de consistance ; le sang ne circule plus que comme un ruisseau plein de vase ; enfin, une rigidité absolue, dernier et triste phénomène, est le terme de tant d'actions et de réactions, et la borne où viennent s'arrêter tous ces mouvemens si diversement combinés, que nous nommons la vie. Au-delà de ce terme enfin, lorsque le cadavre même a subi une seconde mort, et que la terre et l'air, revendiquant chacun ces élémens qu'ils avaient fournis, l'ont privé de tous ses sucs, il reste un peu de terreau et un squelette léger, *pulvis et umbra sumus.* (1) Ce terreau, ce squelette étaient la moindre partie du corps : tout ce qu'en ont dégagé des affinités nouvelles formaient les cinq sixièmes de son poids ; il n'aurait guère fourni, dans un arbre, que le quart du poids total ; si bien, qu'en essayant de représenter par des nombres la différence des deux natures, nous trouverons qu'un même poids étant donné dans deux individus appartenant à

-----

(1) Horace.

deux règnes différens, le poids des liquides de l'homme sera à celui des liquides de l'arbre, environ comme 10 est à 3. Ainsi, la nature, s'avançant par degrés vers l'organisation la plus parfaite, emploie d'autant plus de liquides, qu'elle approche plus de cette organisation. Nuls ou presque nuls dans le minéral, plus nécessaires dans le végétal, ils sont essentiels à l'homme en tout ce qui constitue l'animalité. Ces considérations ont fourni à l'un de nos plus habiles et de nos plus éloquens physiologistes, des réflexions qu'il lui appartenait, mieux qu'à tout autre, de pousser plus loin encore, et que je me fais un plaisir de transcrire ici, avec l'admiration due à son rare talent.

« Le corps humain, formé par un assem-
« blage de liquides et de solides, contient
« des premiers environ les cinq sixièmes de
« son poids. Cette proportion des liquides
« aux solides vous paraîtra d'abord exces-
« sive : mais réfléchissez à l'extrême dimi-
« nution, au prodigieux amincissement d'un
« organe desséché ; le muscle grand fessier,
« par exemple, est réduit par la dessiccation
« à l'épaisseur d'une feuille de papier. Ces

« liquides, qui forment le plus grand poids
« dans la masse du corps, préexistent aux
« solides ; car l'embryon, d'abord gélati-
« neux, peut être considéré comme un corps
« liquide. D'ailleurs, c'est à l'aide d'un li-
« quide (le chyle) que tous les organes
« se nourrissent, et réparent incessamment
« leurs pertes. Les solides, nés des liquides,
« reprennent leur premier état, lorsqu'ayant
« fait assez long-temps partie de l'individu,
« ils sont décomposés par le mouvement
« nutritif. A n'en juger que par ce simple
« aperçu, on voit que la liquidité est essen-
« tielle à la matière vivante, puisque le so-
« lide naît toujours d'un liquide, et retourne
« inévitablement à cet état primitif. La soli-
« dité n'est qu'un état passager, un véritable
« accident de la nature organisée et vivante ;
« beau sujet, d'où les partisans de la méde-
« cine humorale peuvent tirer des difficul-
« tés fort embarrassantes pour les solidistes ! »
(*Elém. de Phys. de Richerand*, t. I.)

Tout, dans la nature du corps humain,
atteste cette fluidité originelle et nécessaire,
que la mauvaise foi ou l'ambition d'innover
ont pu seules révoquer en doute. Un exa-

men approfondi de chacun des phénomènes
dont se compose notre existence ne serait
point de mon sujet. Mais un coup d'œil rapide, jeté sur leur ensemble, nous montrera,
dans la communauté de leurs élémens, l'i-
dentité de leurs causes. Et pour ne parler
d'abord que de la première nourriture de
l'animal, aussitôt qu'il a percé ses enveloppes, et qu'il a passé de la vie végétative à
une pleine et entière existence, qu'est-elle
autre chose cette nourriture, si ce n'est un
fluide composé que l'estomac digère et combine avec le sang? N'est-ce pas le même
fluide qui porte dans notre sang la température nécessaire à la vie? N'est-ce pas lui dont
le contact oxide cette liqueur recrémenti-
tielle, sécrétée d'abord dans l'appareil digestif, et reportée, après de nombreux changemens de siége et de forme, jusqu'à l'organe
principal de la respiration? Combien de liqueurs, de mucosités, de transsudations,
d'exhalations, de sucs salivaires, gastriques,
intestinaux, la nature a disposés, soit pour
le ramollissement des alimens, soit pour
leur coction dans le viscère où le bol s'éla-
bore, soit pour leur décomposition chimi-

que dans celui où s'achève cette élabora-
tion ? Quel appareil de glandes et de cryptes ! quelle profusion de canaux, de réservoirs, d'organes sécréteurs ! C'est toujours
par la fluidité qu'elle procède à l'animalisation. L'insalivation la commence, les suintemens des amygdales la secondent, les vis-
cosités de l'estomac la continuent, les sucs
biliaire et pancréatique l'achèvent. Une
masse dure et résistante, soumise d'abord
à l'action des glandes buccales, palatines,
labiales, linguales, prend la forme d'une
pelotte humide et molle qui reçoit dans son
passage tout ce qui peut la ramollir encore.
Descendue, après bien des métamorphoses,
dans le duodénum, elle s'y présente sous la
forme d'une pâte grisâtre et déjà pénétrée
de tous les liquides qui lui ôtent sa consistance première. Mais ce n'est pas assez pour
la nourriture du corps, si elle ne devient
liquide elle-même, et c'est là le dernier procédé de la nature, le dernier degré de son
travail. Ainsi, l'aliment n'est, suivant la définition de *Lorry*, qu'un corps muqueux. Il
y a des exemples d'individus qui ont végété
comme des plantes, sans autre nourriture

que l'eau. Les expériences qu'on a faites sur les cadavres des personnes mortes de faim, prouvent qu'elles s'étaient, pendant quelque temps, nourries de leurs propres humeurs. Des espèces entières vivent, pendant l'hiver, du suintement de leurs extrémités. On supporte la faim plus facilement que la soif, et celle-ci est plus meurtrière.

Pressé d'arriver à l'objet principal de cet ouvrage, j'ai dû accumuler les faits, sans m'arrêter aux détails. Il suffit que l'on puisse embrasser d'un coup d'œil tout l'ensemble des opérations vitales, pour en tirer le principe de l'animalité; car, dans toute science véritable, les principes ne sont au fond que la conséquence des faits.

Je n'ai parlé jusqu'ici que du système réparateur; que dirai-je du système conserva-. teur? Pour peu que vous considériez attentivement les surfaces intérieures du corps humain, vous les verrez tapissées de suçoirs, destinés non seulement à l'absorption des substances extérieures, mais encore à celle des liqueurs internes. Au dehors, un tissu spongieux, dans un état continuel d'inhalation, s'étend sur la chair, pour l'humecter et l'assouplir : au dedans, une force sans cesse agissante repompe des humeurs déjà sécrétées, pour les rendre de nouveau à la masse des humeurs vitales. Un immense réseau, admirablement ramifié, enveloppant tout l'appareil des organes principaux et secondaires, forme comme un canal tortueux, mais continu dans ses flexuosités par où les humeurs se déplacent, se remplacent mutuellement. Des corps glanduleux, groupés sur la route des vaisseaux lymphatiques, servent d'intermédiaire entre eux et le fluide principal de toute cette économie : ils séparent la lymphe du sang ; ils la mêlent au chyle ; ils la versent de nouveau dans le sang. Sous quelque aspect que vous envisagiez le système animal, vous n'y trouverez que liquéfactions, irrigations, courans d'humeurs. Comme c'est par la fluidité que la réparation s'opère, c'est par la mobilité que la fluidité s'entretient. Pour peu que cette mobilité cesse, les vaisseaux s'obstruent, le sang se condense, les humeurs se coagulent. Proportionnée à la fluidité, elle diminue avec l'âge, et la chaleur du climat, elle diminue aussi dans le même sujet, à mesure que le torrent s'éloigne du centre de circulation ; si bien que, du ventricule du cœur à ses oreillettes, la qualité du sang n'est plus la même. Pour entretenir cette chaleur nécessaire à la circulation, la nature nous a doués d'un organe très-compliqué, très-dilatable, qui soutire à l'atmosphère le calorique avec l'oxigène : et, comme si ce foyer ne suffisait pas à ses desseins, elle en a établi d'autres sur tous les points où quelque transformation s'opère, c'est-à-dire, dans tous les tissus du corps.

Mais sans parler des substances premières et indispensables au maintien de l'économie, n'est-ce point par des transsudations que la nature pourvoit à la conservation des organes, à l'élasticité des ressorts, au glissement des surfaces, à l'abritement des parties les plus délicates. Sans la transsudation perspiratoire, le dégagement continuel du sérum ne pourrait avoir lieu ; sans les liqueurs mises en réserve dans cette foule de vaisseaux utriculaires et glanduleux qui peuplent les voies digestives, aériennes, urinaires, pour être dégorgées au besoin, toutes les opérations de l'animalité reste-

raient incomplètes. La graisse et la moelle
des os ne sont, en effet, que des liquides.
Le grand émonctoire du système a pour
destination principale d'entraîner au dehors
les substances dont le séjour serait un poison, et ces substances sont les plus denses :
bien plus, il ne s'effectue point un changement en nous, il ne s'exécute pas un mouvement où la présence des liquides ou des
mucosités ne soit indispensable. On trouve
des sérosités constantes dans le cœur, dans
le poumon, dans l'estomac, dans le cerveau
même : des synovies lubrifient les articulations ; un enduit muqueux recouvre la surface nerveuse et mamelonnée de la peau,
pour faciliter les sensations tactiles ; les sucs
salivaires donnent seuls aux mêts de la saveur ; une liqueur est essentielle au phénomène de l'audition, soit qu'elle entretienne
les nerfs dans l'état de mollesse et d'humidité nécessaires à la sensation, soit qu'elle
leur transfère les mouvemens ondulatoires
qui l'agitent ; que le cristallin ou sa cap-
sule deviennent opaques, que le corps vitré
perde sa transparence, que les différentes
parties de l'œil durcissent, et sa vision s'af-

faiblit ou s'éteint. Sans le fluide nerveux, il
serait impossible de se rendre raison du
moindre phénomène relatif à la sensibilité.
Il est maintenant reçu que c'est le reflux
du sang vers les extrémités qui produit le
sommeil , c'est-à-dire, cet état de végétation où les fonctions de la vie paraissent
suspendues ; il est prouvé que la fibre ,
élément des solides , tire ses propriétés
essentielles du sang artériel et du fluide cé-
rébral.

Si donc la substance que nous assimilons
à notre substance est essentiellement liquide;
si c'est par des fluides que nos organes se
conservent et se réparent , et que nos sens
exercent leur action ; si la fluidité , produit
naturel de la chaleur, suit en tout point ses
décroissemens ; si la fluidité , la mobilité,
ne sont, en effet , qu'un seul et même principe ; si les os , les tendons , toutes les parties dures du système, en un mot , ne jouent,
dans le mécanisme de la vie , qu'un rôle
passif , ne restera-t-il point démontré que
c'est dans les fluides , dans les humeurs du
corps qu'il faut chercher les sources de l'a-
nimalité, et par une conséquence naturelle,

dans leurs altérations, les causes de toutes les maladies ?

Ce n'est pas qu'un défaut essentiel dans la conformation du corps ne puisse détériorer les humeurs, ou pour mieux dire, ne puisse être l'occasion de leur détérioration, à peu près comme des chaussées mal disposées, en arrêtant ou en égarant le cours d'un fleuve, paraissent ôter à ses eaux toute leur salubrité : et l'organisation du corps humain offre un trop manifeste exemple de cette influence. Que l'on considère, en effet, combien, dans la distribution des organes, la nature a favorisé le côté gauche au préjudice du côté droit, en munissant l'un d'artères, tandis que l'autre en est dépourvu. On conclura légitimement de cette inégalité, l'inégalité du mouvement des mêmes fluides dans les deux parties, et leur stagnation dans les viscères du bas-ventre où se trouvent presque toujours le foyer principal et les élémens primitifs des maladies chroniques. L'homme serait trop heureux, si, à tous les présens qu'il tient de la nature, à cette perfection d'organes, à cette admirable harmonie dans la composition, la génération, la reproduction mutuelle des fluides, elle eût ajouté l'unité de disposition, la régularité de structure qui feraient de la vie, non point une double série de phénomènes, mais un seul et même phénomène, et lui imprimeraient ce caractère d'indivisibilité, type de force et de durée. Mais est-ce à dire que ce soit dans les vaisseaux, dans les tissus, dans les innombrables ramifications du système animal, qu'il faille chercher l'essence de son système et son principe générateur? Impassibles soutiens d'une économie qui leur est étrangère, ils ne peuvent rien sur elle, ni par leur nature propre, qui n'est qu'une dérivation éloignée de la nature des fluides, ni, comme on l'a soutenu, par leur action, puisque cette action est empruntée, ni par leur position, leurs dimensions, leur ordonnance. Il restera donc toujours que c'est dans la dégénération des humeurs que se trouvent les causes prochaines, efficientes, naturelles des maladies. En rejeter le principe plus loin, ou l'élever plus haut, c'est placer des puissances réelles dans des rapports abstraits., et fon-

der un système d'observation sur des futili-
tés métaphysiques.

Les quatre espèces d'humeurs auxquelles
Hippocrate rapporte tout le système animal, ont cela de commun, qu'elles ne sont
ordinairement sensibles que par leur masse.
Les parties élémentaires, ou molécules inté-
grantes d'où elles résultent, habiles à s'unir,
à se conglober par les tendances physiques,
restent néanmoins séparées par les forces
vitales, ou ne se touchent que par des surfaces de très-peu d'étendue. Comme il existe
une lutte entre les lois générales qui régis-
sent tous les corps, et les lois particulières
qui entretiennent la vie, il existe pareillement dans les fluides constitutifs de l'homme,
avec un principe de cohésion, un principe
de solution ou de mobilité ; mystérieux effet
de la nature vivante. Si la force de cohésion
l'emporte, les concrétions se forment, les
mouvemens s'arrêtent, la vie s'éteint. Quelquefois aussi, mais plus rarement, le trop
de mobilité, en vaporisant les humeurs, dissipe leur action. Il est pour le corps humain
une température unique, au-delà et en-deçà

de laquelle la vie ne peut se conserver, et l'on ne peut considérer sans admiration toutes les précautions que la nature a prises pour que cette température demeurât constamment la même.

Quatre diathèses résultent de la dégénération des humeurs : la sanguine, ou exaltation des parties globuleuses rouges ; la bilieuse, ou dépravation de la bile, soit que le tissu sécréteur l'ait mal élaborée, ou que ses conduits l'absorbent inégalement, ou qu'elle séjourne trop ou trop peu dans ses réservoirs, ou même que, par des aberrations dont les exemples ne sont pas rares, elle se forme spontanément dans des organes étrangers, et apparaisse dans des régions que la nature lui avait interdites. Joignez à ces dégénérations la lymphatique et la pituiteuse (dépravation de la lymphe, ou du sérum des liquides). Tous ces phénomènes, différens dans leurs développemens, sont identiques dans leur principe ; ils tiennent à la nature générale des humeurs et à la réciprocité de leurs influences. Sitôt que l'une d'elles est viciée, elle vicie les autres à son tour, leur imprimant dans ses invasions son caractère particulier, et, par solution de continuité, s'appropriant bientôt la masse entière.

La médecine a subdivisé à l'infini ces quatre diathèses principales, et les a distinguées par la différence du siége qu'elles affectent. Mais ce serait une erreur de penser que la nature du siége influe sur la nature du mal. A la vérité, leurs effets augmentent ou diminuent d'intensité, suivant que l'organe où se fait l'invasion oppose plus ou moins de résistance, qu'il est doué d'une sensibilité plus ou moins vive, que ses rapports avec les organes voisins sont plus ou moins étendus, et son influence sur le reste de l'économie plus ou moins marquée. Mais le principe morbifique ne laisse point d'être le même. Ainsi, la même humeur dégénérée, qui, se portant sur une phalange du doigt, produira un panaris, versée sur les organes de la déglutition, déterminera une angine ; sur ceux de la vision, une ophthalmie ; ailleurs, un catharre, une pleurésie, une enflure, une enflammation. L'invasion sera sans danger, si elle n'affecte que les chairs ou parties seulement fibreuses ou musculaires ; elle sera d'une importance plus grave, si elle a pour siége un des principaux organes de la vie. Ce n'est pas qu'il n'y ait des parties du corps plus spécialement affectées à telle maladie qu'à telle autre. Par exemple, la plèvre, le péritoine, la conjonctive paraîtront essentiellement soumis à l'exaltation sanguine, le foie et la rate aux irritations bilieuses, etc. etc. Mais si l'on fait attention à la facilité de déplacement que la nature a donnée aux humeurs, à ces longs couloirs qu'elle a su leur ménager, à l'architecture admirable de ce canal composé de tant de canaux, par où nos liquides, comme autant de fleuves sortis d'une source commune, se mêlent, se croisent, se débordent, se confondent, on ne sera pas étonné que des effets si divers puissent naître d'une même cause, et qu'une dégénération donnée puisse produire ici une affection passagère, là, des ravages profonds : de la même manière qu'un caustique, appliqué sur l'épiderme, n'y produira qu'une douleur sans danger, tandis que, versé dans l'estomac, il donnera la mort. On s'étonne tous les jours de ces irrégularités dans les maladies les plus caractérisées, qui transportent en un instant le premier terme au dernier, et forcent la nature à franchir les espaces qu'elle devait parcourir. On s'étonne encore plus de ces crises subites, inattendues, qui frappent sans menacer, comme si le ressort de la vie se brisait de lui-même. C'est à l'organisation si compliquée des canaux et des couloirs, c'est aux métastases qu'elle facilite à expliquer ces prodiges. Au moyen des flexuosités du labyrinthe, une humeur vagabonde se porte inopinément sur les solides qu'elle semblait respecter. C'est ainsi que les gouttes vagues, les rhumatismes, quittant tout-à-coup les parties musculaires, se jettent sur les organes internes pour y décider des apoplexies foudroyantes, ou d'autres maladies promptement mortelles. Cette manière d'envisager les principes morbifiques, à l'avantage d'une plus grande simplicité dans les causes, joint celui d'une plus grande uniformité dans les moyens curatifs; et certes ce dernier avantage n'est pas de ceux qu'on doive dédaigner.

Fernel a défini la phthisie pulmonaire un

ulcère qui corrompt et liquéfie la masse entière, *exulceratio quâ sensim corpus uni-
versum liquescit.* Il est aisé de comprendre
combien cet axiôme prétendu laisse de
choses à désirer. Et d'abord est-il bien vrai
que le caractère propre à la pulmonie soit
l'ulcère ? Les observations de Sydenham
sur la phthisie de Lancastre, celles de Lieutaud, de Vanswiéten, prouvent qu'il y a
des pulmonies sans ulcère : mais ce n'est
pas encore la principale difficulté. Cet ulcère, comment s'est-il formé ? Qui l'a produit ? Qui l'entretient ? La cause prochaine
et immédiate n'est point la cause véritable
et première, et l'on n'expliquera pas mieux
une maladie par un symptôme, qu'on ne
guérira par un topique une affection générale. Enfin, comment se fait-il qu'un ulcère
dans le poumon corrompe la masse entière ?
Ceci ne peut être admis qu'à l'aide d'inter-
prétations officieuses ou de conséquences
forcées. L'opinion la plus commune s'appuie sur la structure de l'organe, sa complication, sa division en lobules, en cellules
innombrables, qui paraissent comme autant
de réservoirs destinés aux humeurs. Mais

encore quelle est la cause première de l'engorgement? Le célèbre de Haen était sur la voie, lorsqu'il soutenait que, non-seulement l'ulcère n'était pas nécessaire à la pulmonie, mais encore que le pus expectoré ne provient pas toujours d'un ulcère. Mais pour avoir aperçu le défaut du système contraire, il n'en a pas moins établi un système défectueux, donnant comme nécessairement faux ce qui n'était faux que dans certains cas; car, quoique l'existence d'un ulcère ne soit pas nécessaire à l'expectoration purulente, il n'en est pas moins prouvé par l'expérience que le plus souvent il y a ulcère. Ainsi, les deux sectes s'égarent, l'une en prétendant qu'une certaine cause existe toujours, l'autre en niant qu'elle puisse jamais exister (1).

---

(1) Ici je rappelle à mes lecteurs ma première observation, celle qui a décidé la nouvelle théorie que j'avais long-temps méditée, quand je me suis aperçu que le résultat le plus sûr de toutes les théories, tant anciennes que modernes, c'était la mort. Madame Sarrus cracha pendant dix mois du pus mêlé d'un sang noir et dissous. Mon honorable collègue, M. Portal,

Ceux qui attribuent au sang la cause du mal , ne sont pas plus d'accord entre eux , les uns prétendant que c'est un excès de sang, les autres un défaut de sang qui le produit. Parmi les premiers, on distingue Fernel, Ernest-Sthall, Sydenham, et depuis eux, Haller et Morgagni. Tozzi, Lieutaud, Knoblochius, Thom. Bartholni, professent l'opinion contraire. Les uns et les autres ont leurs autorités et leurs preuves. Celles des premiers sont les hémorragies, les hémophthisies, premiers symptômes or-

---

jugea qn'il n'y avait que la nature à qui l'on pût confier sa guérison. Malgré la violente douleur que porta dans mon âme cet arrêt que j'aimais ne pas croire irrévocable, je rassemblai mes souvenirs et mes conjectures, et cherchai une théorie qui, sans cette circonstance peut-être, n'aurait jamais vu le jour. M. Alexis Baour, de Bordeaux, cracha long-temps aussi du pus à flots. Ni M. Baour, ni madame Sarrus n'avaient d'ulcère : c'était une dissolution plus ou moins avancée. Sept ans après, au moment où j'écris, madame Sarrus a éprouvé une rechute formidable. L'application de la glace, qui m'a réussi à moi-même dans un crachement de sang que rien ne pouvait arrêter, a obtenu ici un succès complet.

dinaires du mal; la rougeur habituelle du visage, la dureté du pouls, le gonflement extraordinaire des veines, la saillie des veines jugulaires, la chaleur de la peau. Les seconds s'appuient, avec plus de raison, sur les résultats des dissections anatomiques, qui, le plus souvent, présentent les vaisseaux des phthisiques vides de sang. Le docte et célèbre M. Portal, dans ses observations sur la nature et le traitement de la phthisie pulmonaire, a très-bien observé que la pléthore remarquée par les premiers était une pléthore accidentelle et locale. Mais je pense qu'il n'a pas vu toute la vérité, lorsqu'il n'a reconnu d'autre cause de la diminution ou de l'épuisement du sang, que l'affaissement du poumon, tandis que son engorgement, sa flaccidité et toutes ses lésions enfin, de quelque nature qu'elles puissent être, le rendent de même inhabile à la sanguification.

D'innombrables variations dans les formes et dans les effets du mal augmentent les difficultés. Ici, le poumon est déchiré, putréfié, consumé; là, il se trouve dans un état de distension ou de pléthore qui en aug-

mente le poids et le volume bien au-delà
des proportions ordinaires; quelquefois il y
a lésion, ou dégradation, ou induration
dans les glandes bronchiques, quelquefois
dans les glandes lymphatiques. Il y a des
cas où des transsudations visqueuses et l'in-
terposition des fausses membranes attachent
le poumon à la plèvre; il y en a d'autres
où l'organe se hérisse de tubercules, de
squirrhes et même d'ossifications, et la matière de ces concrétions diverses ne présente
pas toujours du pus, quoiqu'elles finissent
toujours par se réduire à cette transformation
quand la dégénération humorale se continue et s'augmente par son action prolongée, à laquelle on n'oppose souvent qu'un
aliment qui la soutient et lui donne une
énergie nouvelle et croissante.

J'ai voulu former un tableau réduit, mais
en quelque façon synoptique, de tant d'opinions et de phénomènes, non point par un
sentiment puéril d'amour-propre, comme
si je pensais que ma théorie emprunterait un
nouvel éclat de toutes les fausses théories,
mais afin de montrer combien il est facile

de se tromper dans les choses même qui
semblent le plus du ressort des sens, et combien quelquefois on s'éloigne de la vérité
quand on est le plus près d'elle. Un philosophe a dit que l'esprit humain ressemble à
un homme qui chercherait de tous côtés son
anneau, et qui l'aurait au doigt. (Villiers,
Philos. de Kant.)

C'est une chose connue de tout le monde
que la division du sang en deux élémens
principaux : l'un, globuleux rouge ; l'autre, séreux et sans couleur. Je ne parle pas
ici des substances que la nature a mises en
dissolution dans ce liquide ; source et réservoir de tous les liquides du corps humain ;
substances que la chimie obtient par ses analyses : or, c'est dans la partie globuleuse
rouge que réside le principe essentiel à la
vie, comme il est aisé de s'en convaincre,
si l'on fait attention d'abord à la nature et
aux différences du sang veineux, ensuite
aux apparences que présente un sang vicié.
Tout principe de destruction doit donc attaquer d'abord cette partie globuleuse qui,
par sa plasticité, sa concrescibilité, se prête

davantage à l'action d'une force coagulante,
et par conséquent anti-vitale (1) ; ensorte
que l'élément de la vie est aussi un élément,
ou du moins une occasion de mort, corol-
laire de la grande loi de l'égalité, qui s'exécute toujours par des compensations et des
balancemens de force. C'est donc dans les
globules rouges du sang que s'opère la première combinaison vicieuse : et le principal
effet de cette combinaison est de les rendre
puriformes. Mon opinion s'appuie ici sur la
généralité des faits, et ce n'est point un
motif de doute qu'elle n'en embrasse point
l'universalité, car où trouver cette condition remplie? Il n'est presque point de sujet
mort de phthisie chez lequel on n'ait trouvé
ou les poumons en suppuration, ou du
moins des traces de suppuration dans cet
organe. Les concrétions, pleines d'un suc
gypseux, variqueux ou carcinomateux, ne
détruisent point ce principe ; car ces diffé-

____

(1) La dissolution séreuse qui, par sa nature, est
le contraire de l'inflammation, ne laisse pas de se
confondre quelquefois dans la marche des maladies;
et l'inflammation peut finir par l'hydropisie.

rens états sont des commencemens de dégénération que le mouvement conduit à la
maturité ; ce sont des suppurations plus ou
moins avancées.

Cela posé, l'expérience de la diminution
du sang n'a rien que de naturel, et se con-
cilie facilement avec les principes. La chimie a prouvé que c'était une propriété spéciale du pus de dissoudre le sang, en rédui-
sant sensiblement le volume des globules
rouges, et même en les anéantissant pour
toujours. Ces globules, source de vie, plus
particulièrement attaqués par toute substance délétère, s'atténuent, se resserrent,
de rouges qu'ils étaient deviennent pâles et
jaunes. D'autres substances peuvent exercer
leur action sur la masse du sang ; mais je
répète que c'est aux globules rouges qu'elles
s'attachent d'abord. Il faut en conclure que
la diminution et quelquefois l'épuisement
absolu du sang dont les autopsies cadavéri-
ques fournissent des preuves, est due à l'action de ces substances délétères, c'est-à-dire
à la dégénération des humeurs.

S'il en était autrement, pourquoi ces différences, si multipliées dans un même mal,

qu'il semble être à lui seul une multitude de
maux ? Avec la doctrine de la pléthore,
expliquerez-vous le desséchement complet
des vaisseaux qu'on a quelquefois remarqué? Avec la doctrine de la raréfaction,
comme cause première, expliquerez-vous
les hémorrhagies que l'on a remarquées plus
souvent encore? Si vous admettez l'ulcère
du poumon comme principe unique, direz-
vous comment il se fait que ce viscère se
trouve parfaitement sain dans quelques sujets morts de la phthisie? Dans tous ces systèmes, comment rendrez-vous compte des
indurations du poumon, et des concrétions
squirrheuses et carcinomateuses? Vous ne
pouvez éclaircir un phénomène, sans obs-
curcir tous les autres : les secrets de la nature sont comme les énigmes, dont on croit
avoir trouvé le mot, parce qu'on satisfait à
une ou deux conditions ; mais, quand on
suit l'examen, on se trouve arrêté, et l'on
reconnaît qu'on n'explique rien, si l'on
n'explique tout.

A la place de ces doctrines incomplètes
et trompeuses, admettez le principe si simple
de l'action particulière, et de l'action com-

binée des humeurs. Est-il une difficulté qui
vous résiste ? Si les hémorrhagies et les hémophthisies précèdent quelquefois, quelquefois accompagnent les premiers développemens du mal, c'est que le sang, trop
pressé sur certains points, reflue sur certains
autres par la loi générale des fluides, ou ce
sont les efforts de la nature contre l'ennemi
qui la menace, et la réaction du principe
vital sur les principes morbifiques; si l'ulcère se forme dans le poumon, c'est que le
poumon, l'un des égouts de l'économie, en
recevant, par une transsudation ou métastase
continuelle, des substances empoisonnées,
ne peut point ne pas se ressentir de leur présence; si le sang tarit dans les veines, c'est
l'effet chimique de l'humeur puriforme, qui
absorbe le *cruor*, et ne laisse que le *serum* ;
si les indurations, les concrétions, les tubercules s'amoncèlent quelquefois dans les
cellules, et tapissent les surfaces du poumon,
c'est que les humeurs, qui portent le ravage dans le sang, ne sont pas toutes de la
même nature, et qu'elles peuvent être plus
ou moins denses, plus ou moins âcres, plus
ou moins corrosives; qu'elles peuvent ne

contenir qu'un principe délétère, ou qu'elles en peuvent contenir plusieurs, que des circonstances ou des dispositions particulières peuvent donner à la même humeur plus ou moins de fluidité. Enfin, et l'engorgement du poumon et son ulcération, et les dégorgemens sanguinolens et la sécheresse des vaisseaux, tout s'explique avec la dégénération des humeurs : rien ne s'explique sans elle.

Qu'un seul atôme délétère entre dans la circulation d'une des quatre humeurs constitutives ; insensible d'abord, et, comme perdu dans un océan, peu à peu il attire à lui d'autres atômes ; il se fait centre d'un groupe : sa mobilité naturelle, l'admirable ténuité du réseau qui lui sert de passage, le contact immédiat et constant des autres humeurs, tout favorise ses influences, tout facilite ses invasions. Alors, suivant les dispositions générales ou locales, accidentelles ou naturelles, quelquefois ces groupes nouveaux se porteront sur un organe essentiel, quelquefois sur une partie plus résistante. Le poumon étant placé sur le passage des fluides, et destiné, tant par sa structure que

par le calibre des vaisseaux qui le composent,
à leur servir de réservoir, il est difficile
qu'il n'ait point sa part de l'attaque ; quelquefois ce sera brusquement, inopinément ;
quelquefois avec plus de lenteur, et j'oserais
dire plus de méthode. A toutes ces causes de
destruction si actives, si puissantes, il faut
opposer les moyens de conservation qui
n'ont point une même énergie dans tous les
âges, dans tous les sexes et dans tous les
tempéramens ; il y faut joindre, ou comme
auxiliaires ou comme ennemies, les causes
accidentelles ou les circonstances, les influences de l'atmosphère, les habitudes des
organes. Toutes les fois qu'il existera une
propriété spéciale dans l'humeur viciée qui
l'empêche de se mêler efficacement avec les
humeurs voisines, toutes les fois que la ra-
pidité de son cours l'aura portée aux extrémités ou aux surfaces, le mal sera simple,
l'affection locale et légère. La masse entière
des liquides n'étant point viciée, les solides
résisteront à une première secousse : mais
s'il existe dans l'humeur étrangère un principe de coagulation ou de dissolution ; si les
ravages, d'abord secrets et inaperçus, em-

brassent l'économie entière, les résistances naturelles ne laissent point d'avoir leur cours; la force vitale et constitutive ne laisse point de lutter contre cette force étrangère et destructive. De grandes convulsions, de violens efforts manifestent l'action du principe conservateur; mais l'issue de la lutte est douteuse, et trop souvent c'est l'ennemi qui triomphe, parce qu'il a miné la place avant de livrer l'assaut.

Ce n'est pas que, livrée à ses propres forces, la nature ne l'emporte quelquefois : elle a pour la conservation, comme pour la destruction, des moyens inconnus, mystérieux; elle connaît des routes où l'art n'a jamais pénétré. Il peut donc se faire que la crise, occasionnée par la présence d'une humeur étrangère, soit favorable, comme il peut se faire qu'elle soit funeste : mais, qu'elle soit funeste ou favorable, il y a toujours progrès dans l'altération et progrès dans la décomposition. Ces progrès se calculent avec plus ou moins de facilité, parce qu'ils tiennent à des causes plus ou moins compliquées.

Ce ne sont là, me dira-t-on, que des

analogies et des conjectures. Jusqu'à ce que vous ayez tiré vos preuves de la chose même, nous ne verrons dans cet appareil de prétendues preuves, qu'un jeu de probabilités, et ce n'est point sur des probabilités, mais sur des faits, qu'une science pratique se fonde. Voici donc des faits, des faits lumineux, tirés, à la vérité, de la classe des exceptions, mais qui n'en sont que plus propres à décéler le secret de la nature. Monro, de Haen, et, après eux, l'illustre M. Portal, ont recueilli des observations, d'où il résulte que certaines affections du poumon et de la poitrine ont fini par des éruptions et des abcès, manifestés, développés et terminés dans des régions étrangères au poumon et à la poitrine. Pour éloigner ou cacher la conséquence qui les pressait, je sais qu'ils ont eu recours à ce mystère de sympathies, qui, s'il expliquait quelque chose, ne l'expliquerait qu'à la faveur du principe même qu'on refuse d'avouer ; car cette correspondance de certaines parties du corps, ces rapports secrets que la nature a établis entre elles, qu'est-ce autre chose qu'une communication plus facile des humeurs par cette voie ? S'il arrive donc que le mal du poumon se termine aux aisselles ou ailleurs, c'est dans l'organisation du commun véhicule qu'il en faut chercher les causes, et non point dans quelque propriété occulte et mystérieuse, qui n'est peut-être au fond qu'un mot de passe pour l'ignorance.

Le siége de prédilection de tous les maux qui affligent notre faible nature, ce sont les viscères cachés dans les profondeurs abdominales ; là, régnent et s'étendent en rameaux, en replis, en arcades, les nombreux canaux qui forment cette veine-porte que Montanus n'a pas nommée, sans raison, *porta malorum*. Tout , dans ces régions tortueuses, parmi cette prodigalité de conduits qui touchent à d'autres conduits, sous ces voûtes longues et embarrassées, semble disposé à préparer la dégénération par la stagnation ; et ce sont là proprement les réceptacles de la mort. Viciées et corrompues par un trop long séjour dans ces cavités, les humeurs obstruent tous les filtres, embourbent tous les couloirs. Que la phthisie soit scorbutique, syphilitique ou scrofuleuse, le vice radical est toujours là. Je sais qu'on a dit, qu'on a écrit, qu'on a proclamé qu'elle était sans remède toutes les fois qu'on lui assigne une cause spéciale et déterminante, et l'on a cité, par-dessus toutes les autres, la phthisie scrofuleuse. Mais de ce qu'elle n'est qu'un développement, suit-il qu'elle ne puisse être attaquée dans son principe? Je conviens qu'il est difficile d'atteindre un ennemi dont on a favorisé ou caché les entreprises ; mais c'est aux hommes appelés à juger de ses forces qu'il convient de l'arrêter, quand il en est temps encore.

Lorsqu'une fois l'humeur délétère a pénétré la masse des humeurs, la détérioration des solides commence : c'est le second acte de la lutte, et c'est aussi le plus décisif. Destinés à soutenir l'édifice, les solides n'ont d'action, de souplesse et de ressort que par les liquides dont ils sont imprégnés ; tout est perdu si ces liquides, au lieu de les seconder, les détruisent, et les pénètrent de poison, au lieu de leur porter la vie. Je ne parle même pas des effets de l'identité de nature ; car la même raison qui a fait nommer le sang une chair coulante, doit faire nommer la chair un sang condensé. Soluble par sa nature dans ces mêmes humeurs, elle ne peut se conserver intacte quand ses élémens dégénèrent. Aussi, dans cette seconde période, les symptômes augmentent, les crachats se teignent de pus, et souvent de stries de sang qui peuvent ne pas sortir du poumon, mais plutôt du larynx, du pharynx ou de quelques parties de l'œsophage, ou de l'arrière-bouche. Quelquefois les crachats manifestent la complète dissolution ; alors, surtout dans la phthisie scorbutique, on ne distingue plus la matière puriforme de la matière sanguinolente. Il s'est fait une combinaison nouvelle de tous les liquides, ou, pour mieux dire, il n'existe plus qu'un seul liquide, monstrueux mélange de tous les autres, symptôme de hideuses affinités que désavoue la nature : c'est surtout dans les phthisies scorbutiques ou scrofuleuses, que les expectorations présentent ce caractère qui, seul, pourrait éclairer sur les causes primitives de la maladie, si elles n'étaient déjà prouvées par l'ensemble des symptômes qui l'ont précédée, accompagnée, manifestée, et qui en marquent le dernier terme.

Tout ce que l'on remarque dans la phthisie sanguine ou pulmonaire, on le remarque aussi dans la phthisie pituiteuse; car la nature n'a pas deux voies. Ici, comme dans la phthisie sanguine, le mal procède par la corruption d'un fluide, s'étend, par le contact, à un autre fluide, et finit par corrompre la masse; si bien que, dans leurs progrès et dans leurs résultats, ces deux phthisies ne diffèrent guère; mais, par la même raison que la phthisie sanguine affecte plus particulièrement l'organe destiné à donner au sang sa chaleur et sa fluidité, la phthisie pituiteuse doit affecter plus particulièrement les organes destinés à la sécrétion de la pituite. Ainsi, la tête est le siége de la phthisie pituiteuse. Le malade est suffoqué par des crachats de pituite viciée qui découlent ou du larynx, ou des fosses nasales, ou des sinus frontaux, et qu'il arrache avec embarras et douleur. Ses yeux se remplissent de larmes, et restent constamment baignés dans cette humeur, plus ou moins épaissie.

Ce n'est pas que les humeurs détériorées ne puissent s'établir que dans leur siége naturel ; elles s'accumulent quelquefois sur un organe affaibli ou mal conformé ; elles s'y propagent, s'y invétèrent. On en a vu se convertir en un fluide régulier, en prendre la forme, l'action, les propriétés constitu‑ tives. Ainsi, des amas de bile se sont fait remarquer dans des parties du corps très‑ éloignées du siége de la bile ; c'est une preuve de plus de l'homogénéite des subs‑ tances animales. Il semble que le nombre des combinaisons possibles soit déterminé de telle sorte, qu'à moins de ce mélange d'hu‑ meurs qui n'engendre une humeur étran‑ gère qu'en les neutralisant toutes, la nature se soit interdit à elle-même tout produit qui ne rentrerait point dans ses produits accou‑ tumés et nécessaires. Par un semblable ef‑ fet, des sucs imparfaitement élaborés, et gardés trop long-temps dans les menstrues, pour qu'elles en puissent faire un usage con‑ venable à leur institution vitale, produisent souvent des squirres dans les glandes, des cancers, des tubercules sur le poumon, qui peuvent devenir tophacés, gypseux, entrer en suppuration ou se résoudre, selon qu'ils conservent plus ou moins d'homogénéité avec la masse en général , et en particulier avec ce fluide générateur, principe et même agent universel de toutes les fonctions de la vitalité.

Dans ces cas irréguliers, la maladie peut rester locale. On dirait qu'elle se circonscrit et s'isole dans son domaine, ou bien qu'elle ajoute un élément aux autres élémens de la vie, et constitue un nouvel ordre de fonctions et d'habitudes. Témoin la vomique ouverte qui se vide et se remplit pendant des années sans donner la mort : j'en ai même vu qui duraient trente années. Ainsi mûrissent et se propagent à notre insu ces innombrables germes qui, transplantés, pour ainsi dire, sur un terrain étranger, ne laissent point de s'y naturaliser, et d'y prendre racine, comme si, dans notre débile organisation, il ne pouvait se trouver une place qui ne fût féconde pour la douleur. Mais autant leur foule est nombreuse, et leurs développemens variés, autant la médecine doit multiplier et varier à son tour les digues qu'elle oppose à leurs ravages. Ici, je l'avoue, il peut arriver que la science soit en défaut. Instituée pour l'universalité des choses, elle procède par aphorismes, et se place dans des points de vue généraux ; mais, de même que les lois politiques chez tous les peuples ont laissé des cas à prévoir, les lois médicales n'ont pu embrasser toutes les circonstances de la vie. Il est dans la nature vivante, tant de puissances secrètes, tant d'affinités et d'oppositions inaperçues, que, certes, qui s'en tiendrait aux livres, courrait souvent le risque d'échouer. Ce n'est pas que je préfère à la science des livres cet orgueil du faux savoir, qui, moins par instinct que par caprice, agit, tranche, commande, rejetant sur la nature ses erreurs, et s'attribuant fastueusement tous les succès dus à la nature ; mais quelquefois, il faut l'avouer, un heureux hasard vient donner à ses arrêts quelque autorité. Car ce qui résiste aux calculs humains, le hasard le découvre quelquefois sans peine : comme si nous devions transporter dans la médecine ce fameux adage des politiques et des guerriers : *Audaces fortuna juvat.*

C'est ici le lieu de dire un mot du spasme ou de la phthisie nerveuse.

Il est pour les mots comme pour les choses,

un sorte de vogue, et la vogue ne s'attache pas toujours aux mots qu'on entend le mieux.

Un de ceux qui ont fait la plus grande fortune parmi nous, c'est le mot de *spasme*. Retranchée derrière ce mot magique, l'ignorance ne craint point qu'on la prenne en défaut : avec le mot de spasme, elle a réponse à tout. Ce mot a cela de bon, qu'il sert d'explication à ce qu'on entend mal, de définition à ce qu'on n'entend pas. Quand le médecin a dit à son malade que ce qu'il éprouve est le spasme, le malade est satisfait ; voilà déjà son mal connu, et puis il va répétant, ses parens et ses amis vont répétant, après le docteur : *C'est le spasme.*

Le spasme n'est qu'un mot vide de sens, si vous désignez une cause ; et ce n'est qu'une formule arbitraire, si vous désignez une douleur.

Ex nihilo nihil. Ne disons pas que les nerfs sont affectés ; sans doute ils le sont : ils doivent l'être plus ou moins dans toutes les maladies ; mais il existe une cause, ou plusieurs causes de ces affections. Quelles sont ces causes ?

Ne les cherchons point hors de celles que nous avons assignées à tous les genres de maux. Ces causes, ce sont les humeurs dégénérées; elles se fixent sur des organes internes, s'y accumulent, en suspendent les fonctions, les dégradent par des lésions qui deviennent plus profondes de jour en jour, d'heure en heure, et enrayent ainsi la vie; car, dans cette prodigieuse combinaison de mouvemens si nécessaires les uns aux autres, qu'un seul s'arrête, et le mouvement général d'où résulte l'unité, c'est-à-dire, la vie, est pour jamais détruit. Or, ces causes, si terribles dans leurs progrès, que sont-elles dans l'origine? Une goutte d'eau, un vent coulis, un changement subit dans l'atmosphère, un siége trop humide ou trop froid, surtout pour les dames dans leurs périodes, tout ce qui peut altérer, tout ce qui peut retarder l'effusion lente et douce de la matière perspirable; ce sont surtout nos passions, ces dominateurs impétueux de l'âme et du corps.

Mon dessein n'est point d'entamer une digression sur un sujet si obscur, quoique si fécond, surtout après les observations lumineuses dont le savant Cabanis a enrichi la physiologie. Il n'appartient qu'à lui de pénétrer à de si grandes profondeurs, et d'en tirer de si vives clartés. Je ne dirai sur cet important sujet que le peu qui me paraîtra nécessaire pour éclairer le mystère de la phthisie nerveuse.

Sans doute, ce n'est point une même puissance qui produit en nous le mouvement et la pensée ; ce n'est point d'un même principe que découlent la vie et l'intelligence. La barrière que le Créateur a placée entre ces deux facultés de l'être créé, ne s'abaissera point devant les efforts de quelques raisonneurs qui pensent que confondre, c'est simplifier. Et cependant elle est si manifeste, si intime, si constante cette mystérieuse union ; elle se reproduit avec tant d'uniformité dans les moindres actes de la vie ; elle établit entre l'agent et l'instrument une si parfaite réciprocité, qu'on ne saurait guère, sinon dans la science des abstractions, envisager séparément ces deux moitiés de notre existence. Ce sont deux contraires qui forment un tout, deux ennemis liés d'un nœud que repousse leur nature, maîtres et

sujets tour-à-tour, et qui, dans un sens opposé, tendent vers un but commun, jusqu'à
ce qu'enfin, délivrés de cette chaîne dont
on sent le poids, sans en pouvoir compter
les anneaux, ils rentrent l'un et l'autre dans
les habitudes et les fonctions qu'une nature
mystérieuse et, pour ainsi dire, forcée, avait
comme suspendues, et retournent, par une
même crise et par un contraire effet, aux
deux sources d'où ils sont émanés.

Pour accomplir cette union, pour établir
entre l'agent intellectuel et les ressorts ma-
tériels une correspondance facile et continue, la nature nous a dotés d'un organe singulièrement remarquable par sa substance,
son volume, les enveloppes qui l'environnent, les barrières qui le défendent, le
coffre qui le contient. C'est là qu'aboutissent
et s'entrecroisent ces cordons si déliés, dont
le jeu détermine les impressions de l'âme.
Comme, parmi tous les êtres créés, l'homme
est le seul qui soit appelé à penser, il faut
bien que cet organe soit supérieur à lui,
que sa perfection réponde à ses fonctions,
qu'il soit digne, en un mot, ou de l'hôte
qu'il reçoit, ou du moteur qui l'anime.

Aussi, l'altération du cerveau est-elle un signe constant d'altération dans l'intelligence, et même, ces deux altérations ne manquent jamais d'être d'une même espèce : c'est ainsi que, dans la démence, que l'on nomme plus particulièrement manie, la substance du cerveau se resserre, se consolide pour ainsi dire, au lieu que, dans d'autres affections, elle devient mollasse, aqueuse, et qu'elle est presque en dissolution.

Je n'adopte point toutes les doctrines de ce physiologiste qui semble faire dépendre nos dispositions mentales de quelques proéminences et de quelques cavités dans la boîte osseuse qui contient un si précieux organe ; mais il est certain que la configuration de cette boîte, le plus ou le moins de convexité dans l'une de ses surfaces, et de concavité dans l'autre, est un signe presque toujours certain du plus ou moins d'activité de l'intelligence. Comme on peut conjecturer que le jeu des organes sera libre quand ils seront contenus dans un espace régulier, on conjecture aussi qu'il ne le sera pas dans un espace étranglé et rétréci. Tous ces accidens de forme ne sont donc point des causes, mais des signes. Le physique n'est point le moral, mais il retient le moral dans une dépendance étroite et nécessaire.

Les Stoïciens n'admettaient que quatre passions : la joie, la tristesse, l'espérance et la crainte ; un savant père de l'Eglise (1) n'en veut reconnaître qu'une, c'est l'amour-propre, et notre grand Pascal a dit, après lui : il n'y a d'amour véritable, que l'amour de soi (2). Descartes n'admet que l'amour : amour de l'or, des honneurs, des plaisirs, de la vengeance, de la sûreté, du repos, c'est toujours de l'amour ; et je pense avec lui que l'analyse donnerait en effet ce résultat, qui pourtant serait encore complexe ; car, en pénétrant jusqu'aux racines, on trouve que cet amour a pour objet l'être aimant, plus que l'être aimé, et que c'est soi que l'on aime dans toutes les passions. Pour nous, cependant, qui cherchons moins les élémens rationnels et métaphysiques que

-----

(1) Saint Augustin.
(2) Pens. de Pasc., chap. 29.

les élémens perceptibles et physiologiques ,
nous admettons difficilement que la tristesse et la joie, l'espérance et la crainte,
soient un même sentiment. A les considérer dans leurs effets, et c'est ici le seul point
de vue qui nous soit permis, les unes sont
salutaires, les autres funestes; les unes ra-
fraîchissent le sang, les autres l'échauffent.
Vérulam dit que l'espérance fortifie le cœur,
communique au sang un mouvement doux,
prolonge nos années. Aussi, a-t-on nommé (1)
l'espérance la nourriture du vieillard. La
crainte, au contraire, glace les sens, accu-
mule le sang autour du cœur, répand une
pâleur mortelle sur le visage; elle affaisse,
elle énerve ou jette dans une horrible et hideuse fureur ; car la peur a ses fureurs aussi ;
en un mot, c'est ou la paralysie, ou l'épilepsie
qu'elle amène. Descartes attribue le rire (1),
ce mouvement convulsif du diaphragme,
au sang qui, sortant en abondance du cœur
et de la rate, enfle subitement les poumons,

---

(1) Pindar. apud Plat. de republ., lib. I.
(2) Desc. Traité des passions.

et en fait sortir avec bruit l'air qu'ils contenaient. Si les grandes joies ne se manifestent point par le rire, c'est qu'alors le sang, qui sort en abondance du creuset de la rate, en admettant que la rate serve à cet usage, et qui coule avec plus de mouvement et de facilité, remplit et dilate également les vaisseaux et les artères; au lieu que le rire est une saillie, un jet qui produit des secousses : mais les grandes joies facilitent la circulation, contribuent à la digestion, perfectionnent le chyle. La tristesse, au contraire, si semblable à la crainte, épaissit le sang, et en ralentit la circulation : aussi, s'annonce-t-elle par les mêmes signes que la vieillesse, rides, prostration, blancheur des cheveux. La colère, qui est une espèce de haine subite et impérieuse, agit spécialement sur le foie, où elle enflamme la bile. Descartes dit que la colère, qui se manifeste par la rougeur, est moins à craindre que celle dont la pâleur est le symptôme, parce que la première s'évapore avec l'ébullition passagère qu'elle a excitée; l'autre se convertit quelquefois en rage, et peut causer une mort subite. On sait sous quels traits les poëtes nous ont re-

présenté l'envie : maigre, décharnée, livide;
les dents noires et couleur de rouille, la
poitrine gonflée de fiel, la langue infectée
de venin.

> A l'envieux nul tourment je n'ordonne :
> Il est de soi le juge et le bourreau;
> Et ne fut onc de Denys le taureau,
> Supplice tel que celui qu'il se donne. (1)

Je distinguerais deux sortes de passions;
les unes *générales*, conditions nécessaires
de notre nature, et qui secondent ou em-
poisonnent toutes les autres par leurs irritations. Par exemple, la joie, la crainte, la
tristesse et l'espérance : il n'est point d'affection forte et profonde, où elles ne se re-
trouvent; elles animent, enchantent et co-
lorent l'ambition comme l'amour, l'avarice
comme l'envie. Je nommerais les autres passions *spéciales*, à cause de leur objet particulier : celles-ci, comme les autres, vont
quelquefois jusqu'au délire. Ainsi, Charles-
Quint, volontairement descendu de ses deux
trônes, aspirait à la canonisation : son am-

---

(1) Pibrac.

bition n'était pas éteinte ; au lieu d'un objet
réel, elle embrassait un objet fantastique.
Un exemple remarquable du délire de l'a-
mour, c'est le couronnement d'Inès après
sa mort : son amant, parvenu au trône, la
fit exhumer, la revêtit des ornemens royaux ,
mit dans ses mains décharnées un sceptre ,
et sur ce front livide un diadême, et ordonna
aux grands de son royaume de baiser la
main de ce cadavre. De tous les délires de
la haine, je ne connais point un exemple à
comparer au discours que Sénèque le tragique met dans la bouche de Mégare invec-
tivant Lycus : « Je suis jalouse de ce peuple
qui partage ma haine contre toi ; je voudrais
la tenir toute entière renfermée dans mon
cœur. »

> Una res superest mihi ,
> Fratre ac parente carior, reguo ac lare,
> Odium tuî ; quod esse cum populo mihi
> Commune doleo. Pars quota ex isto mea est? (1)

---

(1) Mot à mot : Une seule chose me reste, plus chère
que mon père et mon frère, que mon royaume et mon
pays, c'est la haine que j'ai pour toi, laquelle haine

Il est impossible que la fougue de ces emportemens, que la dégradation de ces appétits, que le brusque passage de ces chocs furieux à cet affaissement profond, ne portent point le ravage dans toutes les humeurs dont l'existence physique se compose. Ce sont autant d'ébranlemens de l'organisation, autant de tortures pour les fibres, autant de tempêtes dans le torrent des humeurs. Voilà les causes; voilà ce qui donne un sens à un un mot qui n'en a point pour certains esprits, ou qui ne leur offre que du vague.

J'ai parlé des passions communes à tous les âges. On ferait un beau livre de celles que chaque âge enfante; car, si vous exceptez cet âge d'insouciance et de mobilité qui ne dure qu'un instant, tout le reste de la vie est profondément marqué par les ravages d'une passion dominante. Chacune y laisse son empreinte. L'âme arrive à la vieillesse, déjà toute cicatrisée. Alors commence le règne de la plus accablante, de la plus som-

---

je suis fâchée que mon peuple partage; car, alors, quelle faible part m'en revient?

bre, de la moins dédommagée de toutes les douleurs. Il semble que l'on entre dans ces royaumes ténébreux , à la porte desquels est écrit :

Qui si lascia ogni speranza. (1)

Le spasme n'existe pas par lui-même ; il est seulement une aberration du principe vital. La cause première de cette aberration, ce sont les humeurs viciées, ou qui tendent à le devenir. En attribuant cette cause aux nerfs, il est évident que l'on prend l'effet pour la cause. Douloureusement irrités eux-mêmes par les humeurs corrompues et corruptrices, ils participent sans doute à la dégénération ; ils y doivent participer les premiers parmi les solides ; ils doivent même l'étendre et la propager, destinés, comme ils sont, à être les conducteurs du sentiment : mais ce n'est pas à dire que la dégénération vienne d'eux. S'il en fallait croire les partisans de cette médecine mystérieuse qui s'ap-

------

(1)   Ici on laisse toute espérance.
(tiré du poëme du Dante, intitulé *Divina Commedia*.)

puie sur une cause inconnue pour expliquer des effets visibles, tout serait dans ce mot : *Les nerfs*; mais les caries des os, les gonflemens prodigieux qui s'y font remarquer, les exostoses, les hypérostoses, sont-ce les nerfs encore qui les produisent? Je sais que l'affirmative aura ses défenseurs. Dans ce siècle raisonneur, que n'a-t-on pas avancé? que n'a-t-on pas cru *démontrer*? Ce mot même *démontrer* est devenu un mot de passe ; il n'est pas de si mince écrivain qui ne l'emploie pour le plus mince sujet. On démontre tout, jusqu'aux choses qui sont étrangères au raisonnement, comme l'on fonde des doctrines sur les expérie..ces qui s'y rapportent le moins. Le raisonnement et l'expérience étaient pour l'esprit humain deux instrumens d'amélioration : il en a fait deux instrumens de ruine.

Une science nouvelle s'est élevée. Studieuse investigatrice des élémens, en multipliant les causes premières, elle a reculé les bornes de la nature, et ses fécondes analyses ont porté la lumière dans des profondeurs auparavant inaccessibles à l'esprit humain. On voit bien que je veux parler de la chimie ; mais la chimie elle-même, avec tous ses miracles, n'a pas toujours secondé l'art de guérir. Instituée pour dissiper les ténèbres qui couvraient les premiers actes de la nature, on s'en est servi comme d'un voile pour les cacher. Fiers du vocabulaire nouveau qu'elle a mis dans leurs mains, les adeptes ont rejeté de la langue de la médecine tout ce qui n'était point de ce vocabulaire ; ils n'ont plus eu dans la bouche que les mots d'oxigène, d'azote, de carbonate, de sulfate, de muriate, qui, au fond, n'en disent pas plus que les anciens noms des mêmes choses. La multitude, séduite, n'a su qu'admirer, et l'ignorance a eu aussi son langage technique. Revenons au bon sens. Le grand Boerhave disait, avec raison : Tant que la chimie restera asservie et sous la puissance de la médecine, elle pourra être utile à l'art, et devenir nécessaire ; mais il faudra la suspecter et même la craindre, dès qu'elle aspirera à lui donner des lois.

Le tissu vasculaire, ou les artères et les veines (j'écris pour être entendu) portent du centre à la circonférence ce *pabulum vitæ*, qui, par une action contraire, est en-

suite reporté de la circonférence au centre ,
en déposant, sur tous ses passages , la vie ,
l'activité , l'énergie.

Le sang, avec l'ensemble des principes
qui le composent, voilà le prémier agent de
la vie. C'est des perfections et des imperfections du sang que dépendent la santé et la maladie. On ne citera point une seule affection
du corps qui ne prenne sa source dans une
qualité du sang. Puisque cette cause est incontestable , quel besoin avons - nous d'en
imaginer d'équivoques ? Est - ce trop peu
d'un principe unique ? Et la vérité est-elle
donc si accessible, qu'il faille, pour faire
preuve d'adresse, en obstruer les avenues ?

La vie étant dans le sang, c'est dans le
sang qu'il faut en chercher le réparateur ;
c'est du sang qu'il faut chasser tout ce qui la
menace. Le principe de la vie, l'élément de
sa conservation , le mobile perpétuel de
toute l'économie , je ne saurais trop le redire, c'est le sang. C'est lui qui met en jeu
tous les ressorts de cette machine, si frêle et
si compliquée ; c'est lui qui leur donne et
l'activité et l'élasticité de la chaleur. Qu'il
se corrompe ou s'évapore ; qu'il se condense

ou se raréfie , le mouvement cesse d'être régulier. Ainsi , toute maladie n'étant qu'un élément introduit dans le sang, ou un élément ôté du sang , pour extirper la maladie il faut épurer ou réparer le sang. Nul autre système ne se soutiendra devant ce système, et ses adversaires tomberont toujours dans le sophisme des effets sans cause.

Le spasme n'est autre chose qu'une fermentation vicieuse des humeurs constituantes ; il est tantôt local, tantôt général, suivant que le principe destructeur attaque ou la masse entière, ou une partie de la masse ; il se porte de la tête aux pieds, de l'estomac au foie, du foie aux poumons, à un œil, aux lèvres, à une narine ; voilà le protée. Je connais une personne (1) qui éprouve tous les trois ans, à la même époque, à la même heure, un frémissement très-douloureux dans l'œil, accompagné d'un mouvement convulsif à la narine du même côté ; les convulsions sont si violentes, qu'elles sont aperçues de tous les assistans.

____

(1) M. Aliçot, notaire, à Montpellier

Au bout de deux ou trois jours, le malade
en est quitte pour une abondante éruption
de boutons. Expliquez, avec le spasme, et
cette éruption et cette périodicité.

Mais que le spasme soit général ou particulier, il n'en faut pas chercher ailleurs la
source que dans les métastases des humeurs.
C'est une vérité que j'ai plus d'une fois ex-
primée, que j'exprimerai plus d'une fois
encore, et je crains pourtant qu'elle ne soit
pas entendue.

Un peu de bonne foi lèverait bien des
scrupules, et couperait court à bien des sophismes. Que l'on y réfléchisse bien, de
toutes les maladies qu'on nomme spasmodiques, en existe-t-il une seule sans quelque
cause matérielle primitive ? J'interroge les
dames, qui toutes ignorent le mensonge. Je
les adjure de déclarer si le spasme est leur
unique tourment dans les maladies qu'on
nomme spasmodiques ; si elles n'éprouvent
pas aussi des pertes, des décompositions
partielles. La nature ouvre des issues à ces
humeurs ; l'art quelquefois supplée à la nature, mais imparfaitement et grossièrement,
selon sa coutume, en substituant des pallia-

tifs à des curatifs. Tout est perdu, s'il ne fait
que jouer autour du mal. La décomposition
s'opère sourdement, les humeurs viciées attaquent successivement les organes, par solution de continuité. Si la poitrine ou le
poumon sont atteints, si c'est là que l'humeur se fixe, la phthisie nerveuse commence. La phthisie nerveuse, comme toutes
les autres espèces de phthisies, comme tous
les maux dont le catalogue innombrable atteste à la fois l'impuissance de l'art et la
brièveté de la vie, doivent leur cause à
un défaut d'homogénéité dans les élémens
dont l'ensemble constitue la vie. Un exemple ne sera pas ici déplacé ; car, en toute
choses, la théorie n'a de prix que par
l'exemple.

Madame Lehoult ressentait depuis quatorze ans des douleurs dans la région du foie.
Soit que ces douleurs ne fussent point, dans
l'origine, bien vives, ou plutôt, qu'avec de
la force et de la résolution, il soit facile
d'émousser la douleur, elle s'était fait par
degrés comme une habitude de souffrir ; et,
conciliant autant qu'il était en elle cette
habitude avec ses travaux, elle était parve-

nue à traiter le mal en commensal, plutôt qu'en ennemi.

J'ai dit qu'elle souffrait depuis quatorze ans; mais personne dans la maison ne le savait qu'elle. Quand le commensal, dont j'ai parlé, se rendit trop fâcheux, et qu'il ne fut plus possible de vivre en paix avec lui, madame Lehoult prit enfin le parti d'appeler des auxiliaires. On consulta, on disserta, et il fut conclu que la malade serait mise à l'eau de tilleul et à la fleur d'orange. On juge si elle en fut mieux.

Tel était l'état des choses, quand je fus appelé. J'avoue que, dès l'abord, je ne devinai pas précisément la nature du mal : il fallut essayer de plusieurs choses. Un incident m'éclaira : la malade, après de vives douleurs, rendit par les selles quelques livres de pus, produites par la rupture d'un dépôt contenu dans une vaste capacité.

Plusieurs docteurs furent mandés : on consulta de nouveau. Je caractérisai le mal, et proposai le remède. Il faut, ici, que je rende un témoignage d'estime, non pas aux talens et aux connaissances de M. Dupuytren; il n'en a pas besoin, mais à sa loyauté et à sa

noble franchise. Mon avis entraîna le sien ,
et c'était une conquête. Quand on a sa bonne
part de gloire, on ne s'abaisse point à disputer à un autre la sienne. Malheureusement,
M. Dupuytren a plus d'admirateurs que d'i-
mitateurs. Quand le temps en sera venu, je
pourrai m'occuper à soulever quelques masques : jusques-là, je dois me taire.

Pour revenir à un sujet plus noble, madame Lehoult fut radicalement guérie par
ma méthode, modifiée suivant les diverses
phases de la maladie.

Qu'on juge, après cela, des recettes de
nos docteurs à l'eau de rose, fleurs d'o-
ranger, tilleul, pensées sauvages, gouttes
anodines, enfin tout le *compendium* des
dames; mais, hélas ! le genre humain est
ainsi fait. Parce qu'une erreur est ancienne,
il faut l'adorer comme une vérité. Si quelqu'un s'efforce d'ouvrir une route nouvelle,
il ne manque jamais de censeurs prêts à
dire : Que veut cet inconnu ? Où est son
titre ? De qui a-t-il reçu mission d'enseigner? Il s'appuie sur des faits : que peuvent
des faits contre des axiômes? Le maître a
dit. Cela seul répond à tout. Humiliez-vous,

esprits du bas étage; les esprits les plus relevés ont dû entendre de pareils cris retentir à chaque coup qu'ils portaient à l'erreur.

Ce n'est pas que j'ignore combien sont faibles tous les efforts de l'art contre la toute puissance de la nature. Le poëte a dit : *Debemur morti nos nostraque.* Il n'est pas en notre pouvoir d'éterniser un être qui vieillit au milieu des soins prodigués pour le rajeunir, et meurt à tous les instans, en s'occupant de la vie. Il faut ajouter que l'action des médicamens, sur le corps humain, et la réaction du corps humain sur les médicamens échappent à tous les calculs. Il y a dans notre organisation une force propre qui repousse très-souvent ce que l'expérience semblait indiquer : je ne veux pour exemple que l'opium ; destiné à calmer, il irrite quelquefois; administré contre le vomissement, il le provoque. Il en est ainsi de tous les autres remèdes, même de ceux qu'un succès général a fait décorer du nom d'héroïques, ou fort improprement du nom de spécifiques ; mais, au défaut de la perfection, ne pouvons-nous du moins aspirer à quelque amélioration ? La vie est un fleuve qui nous entraîne : prétendre en arrêter le cours serait d'un insensé ; mais ne pouvons-nous affranchir le passage de tout ce qui le rend difficile et douloureux, en jouissant de la beauté du rivage et des fleurs qu'on peut y cueillir ?

Pour en revenir à mon opinion sur les phthisies nerveuses ou autres, je crains, dans le peu que j'ai dit, d'avoir choqué bien des gens, et de n'avoir convaincu personne ; mais ma pratique est heureuse. Cette raison en vaut beaucoup d'autres ; et je ne connais point de panégyrique, tellement pompeux, tellement fleuri, tellement académique fût-il, qui valût à mes yeux, autant que ce seul mot de *médecin guérisseur,* par lequel un homme d'un grand talent (1) a bien voulu me désigner.

Avant de passer à l'exposé de mes méthodes, récapitulons, en peu de mots, la théorie sur laquelle je les fonde.

1° La phthisie est le résultat d'une dissolution putride des humeurs, lente ou ac-

____

(1) Le docteur Marie-de-Saint-Ursin, dans son journal.

tive, engendrée par un virus scrofuleux ,
scorbutique, ou siphilitique, ou enfin par
la présence de telle autre humeur étrangère
à celles qui constituent la vie : c'est le plus
souvent une maladie mal terminée ; je veux
dire la suite d'une lutte, où le mal n'a pas
été assez fort pour emporter le malade, ni
l'art assez puissant pour le sauver.

2° La dissolution des humeurs étant le
véritable principe du mal, le tissu vasculaire
en est le véritable siége, puisque c'est le
tissu vasculaire qui sert de conducteur aux
humeurs.

3° Les liquides une fois corrompus, il est
impossible que les solides ne se corrompent,
puisqu'ils empruntent des liquides leurs qualités motrices et conservatrices ; c'est la seconde période du mal, jusqu'à présent jugée incurable.

4° Il s'ensuit que toute méthode qui ne
serait point dirigée contre cette dégénération ne serait point la véritable méthode,
car il ne peut en exister deux.

Pour simplifier ce résumé, je le réduirai
à deux propositions également vraies : la
première, c'est que le germe des maladies

chroniques couve long-temps avant d'éclore,
qu'il se tient caché, et, pour ainsi dire, enveloppé dans la masse des humeurs, avant
que l'individu qui porte en lui-même sa destruction, ait pu s'en apercevoir autrement
que par des symptômes équivoques et irréguliers ; la seconde, c'est qu'il ne faut point
juger de la nature des dégénérations par le
siége qu'elles affectent, une cause quelconque pouvant porter le mal sur un organe
essentiel, ou sur une partie secondaire, ou
à la circonférence, ou même sur la surface
entière, comme les dartres, la lèpre et la
gale.

Ces deux vérités qui paraissent nouvelles
et qui le sont en effet dans l'expression, ne
laissent pas d'avoir été pressenties par les
anciens maîtres ; ils en avaient, sinon la
conviction, au moins l'idée confuse, et je
n'en voudrais pour preuve que les divisions
qu'ils ont adoptées pour la phthsie. Distinguant la même maladie en plusieurs espèces,
la nerveuse, la dorsale, la pulmonaire, la
pituiteuse, l'hépatique, la splenique, la ré-
nale, l'utérine, la mésentérique, l'intesti-
nale, l'asthme enfin, qu'on pourrait consi-

dérer comme une sorte de phthisie, il résulte de ces dénominations qu'ils jugeaient
de la maladie par son siége; mais il en résulte aussi qu'ils pensaient qu'une même
maladie pouvait se transformer suivant son
siége.

Comme la nature n'a pas deux procédés,
on pourrait dire de toutes les infirmités qui
l'affectent ce que nous avons dit de la phthisie; c'est qu'il n'y a rien de subit et d'im-
prévu : tout, au contraire, est enchaîné,
combiné, insensiblement préparé. Ces éruptions, qui nous paraissent des effets primitifs, ne sont en effet que des résultats éloignés, et peut-être la chronicité est elle proprement ce qui constitue la maladie. Il
s'ensuit qu'un agent assez subtil pour s'insinuer dans tous les recoins, assez actif pour
circuler dans tous les détours, assez vigoureux pour vaincre toutes les résistances ; un
agent qui s'emparerait du germe contagieux
pour le neutraliser, en se combinant avec
lui, serait le grand préservatif et le véritable
réparateur. Or, cet agent existe; il est près
de nous : nous l'employons à divers usages.
Long-temps repoussé par la prévention, par

l'autorité si souvent armée en faveur des préjugés, par de fades jeux de mots (1) qui tiennent presque toujours lieu de raison aux
yeux du vulgaire, il est enfin parvenu à
surmonter les innombrables obstacles qui
l'arrêtaient dans ses succès. On voit bien
que je veux parler du tartre émétique ou
stibié, ou du tartre de potasse antimonié.

C'est au célèbre Stoll que l'émétique doit
la haute faveur où il est monté. Ce grand
homme a ouvert la route, et de nombreux
adeptes y sont entrés après lui. On doit au
sage emploi de l'émétique la guérison de
bien des maladies; on lui doit plus encore,
c'est de les avoir prévenues. Je ne dis pas
qu'on n'en ait souvent abusé; de quoi n'a-
buse-t-on pas, surtout lorsque la mode commande? Car la mode n'est-elle pas notre
suprême loi? Mais les vertus de ce remède
héroïque m'ont éclairé sur sa véritable destination. Avant lui c'était les eaux miné-

***

(1) Gui-Patin appelait la vertu de l'antimoine la
vertu énétique : *Ab enecando*. Jeu de mots : *Enecare*
veut dire *tuer*.

rales, tant chaudes que froides, qu'on employait généralement. Pline atteste l'antiquité de cet usage : Gallien observe qu'on avait coutume de boire, au printemps et en automne, des eaux souffrées, bitumineuses et nitreuses, pour se purger. Mais la propriété des eaux varie suivant les temps et les lieux, elles ne conviennent pas à tous les tempéramens : le choix qu'on a fait du printemps et de l'automne prouve aussi qu'elles ne conviennent pas à toutes les saisons. La vertu du tartre émétique est uniforme et constante ; il remonte le système des forces, facilite les digestions, agite et dissout les sucs dégénérés qui croupissent dans les premières voies, entretient la transpiration, favorise les mouvemens excrétoires du centre à la circonférence ; mais, sur toutes choses, il est fondant et résolutif au plus haut degré. Nous avons déjà parlé de cette mobilité extrême qui le porte dans les couloirs les plus obscurs et dans toutes les profondeurs des organes. On peut dire enfin que c'est le plus heureux incisif et dépurant qui soit dans les pharmacies. Pris comme vomitif, il produit de vives secousses, à la faveur desquelles les organes se contractent spontanément, et rejettent les matières viciées, premier élément des maladies chroniques : mais ces contractions rapides et passagères ne sauraient opérer un bien constant, universel ; toujours dans les replis de l'organe lésé il restera quelque levain, qu'une crise n'aura pu détruire ; tout l'effet du remède se circonscrit dans le trajet du tube intestinal, qui est le grand aquéduc et le centre de réunion de tous les petits couloirs. Il n'en sera pas de même, si le malade en fait sa boisson ordinaire, s'il s'en imprègne à tous les instans. Ici, comme dans tout autre remède, le succès est dans le progrès. Je commence par un grain, et je vais jusqu'à deux pour les tempéramens robustes. Ce premier grain, je l'étends dans huit pintes d'eau clarifiée : c'est la boisson ordinaire du malade ; à ses repas, il la colore d'un peu de vin, comme il ferait de l'eau commune. Les huit pintes d'eau forment à peu près sa provision de huit jours. Cette provision une fois consommée, j'ajoute un demi grain pour les huit jours suivans. Il est rare qu'on puisse dépasser cette dose, sans nausées et secousses ;

mais, par des gradations bien ménagées, presque tous les tempéramens s'accommodent de deux grains. Je n'ai pas besoin de répéter ici que les doses sont du ressort du praticien. Quant à moi, j'en ai fait prendre un grain pour huit jours, pendant une année entière, à un malade dont le tempérament se compliquait de lymphe et de pituite, et surtout d'un vice scrofuleux très-invétéré. J'ose avancer que les écrouelles résistent moins à la puissance de ce remède, et je n'en connais pas qui puisse lui être comparé, ni les fondans savonneux, ni les amers, ni la ciguë, ni la digitale. J'ai commencé par un grain; mais il ne faut point considérer cette mesure comme absolue : on voit bien qu'elle est susceptible d'autant de modifications, qu'il y a de nuances dans les tempéramens. Il en est de très-irritables qu'on a besoin de tromper et de surprendre. La dose doit diminuer en raison de leur irritabilité; elle peut être augmentée, quand cet élément nouveau, disposé, pallié, modifié selon les habitudes et les goûts du malade, et la tendance du mal (car le véhicule en soi n'est que l'accessoire) se sera,

pour ainsi dire, naturalisé. Enfin, je ne détermine pas le premier terme de la progression ; je dis seulement qu'il doit y avoir
progression : et si l'on juge à-propos d'interrompre le remède, quand on y reviendra,
ce sera toujours par la dose primitive qu'il
faudra recommencer.

Mais c'est la persévérance que je prêche ;
ainsi, pour les tempéramens sanguins, bilieux, très-irritables, la dose d'un grain
peut être dissoute, en commençant, dans
douze bouteilles d'eau, de peur que, noyée
dans une moindre quantité, elle ne devienne
un vomitif.

Ce traitement est bon, non seulement
contre les maladies chroniques naissantes,
mais même contre les maladies chroniques
toutes formées, surtout contre les maladies
exanthématiques répercutées , base trop
commune des dégénérations internes, d'où
proviennent tant de lésions organiques.

Il faudra le soutenir par des topiques,
toutes les fois que l'on s'apercevra d'une lésion dans les organes, lésion toujours an-
noncée par de sourdes et profondes douleurs. Appliquez sur la partie malade la rhue

pilée, imbibée de quelques gouttes d'huile animale de dippel, ou de quelque substance aromatique infusée dans le vin ; les topiques aident alors merveilleusement aux remèdes internes (1).

Ce traitement réussit presque toujours dans les tempéramens muqueux, pituiteux, qui ont surtout besoin d'action et d'énergie. Il le faut aider par les frictions sèches, les lotions aromatisées, soit en forme de bain, soit en forme de fomentation. C'est dans ces mêmes vues que j'ordonne deux grains de vitriol de zinc pris intérieurement, dans un véhicule approprié, deux ou trois fois par jour, et que je me hasarde même jusqu'à trois grains, quand cette dose n'excède point les forces du malade : il ne serait même pas impossible de dépasser cette borne ; mais, dans l'alternative de ménager les doses ou le temps, c'est toujours pour le premier parti que je me décide. L'estomac, affaibli

—————————————

(1) L'application de la glace est le résolutif local qui puisse triompher et réduire les embarras le plus fortement cimentés, même le spasme le plus opiniâtre et le plus fortement établi.

par la présence continuelle des dégénérations pituiteuses, trouve dans ce traitement
un puissant correctif. C'est par lui que j'ai
guéri bien de ces toux catarrhales, précurseurs naturels des phthisies ; bizarres ennemis qui se cachent, lorsqu'ils menacent, qui
vous accordent un moment de trève pour
recommencer la guerre aussitôt, et dont les
apparitions et les disparitions irrégulières
déconcertènt les plans le mieux combinés.
Je soumets ces idées aux praticiens impartiaux, en affirmant qu'une longue expérience les a si bien confirmées dans mon esprit, qu'elles me paraissent, non point meilleures que d'autres, mais les seules bonnes (1). Je passe à de plus amples développemens.

L'usage le plus général dans une première
invasion, c'est d'humecter, d'adoucir ; c'est-

---

(1) Ai-je besoin de prévenir que je ne donne point
l'exclusion aux autres remèdes, mais aux autres systèmes ? Il est, je l'ai dit plusieurs fois, tant de causes
inattendues, tant de complications diverses dans toute
espèce de maladie, que ce serait un acte de démence
de prétendre tout compter et tout prévoir.

à-dire d'affaiblir et d'obstruer de plus fort. Cette méthode était connue des anciens.

Je commence par provoquer l'absorption par le tissu dermoïde avec des frictions antiseptiques. Pour peu que la nature se prête à leur action, attaquée dans son foyer, l'humeur se fixe et se dissout.

Je me garderais de soumettre les mêmes moyens à l'action des forces digestives; il en résulterait une médecine perturbatrice, qui accroîtrait le mal au lieu de l'atténuer. Les élémens nouveaux introduits parmi les sucs qui dirigent et entretiennent l'action de l'estomac, ne pouvant se combiner avec eux, ou les effets seraient nuls, ou ils seraient nuisibles. C'est ainsi qu'on s'est vu ramener à la vieille méthode des expectorans, en enlevant peu à peu les sucs dépravés, dont le poumon est devenu l'égoût naturel.

Dans cette première période, j'attaque les humeurs, non par des béchiques, qui l'épaississent quand il faut l'inciser, mais par du tartre stibié, étendu dans huit ou douze pintes de décoction forte, faite à froid, de fleurs et racines de tussilage. Cette boisson

suffit pour huit ou dix jours : je l'administre
au malade pendant ses repas même, s'il la
supporte.

Le succès est certain, si cette boisson
passe ; il ne s'agit que de persévérer. La
dose la plus légère, mais constamment, mais
opiniâtrement administrée, change infailli-
blement la disposition des digestions au désordre. Elle repousse du centre à la circonférence les humeurs qui, par un commencement de résorption, se portaient de la circonférence au centre, et, ne trouvant plus
d'issue par les émonctoires, rentraient dans
la masse pour l'infecter et la corrompre. Il
faut bien que ce soient là les véritables
causes, puisque l'effet en est toujours prévu,
je ne dis point seulement par les médecins,
mais par le peuple lui-même.

A ce premier remède, dont la destination
est de résoudre les épaississemens, à quelque
diathèse qu'ils se rattachent, et de rendre à
l'estomac les forces nécessaires pour s'affranchir des sucs viciés qui souvent établissent
dans la digestion même le premier foyer de
la dégénération, j'en ajoute un plus actif,
mais toujours pris dans le même ordre et

dirigé vers un même but. Ce sont des pilules composées comme suit :

Fiel épaissi de taureau. . . . .⎫
Savon d'Alicante. . . . .⎪
Extrait de fumeterre. . . . .⎬ uue once de chaque.
Extrait de chicorée. . . . .⎭

Extrait de quinquina. . . . .⎫
Gomme ammoniaque dépurée. . .⎭ 2 drachmes de chaque.

Je substitue ces pilules aux eaux minérales tant chaudes que froides, thermales, acidulées, etc., et à tout le brillant appareil des pharmacopées ; c'est aller au but à moins de frais. Leur action , secondée par des bouillons restaurans et médicamenteux, qui ont proprement pour base les plantes les mieux appropriées au genre de phthisie ; par exemple, le cresson, le trèfle d'eau, le becabunga, pour les phthisies scorbutiques et scrofuleuses, etc. etc.

Ces pilules, de quatre grains chaque, doivent être prises avant les bouillons, deux ou trois le jour, et depuis deux pilules jusqu'à six. Leur effet n'est point douteux. Seulement il faut observer que, dans le vaste champ de la médecine, on n'a pas

moins de peine à trouver deux remèdes également bons, que deux tempéramens parfaitement semblables. Les théories générales
ne sauraient tout embrasser et tout prévoir.

Il faut bien donner quelque chose à l'observation. J'oserais comparer le médecin,
auprès du lit de son malade, à un général
qui s'apprête à combattre l'ennemi. Et,
comme ce n'est point un Polybe et un Fo-
lard à la main, que Turenne calculait la défaite des Impériaux, ce n'est pas toujours
non plus dans les Aphorismes d'Hippocrate,
ni dans les théories modernes les plus lumineuses, que le médecin trouvera la guérison du malade. Il est un instinct, un calcul sans règles, qui vaut mieux que la
science.

Avec ces remèdes internes, je combats
par avance une vomique indiquée par le
spasme, son plus commun symptôme; je
préviens une phthisie pulmonaire, qui se
prépare par une prompte résorption de la
matière perspirable; je dissous, je détruis
ces empâtemens et engorgemens qui se
forment autour du foie, et y déposent les
premiers germes du mal qu'on s'obstine à

méconnaître, ou à cacher sous le nom mystérieux de spasme.

J'en use ainsi pour toutes les affections
mésentériques, pour toutes les maladies
chroniques qui prennent leur source, ou
qui préparent leurs développemens dans ce
viscère. J'applique le même traitement à ces
maladies sourdes et long-temps équivoques,
qui couvent en secret dans la matrice, et
que l'on voile aussi du nom de spasme.
L'engorgement se forme peu à peu, se
montre; l'ulcère éclate : l'homme de l'art
s'explique alors; il condamne le malade,
qu'il n'a pas su guérir. Dix ans plutôt, il en
était encore temps, lorsque la suppression
du flux mensuel indiquait un désordre interne; mais, dans ce signe infaillible, il n'a
rien vu que des maux de nerfs; et, dans
l'horrible mort de la victime, il ne veut
point voir son ignorance à lui et son insouciance.

Arrêtons-nous un moment sur ces méthodes meurtrières. On voit bien mieux ce
qu'il faut, en connaissant ce qu'il ne faut pas.

Qu'une indisposition survienne, qu'une
altération se montre, n'importe sur quel

organe : douleurs sourdes dans la matrice., au foie ou dans l'hypogastre, à l'estomac ou dans la poitrine, ou ailleurs, cette légère souffrance est réputée nerveuse. La fleur de tilleul, ou la mélisse, ou la feuille d'oranger, en feront raison. Mais les mêmes indispositions se renouvellent, les symptômes s'aggravent; mêmes secours, avec un degré d'activité de plus dans les remèdes : c'est maintenant l'éther, ce sont les gouttes anodines. Le mal s'apaise, comme auparavant, pour un temps plus ou moins long; il reparaît encore, il augmente, il devient insupportable : même traitement, flanqué de quelques médecines, de quelques sels, de quelques eaux minérales, chaudes ou froides, il n'importe. Plus le mal s'opiniâtre, plus le docteur s'opiniâtre aussi dans son remède. On perd dix années à poursuivre inutilement un ennemi fantastique, et l'on néglige le véritable ennemi ; mais, comme la nature lutte long-temps en secret par ses propres forces avant de succomber, peut-être la perte du temps n'est-elle pas encore irréparable; mais on n'a pas plutôt reconnu une erreur, qu'on se jette dans une erreur nouvelle. Les symptômes ont changé : ce ne sont plus des inquiétudes vagues, ce sont des douleurs fixes et profondes, des obstructions, des suffocations, des respirations interceptées, des digestions embarrassées, des toux, des lassitudes, des insomnies. On renonce alors à la vieille formule du spasme. Les catharres, les empâtemens dans le petit lobe, dans le grand lobe, entrent en scène ; enfin, il arrive que tout à coup ce *spasme* de dix ans est devenu une phthisie, une obstruction, ou quelque autre mal également indomtable.

Je le dis hautement : on accuse la nature, on accuse l'art, et la nature est une mère tendre et forte, toujous prête à défendre ses enfans ; l'art est un serviteur, toujours attentif aux indications de la nature : mais l'un et l'autre ont des interprètes aveugles, et des ministres perfides. Ce sont ceux qui inspirent aux malades une trompeuse confiance, qui les endorment dans une fausse sécurité ; ils ont pour auxiliaire naturel cette mollesse qui retient l'homme sous le joug de l'habitude, et lui fait redouter de fastidieuses boissons et des privations passagères. Cependant l'ennemi a tiré parti de cette mollesse ; il a mis à profit ces lâches complaisances : d'abord agresseur furtif, il se montre, il éclate, il domine ; et, bien établi dans son domaine, il y brave en paix toutes les préparations officinales, toutes les formules magistrales et toutes les consultations obtenues à grands frais.

Comme la maladie s'annonce toujours par des engorgemens, ce sont les engorgemens qu'il faut surtout prévenir, dès l'origine. Ont-ils une tendance à se fixer ? Le sont-ils même déjà ? Employez les plus rigoureux réactifs. L'application de la glace, par exemple, est un expédient sûr et prompt : je n'ai pas craint de l'employer dans des cas désespérés, et le succès a surpassé mon attente. Par elle, j'ai détruit des obstructions du foie qui résistaient à tous les efforts : madame la comtesse de Tilly en est un exemple. Cette respectable dame était agonisante depuis six ans, toussant, crachant, vomissant, exténuée, atrophiée, descendue enfin au dernier degré : l'application de la glace, aidée des bouillons, des fondans, dépurans et toniques, la rendit à la vie. C'était pourtant une maladie jugée incurable : les maîtres de l'art avaient rendu l'arrêt. Cette cure fut célébrée par un digne appréciateur de mon zèle, le docteur Marie-de Saint-Ursin. Si l'on veut jeter les yeux sur la première observation, on y verra que, contre l'avis de mes collègues Faure, Duval et Moreau, je sauvai par ce tonique madame Sarrus. Vingt ans auparavant, elle avait eu des glandes au sein, de la grosseur d'une pomme de reinette. Au moment dont je parle, elle avait des obstructions au mésentère, des gonflemens au foie, et dans toute la région du bas-ventre une énorme météorisation, sans digestion, appétit, ni sommeil; elle poussait des cris aigus : ses douleurs étaient devenues insupportables. Hoquet, vomissemens, tout annonçait une dissolution prochaine : ce fut une véritable résurrection. La guérison de mademoiselle Volpinçon (rue des Deux Boules, n° 11), qui fait le sujet de ma huitième observation, est une seconde preuve de ce que j'avance. Ce fut par un traitement aussi actif que j'arrachai à la mort madame Lehoult, rue des Filles-Saint-Thomas, n° 13. Cette dame, malade

depuis quatorze ans, était en proie à d'inexprimables douleurs : on la traitait du spasme ;
tout se termina par un dépôt au foie. J'en
pourrais citer plus de cent autres que des
frictions, avec des remèdes héroïques et
l'application soutenue de la glace sur les
parties engorgées et débilitées, ont sauvés
d'une mort que l'on jugeait certaine. Il me
serait facile de multiplier les exemples :
je rapporte, sans les choisir, ceux qui s'offrent les premiers à ma mémoire.

Les remèdes que j'administre sont de deux
sortes, externes et internes. Les uns et les
autres, les internes surtout, admettent des
modifications. Il faut les adapter au degré
du mal, à la force du malade. Je le répète,
c'est ici l'affaire du médecin plus que de la
médecine, et de la pratique plus que de la
théorie.

En élevant contre la méthode des incrassans, tempérans, humectans et béchiques,
les récriminations de l'expérience et de l'humanité, je n'ai point prononcé contre eux
une exclusion absolue. Ces remèdes peuvent
convenir, mais comme modificatifs. Je veux
dire qu'une médecine qui se bornerait aux

remèdes héroïques, pourrait devenir perturbatrice et même incendiaire, comme une
médecine qui se bornerait aux incrassans
serait essentiellement corruptrice et meurtrière. C'est dans l'énergie des premiers que
la nature a placé la guérison; c'est par l'i-
nertie des autres que la routine hâte la mort.
Mais il faut des adoucissemens à la chaleur
brûlante, à l'inextinguible soif que la fièvre
produit, et que le remède seconde. C'est
pour cet objet, et pour cet objet seul, que
je permets les béchiques; encore n'est-ce
qu'avec une précaution, une modération
extrême, comme des auxiliaires qui pourraient devenir dangereux, et dont l'emploi
doit toujours rester subordonné aux agens
nécessaires.

La nature, ainsi fortement remuée, retrouvera son ressort. Ce premier dépôt de
sucs viciés, qui, par des cumulations successives et une longue stagnation, ache-
vaient de se corrompre, sera contraint au
déplacement et à la dissolution; ils re-
tourneront aux couloirs d'où ils étaient sortis. Rendus au torrent de la circulation, ils
y reprendront l'activité qu'ils avaient per-

due; et cette même circulation les versera dans les tubes excrétoires destinés à délivrer l'économie de tout ce qui l'enraye ou la surcharge.

On voit d'un coup d'œil à quoi se réduit la question, et quelle en est l'expression la plus simple. Faut-il laisser croupir les humeurs? Faut-il les mettre en mouvement? Une mare est-elle plus salutaire qu'un fleuve?

Quand on se sera placé dans ce point de vue, quand on sera tombé d'accord avec moi, qu'il n'en est point d'autre véritable, on se rendra compte du motif qui m'a fait passer légèrement sur toutes ces distinctions de causes qui compliquent les théories ordinaires. Que la phthisie, en effet, ait sa source dans un principe scrofuleux, ou vénérien, ou scorbutique, ou rhumatismal, ou goutteux, ou dans une maladie exanthématique répercutée, ou dans les menstrues supprimées, ou dans de longues et pénibles contractions d'esprit, ou dans un catharre ou un rhume négligé ; qu'elle dépende d'une diathèse pituiteuse, ou bilieuse, ou inflammatoire, et c'est la plus expéditive, ou d'une conformation vicieuse, ou enfin d'une guérison imparfaite, qui aurait laissé quelque funeste levain dans les humeurs, le fond du traitement reste le même, sauf les modifications prescrites par les circonstances.

Et, si je voulais presser cet aperçu, peut-être y trouverai-je une idée vaste et féconde, et que d'anciens philosophes ont entrevue, c'est qu'il y a homogénéité dans les principes destructeurs, comme dans les principes salutaires; c'est que le mal est un, et, par conséquent, le remède aussi. Je m'arrête, de peur qu'on ne m'accuse de vouloir ressusciter la pierre philosophale et la panacée universelle.

Il me semble ici voir les jeunes gens sourire de pitié. A l'entendre, diront-ils, la plus légère indisposition demanderait un traitement assidu; il faudrait passer la moitié de sa vie à prévenir les douleurs de l'autre moitié. Nous veut-il ramener à ces précautions des anciens Égyptiens, qui se seraient fait un scrupule politique et religieux de ne pas se médicamenter trois fois par mois?

Même résistance dans les riches et les gens d'affaires; ils voudraient pouvoir d'une main donner une bourse, et de l'autre prendre la santé. Ce régime de prévoyance les fatigue et les dégoûte. J'ai dû leur ouvrir les yeux sur le danger : en les avertissant, j'ai fait mon devoir; en négligeant mes avis, ils suivent l'usage.

A me voir ainsi frapper d'anathème ce qu'une longue pratique semble sanctionner, quelques-uns me demanderont où sont mes autorités, comme si la plus respectable autorité, pour un système curatif, n'était pas dans l'exposé fidèle des cures qu'on a opérées. D'autres, saisissant au hasard et retraçant avec malignité les ressemblances qu'ils croiront apercevoir entre ma méthode et celle de Brown, de Vanhelmont avant Brown, et d'Oribase avant eux tous, ne manqueront point de s'écrier que je me pare, comme ce sot oiseau de la Fable, d'une gloire étrangère; que c'est avoir bon marché du renom d'inventeur, comme si un système, quel qu'il soit, appartenait tout entier à son auteur, je veux dire dans tous ses détails; car ce qui constitue véritablement le système, je veux dire l'ensemble et l'accord des idées, ne peuvent appartenir qu'à un seul. Ce que les théories passées m'offrent de salutaire, je l'adopte sans croire dérober, ni même imiter : c'est là mon privilége, comme celui de tous les inventeurs, et c'est *meo jure* que j'en use. Poursuivons.

Si, dans l'invasion locale primitive, les sucs viciés ou dépravés se portent et se fixent sur le poumon, les œufs frais crus, ou seulement échauffés avec une cuillerée à café, même moins d'une cuillerée, de fleurs sublimées de souffre, réduisent promptement ces embarras, secondés en tout ou en partie des procédés qui sont décrits ailleurs, en observant toujours que le traitement est susceptible de modifications infinies, si l'on n'attend point, pour combattre le mal, qu'il ait poussé des racines profondes ; l'eau émétisée surtout pour boisson ordinaire.

J'ai commencé d'éviter ce premier piége que le symptôme de l'expectoration tend à la médecine : au lieu de regarder les crachats, de quelque nature qu'ils puissent être, comme une solution heureuse, je n'ai

vu en eux que des signes de dégénération.
(*Voyez* mes observations sur Alexis Baour
et madame Aurez.) J'en ai conclu que le régime indiqué par la nature était très-sec,
même ardent. Ainsi, ni lait, ni sirops, ni
tisanes ; nul autre liquide que des bouillons
appropriés au mal par les substances spéciales qui les composent. Même système
dans le choix des alimens : des viandes rôties, grillées, ou bouillies, des plus saines,
des plus abondantes en sucs nourriciers ; je
les veux conformes au goût du malade, afin
qu'elles se digèrent mieux. Quelques fruits
cuits au sucre, pour tempérer la chaleur
occasionée par la quantité des remèdes. S'il
survient un excès d'ardeur, ou qu'il y ait de
la constipation, je permets un jour ou deux
quelques prises d'hydrogala, mélangé de
lait et d'eau d'orge dans le rapport d'un à
trois, édulcoré au sucre, et aromatisé à la
fleur d'oranger. Mais le régime curatif n'est
que suspendu ; la soif et l'ardeur étanchées,
je lui rends toute son énergie, ne permet-
tant à chaque repas qu'un verre d'eau rougie, distribuée, selon le goût du malade, en
deux, trois ou quatre petites portions au

plus. Quelquefois l'appétit est bon et les digestions sont heureuses, et ce n'est qu'au dernier degré, quand la décomposition est parfaite, que l'estomac se met en jeu. Ici j'oserai soutenir une opinion qu'on ne manquera pas d'appeler insensée et monstrueuse. Quand l'estomac se dérègle, il éprouve souvent des appétits bizarres, et véhémens en raison de leur bizarrerie. Les alimens les plus vils, quelquefois les plus indigestes, deviennent l'objet de ses incompréhensibles fantaisies. L'imagination, fortement excitée par cette irritation des nerfs, s'échauffe et dispose les organes à recevoir, à savourer, à digérer de tels alimens ; et, grâces à cette mystérieuse influence des sens sur le désir, et du désir sur les sens, la nature, en apparence contrariée, tire son salut du poison même. Si des exemples pouvaient expliquer cet inexplicable phénomène de la nature vivante, je rapporterais tous ces nombreux témoignages consignés dans les livres de médecine et de physique. J'en appelle seulement à la conviction intime de ceux qui me lisent : n'éprouvent-ils pas eux-mêmes tous les jours que ce sont eux qui

donnent aux objets leurs qualités; que les
qualités d'un même objet changent avec les
dispositions de notre corps, et même de
notre esprit; enfin, pour me servir des paroles de Montaigne, que « le dégoûté charge
« la fadeur au vin, le sain la saveur, l'al-
« téré la friandise; que notre état accom-
« mode les choses à soi, et les transforme
« selon soi ? » On prévoit ce que je vais
conclure. La nature procède par des voies
qui nous sont cachées; elle trouve les aí-
guillons nécessaires au travail de l'estomac,
et à une heureuse chylification. La chose
appétée a beau paraître nuisible, la privation serait plus nuisible encore. *Non as-
sumpta prosunt, sed concoquenda.* Ce n'est
point ce qu'on mange qui profite, mais ce
qu'on digère.

Dans cette pensée que l'estomac a surtout
besoin de stimulans, je permettrais plutôt
des harengs saurets, des anchoix, du jam-
bon, du cervelas, que ces adoucissans, ces
laits de femme, de chèvre ou d'ânesse, ces
sirops exquis, ces fines crêmes, ces fines
gelées, dont on a coutume de gorger et
d'empâter le malade. On sera tenté, je le

sais, de me prendre pour un extravagant ou pour un assassin : les faits répondent.

Si j'avais écrit seulement pour des médecins, j'aurais eu soin de charger mon livre de citations, de digressions, de raisonnemens ténébreux, enfin, de tout le fatras de l'école ; mais j'écris surtout pour le peuple, et le peuple est un bon juge. Il rejette ce qu'il n'entend pas, il marche du côté où il voit la lumière. Nous ne sommes plus au temps où les moines et les clercs étaient les seuls qui sussent lire ; et tel rustre d'aujourd'hui pourrait, sans trop d'orgueil, se mesurer avec un savant de la cour de Pepin le Bref : ceci soit dit en passant.

Je n'ai parlé jusqu'ici que de mes bouillons médicamenteux, variés suivant le principe du mal ; mais ce n'est encore là que le premier degré, que la première période du travail, et comme le vestibule de l'édifice. Je n'ai pu ni dû tout dire. Il reste à débrouiller le chaos des complications, à supputer l'état des forces ; enfin, à seconder la nature qui tend sans cesse à la conservation de l'individu : tels doivent être les premiers soins des metteurs en œuvre.

Dans la seconde période , je m'applique à combattre les dégénérations primitives avec les complications qui les aggravent. Je remonte le système, en m'opposant, autant qu'il est en moi, à cette débilitation, caractère distinctif de la phthisie, qui s'accroît avec le mal, avec l'âge, avec les infirmités de l'esprit, plus accablantes que celles du corps.

C'est alors le moment d'employer les extraits propres à combattre la dégénération, dont on aura déjà fixé l'espèce et le caractère, et de les combiner sur les données qui servent toujours de base à un traitement quelconque. Les amers et les savonneux trouvent ici leur place. Je seconde leur action au moyen des frictions, par absorption du tissu dermoïde, seul et unique moyen de détruire la fièvre lente et aiguë, seul procédé connu des médecins, tant anciens que modernes. Parmi ces derniers, je peux citer mon collègue et mon ami M. Chrétien , de Montpellier, le même qui a recueilli en un faisceau des observations lumineuses et fécondes, faites pour guider les praticiens dans les routes les plus obscures. Mais il ne faut pas oublier ici le système des modifications et des tempéramens dont j'ai parlé plus haut. Les frictions se composent du liniment décrit ; elles se font avec la main, matin et soir, sur l'intérieur de chaque cuisse. On emploie du liniment quatre cuillerées à bouche. Les tempéramens muqueux et lymphatiques les supportent mieux et à de plus fortes doses. Quant aux tempéramens sanguins et irritables, il faut diminuer les doses à mesure qu'on s'aperçoit de quelque fâcheux effet ; on peut même laisser prendre des humectans, mais en très-petite quantité. Les bouillons et les frictions doivent se balancer, se pondérer mutuellement ; en telle sorte qu'un accroissement d'activité dans les uns nécessite un décroissement dans les autres. J'établis la même règle pour mes extraits et mon sirop pectoral, dont j'aurai à parler ci-après.

Comme je rapporte tout traitement à ce principe, que la cause unique du mal est la purulence des humeurs, ou leur disposition à la purulence, on ne sera pas étonné de me voir prescrire les remèdes suivans :

1° Extrait de genièvre ou de baies de

genièvre, dans six ou huit onces de teinture de quinquina fortement chargé de principes résineux. Dissoudre une once de camphre dans deux drachmes de sel ammoniac,
c'est la plus forte dose. Dix grains de musc,
une once de teinture de castoréum; et, si le
spasme domine, une ou deux drachmes
d'opium brut.

Quelquefois je compose le même liniment avec la teinture forte de baies de genièvre, et les drogues ci-dessus indiquées,
dont j'ai toujours soin de tempérer l'énergie, suivant les circonstances et la fièvre que
j'ai à combattre.

Je régularise le traitement, je le varie
selon les formes et la marche de la maladie;
je suspends tout remède pendant plusieurs
jours. Je n'oublie jamais de l'attiédir par
quelques boissons appropriées, mais rares;
j'en fais autant pour les bouillons, dont je
maîtrise à mon gré les effets.

Je compose mes bouillons comme il suit:

Poulet, mou de veau, tortues amphibies
préférablement aux tortues de terre, des
grenouilles si l'on veut; jarret de jeune veau
bien dépouillé des graisses et des membra-

nes, et bien écrasé dans un mortier, pour extraire, par une longue ébullition, la gélatine des os. Ajoutez les substances suivantes : douce-amère, trois drachmes ; saponaire, poligala de Virginie ; lichen d'Islande, deux drachmes ; fleurs d'arnica montana, cassia lignea, de chaque une drachme ; quatre verres d'eau. Faites bouillir au bain-marie, dans une boule d'étain, pour quatre bouillons.

Même observation pour cette partie du traitement. On peut en atténuer aussi les effets, en s'abstenant des remèdes trop actifs, ou en les palliant avec la laitue, le pavot, la chicorée et d'autres amers, selon le tempérament du malade, l'espèce et les progrès de la maladie.

Je n'exclus pas entièrement les vésicatoires et les cautères pour les tempéramens qui ne sont pas dans la classe des bilieux, des sanguins et des nerveux ; car le trop de rigidité dans la fibre, le trop de mobilité ou d'irritabilité dans le système sensitif s'accordent mal avec de pareils topiques ; et toutes les fois que j'en trouve quelqu'un chez des sujets en qui les affections dont j'ai parlé prédominent, je le fais enlever aussitôt ; ce serait une déperdition ajoutée à une déperdition. Et que l'on ne craigne point les accidens ; je n'ai point d'exemple qu'il en soit survenu par la suppression des exutoires. Si l'effet est nul, il est pernicieux par cela même ; car l'épuisement est aussi un mal, et les souffrances peuvent l'augmenter.

Je regarde les opiacés internes comme un dangereux expédient : c'est qu'au lieu d'effacer le mal, ils le dissimulent ; qu'ils le voilent au lieu de le guérir.

Les gargarismes entrent aussi pour beaucoup dans mon traitement ; ils remédient aux ulcères de la gorge, de la bouche et des gencives. Je laisse aux médecins le soin de les approprier au genre de mal, de les rendre, suivant l'exigeance des cas, toniques ou adoucissans, astringens ou détersifs.

Les lavemens sont d'un bon effet, pourvu qu'on leur imprime, ainsi qu'aux bouillons, ce caractère antiputride et résolutif, unique et véritable moyen de salut. Ils auront donc pour base le quinquina, la rhubarbe, l'ipécacuanha, tous les amers : ce sont là les élémens et les agens universels de tout le sys-

tème curatif; ce sont eux qu'on doit reproduire sous toutes les formes, employer à
tous les besoins, combiner de toutes les
manières. On ne doit pas même s'en abstenir entièrement dans les boissons accordées
pour en atténuer l'effet, et lorsqu'une soif
trop dévorante nous force à modérer la rigueur du traitement. L'aridité, la sécheresse des alimens est à mes yeux si nécessaire, que je bannis même toute boisson du
repas, si le malade pouvait en supporter la
privation absolue. Ce verre d'eau rougie,
dont j'ai parlé plus haut, est une concession
que je me laisse arracher à regret; je m'y
refuserais, pour peu qu'on eût la force de
s'en abstenir; par où l'on peut juger si j'au-
toriserai jamais une mesure plus abondante (1).

J'accorde donc pour toute boisson deux

---

(1) Plus haut (pag. 185 et suiv.) j'ai prescrit l'eau
émétisée; ici je refuse au malade même l'eau rougie :
c'est que la situation du malade est loin d'être la
même dans les deux cas. Plus haut je parlais d'un levain secret, ici d'une crise déclarée, par où l'on voit
que la contradiction n'est qu'apparente.

bouillons par jour, rendus médicamenteux
par des substances appropriées aux causes
premières du mal : il est même une époque
où cette différence dans les causes est insensible ou superflue ; c'est la maturité du mal.
Toutes les dégénérations se confondent alors
dans la dissolution purulente : toutes procèdent de la corruption générale des humeurs
à la lésion des organes : et c'est par le poumon que se dégorge cette purulence qui ne
peut manquer d'attaquer aussi et de corrompre l'égoût même.

Aux moyens ci-dessus indiqués, j'ajoute
deux sirops, dont je désigne le premier par
la dénomination de sirop pectoral, en évi-
tant surtout d'ajouter aux substances qui le
composent la moindre préparation opiacée,
convaincu que je suis de l'inutilité, même
du danger de ces calmans qui déguisent et
endorment le mal, et retardent la guérison,
ou la rendent impossible.

Formule du Sirop pectoral, n° 1.

Dans deux bouteilles de vin blanc sec,
ou une bouteille de vin de Madère, suivant

les causes qui détermineraient le choix, faites infuser à froid, pendant huit jours, deux onces de douce-amère, deux onces de saponaire, deux onces de poligala de Virginie, deux onces de feuilles de lierre terrestre, demi-once de lichen d'Islande, demi-once de fleurs d'arnica montana ; après huit jours d'infusion, ajoutez douze bouteilles d'eau de fontaine ; soumettez le tout à une douce chaleur, au bain-marie, pendant douze heures passées, et sucrez convenablement pour un sirop assez cuit, qu'on puisse garder pour l'usage.

Dans cette période du traitement, ne faites point usage du sirop n° 2.

Quand vous vous apercevrez que ce sirop, les bouillons et les frictions à l'intérieur des cuisses ont dompté la fièvre, et rappelé les forces (et si la maladie n'est pas incurable, on s'en aperçoit dans les quinze premiers jours), passez à l'usage du sirop n° 2.

Formule du Sirop n° 2.

Fleur de tussilage (en blanc)................. 2 onces.
Sené mondé. .... 2 onces.
Salsepareille................................ 1/2 liv.
Bois de gayac.............. ⎫
Sassafras. .... ⎬ de chaque 2 drachm.
Racine de gentiane. .... ⎭
Quinquina. .... 1 once.
Antimoine cru............ ⎫
Jalap concassé........... ⎬ de chaque 2 drachm.
Polipode de chêne......... ⎭
Ognons de scille........................... 2 drachm.
Extrait de ciguë........................... 2 drachm.

Etendez le tout dans deux bouteilles de vin blanc sec, comme pour le sirop n° 1; laissez infuser à froid pendant huit jours; ajoutez douze pintes d'eau à infuser à chaud; passez et sucrez, en faisant cuire jusqu'à la consistance nécessaire.

L'extrême énergie de ce sirop ne pourrait convenir à la première période. Dans la seconde même, il exige de la surveillance et des ménagemens. Ses effets ne sont pas toujours et partout les mêmes; il resserre quelquefois, quelquefois il relâche : c'est

une raison pour diminuer les doses jusqu'à
la parfaite naturalisation dans l'estomac. On
revient au sirop n° 1, qui passe toujours bien ;
il est bon parfois d'alterner, quelquefois de
suspendre l'usage des deux, ainsi que de
tout remède interne. Le corps, trop puissamment remué, demande du repos. Je supplée alors aux remèdes indiqués par des lavemens composés d'une forte décoction de
fleurs de tilleul, de camomille, avec une
drachme de rhubarbe, autant de quinquina,
et dix grains d'ipécacuanha infusés ensemble ; je fais même introduire dans le rectum
un suppositoire de savon bleu roulé dans la
poudre d'aloës succotrin, qu'on y laisse jusqu'à ce que les irritations deviennent incommodes. Est-il besoin de redire que le
retour des forces facilite les digestions et les
effets internes du remède ; enfin que ces
alternatives ou ces progrès que le médecin
apprécie aussi bien que le malade lui-même,
sont les élémens de toutes les combinaisons
médicales ?

Quelquefois il survient une douleur au
dos, ou à la poitrine, ou dans d'autres parties du corps. Cette douleur, pour être fixe,

n'en est pas toujours plus exactement dé-
terminée par celui même qui l'éprouve.
Je percute le malade pour connaître précisément le siége qu'elle s'est choisi; épreuve
due à M. de Corvisart. Je m'assure s'il y a
ulcère, engorgement, vomique; enfin, pour
ne rien omettre, j'applique un rubéfiant que
je laisse quelques heures pour produire une
légère inflammation, et le rubéfiant ôté,
s'il y a dévoiement, j'applique sur la région
du foie et j'y tiens constamment des fla-
nelles imbibées de vin aromatique en fermentation, avec l'emplâtre qui suit, que j'ai
nommé *réactif*, du droit que j'ai de nommer
les choses de mon invention.

Galbanum, une once.

Quinquina, une once.

Colafane, une once.

Térébenthine cuite, demi-once.

Deux drachmes d'extrait de Saturne.

Extrait de ciguë, deux drachmes.

Cire vierge et huile de baies de genièvre;
ce qu'il en faut pour donner la consistance
d'un emplâtre collant, qu'on doit garder
sur la place même d'où il semble au malade que partent les crachats. S'il ne pou-

vait pas le supporter long-temps, on l'ap-
pliquerait et on l'ôterait par intervalles, en
faisant sur la partie des embrocations avec
l'huile de camomille camphrée , et en y
substituànt l'emplâtre de térébenthine cuite
camphrée, avec le galbanum, par égales
portions.

A toutes les époques du traitement, si la
tête est lourde, embarrassée, et que le malade sente des matières descendre des fosses
nasales dans la bouche, il est à craindre
qu'elles ne s'infiltrent dans le poumon. J'é-
loigne ce danger en coiffant le malade d'une
cucufe aromatisée ou pliée en deux, ou bien
d'une toile de coton, dans lesquelles on
aura mêlé une livre de sel marin en poudre,
et deux onces de baies de genièvre aussi
en poudre. Les bonnets seront piqués en
tous sens, afin que les substances qu'ils renferment ne puissent s'amonceler dans une
partie plutôt que dans l'autre, et que leurs
effets soient également divisés sur tout l'espace du cuir chevelu. J'ai retiré de très-
grands avantages de ce remède dans les
tempéramens surchargés d'humidité, principalement d'humidité cérébrale. Les mu-

queux, les pituiteux, les leucophlegmati-
ques en ressentent d'heureux effets. On reconnaît ces divers tempéramens à la blancheur, à la pâleur du teint, à l'expansibilité
du tissu cellulaire, au relâchement de la fibre. Le plus grand nombre des phthisiques
est dans cette classe.

Si le malade avait les pieds habituellement froids et privés de transpiration, je fe-
rais pour les pieds ce que j'ai déjà fait pour
la tête, des chaussures d'agaric ou de toile
de coton piquée, et saupoudrées intérieurement de sel marin et de baies de genièvre en
poudre.

Le succès du traitement n'est pas long-
temps douteux. Quand l'issue doit être favorable, tous les symptômes du mal diminuent visiblement : le malade sent l'harmonie se rétablir ; il peut lui-même distinguer
dans le nombre des remèdes celui dont l'influence est la plus active, et déterminer le
choix.

Les principaux symptômes ont-ils disparu, l'espérance renaît-elle enfin ; voici
qui doit l'affermir.

Quelques décoctions amères, mais en petites doses, composées de cassia amara, cassia lignea, gentiane, édulcorées avec le sirop d'écorces d'orange.

Joignez-y les pilules suivantes, et vous aurez le complément du système curatif.

Térébenthine cuite.......... demi-once.
Extrait de rhubarbe........ }
Extrait de quinquina. ..... } 2 gros de chaque.
Savon médical............. demi-once.
Sel de nitre. .... 2 gros.
Baume de Copahu. .... 2 gros.
Mêlez.

Ces pilules seront chacune du poids de quatre grains. On en prendra quatre à la fois, une heure avant le repas. Cette dose est la plus forte.

C'est ici le commencement de la convalescence. Le malade reprend ses habitudes : alors on fait alterner, et l'on diminue insensiblement les bouillons et les sirops. On peut prendre les bouillons pendant dix ou douze jours de suite, et les abandonner pour les sirops, et réciproquement ; on peut même s'abstenir des uns et des autres pendant des quinzaines et des mois entiers,

sans néanmoins y renoncer entièrement,
surtout s'il survenait quelques frissons, ou
quintes de toux, incommodités et embarras
inséparables d'une santé mal affermie; alors
l'exercice sera répété.

Je laisse aux charlatans les succès infail-
libles; il se pourrait qu'après tant de soins,
la maladie restât la plus forte, et que l'art,
vaincu dans ses derniers retranchemens,
cédât enfin à cette puissance qu'il ne combat
jamais que dans une lutte inégale; et j'en ai
fait moi-même de tristes expériences (que je
n'ai pas craint de consigner dans mes observations) : mais, tout en faisant l'aveu de
mon peu de succès, je me dois à moi-même
de dire, qu'avant le traitement, la maladie
était déjà parvenue à ce point de maturité
qui repousse tous les secours. Du moins,
même dans ces cas désespérés, mon traitement est un thermomètre sûr; par l'accroissement des symptômes, la continuité de la
fièvre, la dégradation toujours croissante
des forces, il indique assez quelle sera
l'issue.

J'ai déjà parlé des gargarismes pour l'ulcère de la gorge, ou celui de la bouche. Si

le premier ulcère était profond et rebelle ,
le vin et le quinquina seraient d'excellens
topiques.

Dans ces sortes de phthisies, qui affectent
spécialement la trachée et le larynx, j'ordonne aussi d'appliquer sur la gorge l'emplâtre ci-après :

Suie de cheminée........	demi-once.	
Miel................		
Suif.		
Blanc de baleine.......	2 drachm	de chaque.
Tutie..............		
Cire vierge.		

Mêlez avec de l'huile, jusqu'à la consistance d'emplâtre.

Pour établir une diversion, faites des frictions sur les jambes, les cuisses, les pieds
même, sur le dos et les parties charnues,
avec la teinture de cantharides et la teinture
de digitale pourprée, par portions égales et
modifiées selon les effets.

Ce procédé me paraît l'équivalent des
exutoires, avec le double avantage de ne
pas provoquer la suppuration, et de pou-

voir être indistinctement appliqué sur toutes
les parties du corps.

Je n'ai parlé jusqu'ici que des phthisies
acquises, je ne parle point des phthisies innées; car il est bien au pouvoir de l'art de
seconder la nature, mais non pas de la
changer. Or, les phthisies que je nomme innées, c'est-à-dire celles qui tiennent à un
vice de conformation, ou qui ont été transmises avec le sang, font, en quelque sorte,
partie de la vie; elles sont entrées dans le
plan de la nature, puisqu'elles sont héréditaires; elles constituent l'individu : il semble
qu'il n'ait reçu la vie, que sous la condition
d'éprouver ce mal. Prétendre les extirper,
c'est vouloir changer le phlegme en san-
guinolence, ou faire un tempérament bilieux d'un tempérament lymphatique. Je
cite avec douleur un funeste exemple de
l'impuissance de l'art contre ces altérations
innées.

J'ai donné d'inutiles soins à une jeune
demoiselle de dix-huit ans, belle, aimable,
pleine d'esprit, ornée de toutes les vertus.
Son enfance et sa puberté furent cruellement tourmentées; enfin, elle succomba.

L'autopsie démontra l'impossibilité de la
sauver. Les côtes étaient convexes dans le
trajet du sternum ; les deux lobes du poumon adhérens à la plèvre étaient couverts
dans toute leur surface de tubercules, qui
n'avaient point suppuré ; mais le lobe gauche
était rempli par une vomique énorme, placée au-dessous de la clavicule gauche. Cette
vomique comprimait le tronc de l'aorte as-
cendante, et contenait au moins deux livres
de liquide, et surchargeait d'un poids incommode l'organe régulateur de la vie.
L'autopsie donna l'explication d'un grand
nombre de phénomènes qui avaient échappé
aux plus industrieuses recherches. Je connus
surtout la cause de ces palpitations cruelles
qui avaient fait le tourment de sa courte vie.

Il m'importait de rechercher le principe
secret d'un mal si rebelle ; il ne m'importait pas moins de constater l'impossibilité
d'en éluder les influences. Ce fut dans cette
pensée que je m'adjoignis pour l'autopsie
deux de mes collègues : et je ne saurais
omettre ici, sans ingratitude et sans injustice, tout ce que j'ai dû, surtout, à l'habileté de M. Faure, l'un d'eux. Ce praticien,

déjà célèbre dans un âge où d'autres réputations commencent à peine développa dans cette circonstance tous les avantages que la nature et l'étude lui ont prodigués à l'envi. Doué d'une sagacité rare et d'une dextérité que j'oserai appeler merveilleuse, il aurait abondamment, dans ses talens anatomiques et son adresse, de quoi occuper la renommée.

Je reviens à ma théorie. Elle est, comme je n'ai pas craint d'en faire l'aveu, impuissante contre les mauvaises conformations et les phthisies héréditaires; mais toutes les phthisies qui ne sont pas comprises dans cette double exception sont un triomphe pour elle, et l'on peut évaluer celles-ci aux cinq sixièmes. Toutes commencent par des dégénérations lentes et graduées qui s'établissent en secret, et bien avant leur entière manifestation, et suspendent quelquefois leurs progrès, comme pour laisser briller un rayon trompeur d'espérance. Ses premiers indices, ce sont les catharres négligés, les toux opiniâtres, qui résistent aux traitemens d'usage contre les rhumes, et se calment un moment pour reparaître plus tard. Chaque saison amène de nouveaux maux, et la dégénération ne se montre toute entière que lorsqu'il est trop tard pour la combattre.

Parmi les différentes espèces de phthisies, la phthisie pituiteuse a particulièrement excité mon attention. J'ai déjà indiqué les frictions héroïques, les bonnets d'agaric bien saupoudrés de cloux de girofle, de cannelle, de cassia amara et de sel marin, de telle sorte que celui-ci soit au moins le triple des substances aromatiques. Ce médicament a la faculté constante de provoquer les transpirations; mais sur toutes choses, de fortifier le cerveau, les méninges, de rétablir la circulation gênée, en propageant l'action du cerveau, de la moëlle allongée à la moëlle épinière; d'embrasser dans ses influences jusqu'aux moindres ramifications du système artériel et veineux. La boisson que je prescris en pareil cas, c'est la tisane de café. Je la compose ainsi : vingt grains de café dans deux livres d'eau soumis, une heure durant, à une forte ébullition, et laissés en état constant de macération jusqu'au dernier verre. Cette boisson n'a rien que d'agréable; de plus, elle est amie de l'estomac; elle provoque puissamment les urines; elle dégage les couloirs. Une chose m'étonne, c'est la prédilection des médecins pour les boissons insipides et dégoûtantes : ne savent-ils donc pas qu'on digère mieux ce qui flatte le goût? Et cependant on entasse des in-8° pour recommander les solanum : on leur attribue la vertu de provoquer le flux mensuel. Il faudrait ajouter que, dans les espèces, les solanum pris à de certaines doses sont de véritables poisons; que la plus légère parcelle peut en être malfaisante, selon le tempérament et la force du sujet; enfin, qu'ils sont presque toujours inadmissibles dans les maladies du genre de celles dont je m'occupe. La tisane du café a cela d'avantageux, que l'on peut la pousser à d'aussi fortes doses que l'exige l'ardente soif des malades, puisqu'elle porte toujours en soi l'antidote de son abondance. Je conseille d'en faire usage aux repas, en y mêlant un peu de vin. Si la fièvre est inflammatoire, la peau aride, le corps amaigri ; si l'érétisme enfin domine avec trop de violence, à la tisane de café, j'en substitue une de pois chiches torréfiés, en ajoutant même un peu de lait et de sucre. S'il y a crachement de sang, ou que les crachats en soient imprégnés, s'il est plus considérable, de plus puissans correctifs doivent être administrés. On peut aussi faire de ce légume le fond de ses repas, soit en purée, soit en bouillon. C'est ici un incrassant, un mucilagineux ; mais dans les maladies inflammatoires, il s'agit bien moins de dessécher les humeurs que d'en tempérer l'acrimonie, et le légume dont je prescris l'usage a cette faculté par excellence. La phthisie pituiteuse et la phthisie inflammatoire sont, comme je crois l'avoir dit plus haut, un même effet produit par deux causes contraires, le trop ou le trop peu d'humeurs. Il s'ensuit que les frictions héroïques, ailleurs si puissantes, pourraient ici devenir funestes, si on les prodiguait.

Je ne m'étonnerais pas qu'on me reprochât ici une condescendance, en quelque sorte, servile, comme si, pour fonder ma réputation, je caressais le goût de tout le monde. Ce serait du charlatanisme en effet, j'en conviens ; mais la sévérité n'a-t-elle pas aussi son charlatanisme? Et faut-il absolument tourmenter le malade pour le guérir? La médecine, comme la morale, abonde en tristes apôtres, qui repoussent au lieu d'attirer, et couvrent d'un crêpe lugubre ce qu'il faudrait orner de fleurs. De deux boissons, l'une agréable, odorante, usitée; l'autre, amère ou insipide, inodore ou fétide et inusitée : ce n'est pas la seconde que j'ai dû préférer. J'en dis autant des alimens. Les pois chiches sont agréables au goût, substantiels, propres à s'animaliser. Tous les incrassans qu'on substitue, avec une quantité moindre de sucs nourriciers, offrent aussi bien moins de saveur. Je pourrais ajouter, à l'autorité du raisonnement, celle de l'exemple. Ce légume, comme aliment, est prescrit pour les poitrines faibles ou affectées, par mon ami, le docteur Chrétien, non strictement dans les maladies inflammatoires.

Du reste, ce n'est pas une légère considération que celle de l'usage. Un aliment plus approprié aux habitudes du malade produira nécessairement un meilleur effet; il n'entrera point comme un étranger dans la masse

des liquides, mais comme un ami. Ceci
n'exclut point les héroïques externes, spécialement destinés à combattre la dégénération, à suspendre la fièvre, surtout si cette
puissance n'est pas évanouie, et à remonter
le système de la vie, puisque l'érétisme et
l'inertie tendent également à la dissolution.
Ceci mérite un plus long développement.

Il existe deux sortes principales de tempéramens : les maigres sanguins, et les char-
nus au tissu cellulaire expansif et muqueux.
Les phthisies propres à chaque tempérament ont leurs différences et leurs ressemblances.

Les différences sont dans le principe, les
ressemblances dans le résultat. Les différences tiennent à la constitution de l'individu, les ressemblances au caractère général
de la maladie. Il est évident qu'au premier
symptôme du désordre dans les tempéramens frappés d'aridité, ce sont les humectans, les lubréfians, qu'on doit appeler à son
aide. Au contraire, si la fibre est trop lâche
ou trop faible, les humeurs trop séreuses ou
trop abondandes, malgré la toux, l'irrita-
sion, et ce qu'on peut appeler le spasme,

échauffez , desséchez, purifiez. Les bains aromatiques, avec la petite sauge, la rue, la petite centaurée, l'absinthe, *plenis manibus*, commencent à relever la nature , prête à s'affaisser ; ajoutez le vin aromatique , les frictions sur le trajet des grand nerfs , les frictions aux pieds avec le fort vinaigre , la teinture de cantharides (voyez mon observation sur madame Delon) ; les sinapismes à la plante des pieds ; quelquefois, bien plus rarement, les exutoires au bras, si vous jugez qu'il ne soit pas moins convenable de détourner l'humeur que de la dissoudre.

Mais quand une fois, soit par un excès d'aridité , soit par un excès d'humidité, la masse des liquides a perdu son harmonie ; quand des substances ennemies se combinent, ou que des substances amies se divisent, la dégénération commence , et la dégénération ne pouvant porter que sur le fluide générateur et conservateur, il est évident que, dans l'un comme dans l'autre cas, le sang se dénature, et la purulence s'établit. C'est la raison pourquoi j'ai prescrit comme une règle générale ce qui paraîtrait au premier coup d'œil n'être qu'une règle particulière, et que j'ai fait des anti-septiques la base du traitement dans l'un et dans l'autre cas. Ajoutez, comme je crois l'avoir dit plus haut, que le plus grand nombre des phthisies dépend de la surabondance des humeurs ; que les tempéramens pituiteux, lymphatiques et cacochymes sont ceux que ce terrible fléau affecte spécialement ; enfin, qu'au contraire de toutes les autres choses, il est plus facile ici de condenser que d'atténuer, et de remédier à l'excès en moins qu'à l'excès en plus. Du reste, on ne saurait se dissimuler que le nombre est grand des tempéramens mixtes. C'est ici la fonction de l'observateur : le soin de modifier la règle lui appartient ; la mienne du moins a cela de bon, qu'elle n'est point inflexible, et j'oserais dire que c'est là son caractère le plus précieux.

Veut-on la preuve que c'est surtout au relâchement de la fibre, et à la trop grande expansibilité du tissu cellulaire, qu'il faut attribuer la phthisie ? Quel est celui des deux sexes que la nature a spécialement soumis aux ravages de ce fléau ? N'est-ce pas le plus aimable, par une compensation cruelle des avantages dont elle a pris plaisir à l'orner? Voyez ce corps frêle et presque toujours languissant, cette mollesse dans les formes, l'extrême finesse de ce réseau; calculez tous les désordres où la moindre émotion peut jeter tout ce voluptueux ensemble. Observez le peu d'énergie du principe vital, la surabondance des humeurs, enfin, cette disposition générale à l'affaissement, et jugez, par ce grand exemple, si ce n'est pas du flegme, de la cacochymie, enfin, des tempéramens chargés d'humeurs, que j'ai dû surtout m'occuper.

Je sais que de plus longs développemens ne sont pas de mon sujet : car il ne s'agit pas plus ici de la nomenclature des maladies particulières à un sexe, que du traitement des maladies communes aux deux ; mais la phthisie n'étant, selon moi, que le dernier degré d'épuisement, le dernier pas vers la destruction, et toutes les maladies pouvant également nous y conduire, peut-être n'est-ce pas une inconvenance d'insister sur des causes si multipliées et si fécondes.

Nous pensons connaître la nature, et nous ne connaissons que quelques-uns de ses aspects. Pour la connaître véritablement, il faudrait être elle-même; elle s'égare par une force inconnue; elle se conserve et se répare par une force inconnue. Les causes secondaires s'offrent quelquefois à nous; mais les causes premières se cachent, et se cacheront toujours.

Il y a souvent dans nos appétits, même les plus désordonnés, une sorte d'intelligence. On a vu des malades indiquer d'eux-mêmes, et comme par inspiration, le remède qui devait les guérir; et ce remède était quelquefois si bizarre, il s'éloignait tellement des règles communes, que l'expérience seule en pouvait démontrer l'efficacité. Cette sorte d'instinct se montre principalement dans la grossesse. Alors les lois ordinaires semblent interverties; une nature nouvelle se forme, avec de nouvelles relations, de nouveaux modes, des besoins inexplicables. Il en est de même pour toutes les maladies qui reçoivent des mouvemens étrangers et désordonnés, qui composent et exécutent des actes nouveaux, desquels s'accommode cette série des phénomènes qui finissent avec la maladie. L'estomac, disposé à recevoir, comme

salutaires, des alimens dégoûtans ou empoisonnés, rejette comme nuisibles des substances salubres et nourricières; il reçoit les
uns, ils repousse les autres, sans qu'on puisse
assigner d'autre cause que ses bizarreries
mêmes. Ceci s'applique également à tous
ces états irréguliers, par rapport à l'ordre
général, mais réguliers en eux-mêmes, qui
constituent, dans l'individu, comme une
nature nouvelle.

Je me reporte, par la pensée, au temps
où l'homme commença à se nourrir de
viandes crues. Il n'est point douteux que cet
aliment sanglant, plus élaboré sans doute
que la plupart des végétaux dont se compo-
sait autrefois sa nourriture, peut-être aussi
plus propre à la nature des sucs digestifs, et
surtout plus accommodé à l'unité de l'estomac, dut exciter néanmoins dans l'homme
une répugnance qu'il ne parvint à surmonter entièrement que lorsqu'il eut découvert
le feu; et cependant les substances qui furent
vivantes sont aujourd'hui la base de son régime diététique; il aurait peine à se nourrir
des végétaux qui composaient l'unique aliment du genre humain dans ces jours pri-

mitifs que Juvénal rappelle avec son âpre énergie, lorsqu'il peint les premiers humains gorgés de gland : *Glandem ructante marito* (1). La nature de l'homme a-t-elle changé ? Nullement ; mais ses habitudes ne sont plus les mêmes.

Or, que ce soit habitude ou fantaisie, instinct de tous les jours, ou instinct du moment, il faut renoncer à rechercher, et surtout à trouver le principe de sa puissance.

Toujours est-il certain que les femmes participent bien plus que nous à cet instinct du moment. On sait quel rôle joue le grand sympathique dans leur organisation , et comment la perfection du plexus nerveux, existant aux dépens de celle du cerveau, moins capables que nous de conceptions grandes et fortes, elles le sont bien plus de sensations exquises et profondes.

Je paraîtrais ici prouver contre moi-même : car si les fantaisies, dans les femmes comme dans les malades, ne sont pour la

---

(1) Littéralement : Son mari rotant le gland, ou exhalant au dehors les vents qu'avait produits le gland trop pressé dans son estomac.

plupart que la voix de la nature qui réclame des secours inattendus, il semblerait qu'averties par cette voix, fortes de cette puissance mystérieuse, elles devraient plus que personne entrer dans les secrets de la nature, et pressentir sa volonté.

Mais, en reconnaissant qu'il y a des fantaisies excitées par la nature pour le salut de l'individu, je ne dois pas dissimuler qu'il en est d'autres excitées par une volonté dépravée pour sa ruine. Les unes sont de salutaires aiguillons, les autres des irritations meurtrières : les unes ont pour cause un instinct, en quelque sorte surnaturel, les autres un pur caprice : les unes sont de la force, les autres de la faiblesse : toutes, surtout dans la femme, sont singulièrement mobiles, passagères, aussitôt évanouies que satisfaites, détruites quelquefois par de contraires irritations. Dans ce désordre général des sens et de l'esprit, il est impossible que les nerfs ne s'usent point, que les humeurs gardent un cours réglé; enfin, que ce tempérament, si faible, si délicat, et qui n'est qu'une enfance continuée, ne s'altère sensiblement.

Ainsi, deux causes principales concourent à rendre la condition des femmes moins supportable que celle des hommes, et à augmenter en elles le nombre des phthisies. La première, c'est un tempérament plus chargé d'humeurs ; la seconde, c'est un genre nerveux plus irritable.

Outre les humeurs communes aux deux sexes, et qui jouent un rôle égal dans leur conservation et dans leur destruction, il faut distinguer dans les femmes toutes celles qui, de près ou de loin, ont la génération pour objet, soit qu'elles la préparent, soit qu'elles la secondent, ou qu'elles en soient la suite. La nature, paraissant avoir créé les femmes, uniquement pour propager la vie de l'espèce, a dû rapporter à la propagation toutes les facultés de leur être ; et c'est par des humeurs spéciales qu'elle entretient l'exercice de ces facultés.

Je ne m'étendrai point sur le flux menstruel, sur les dangers de la crise que produisent son apparition, sa modicité, sa suspension, sa disparition ; je ne retracerai point les savantes analises qu'on a faites, soit des liqueurs propres à l'entretien du

fœtus, soit de cette liqueur suave qui nourrit le nouveau né, plus légère d'abord, ensuite, par degrés, plus épaisse, et qui semble
prendre avec lui de la consistance et des
forces. On sait à combien de dangers la
moindre altération dans ces liqueurs expose
toute l'économie, et qu'il suffit de la plus
légère cause pour en déranger le cours, ou
pour en détériorer la qualité.

J'ai assigné pour seconde cause aux phthisies du sexe son extrême susceptibilité; et
là, comme chez nous, comme partout, le
physique et le moral sont dans une si
étroite dépendance, qu'il est impossible
qu'une atteinte, portée à l'un des deux, ne
fasse éprouver à l'autre un contre-coup.
Comme dans l'état naturel, la moindre émotion inattendue peut influer sur le cours périodique des humeurs, à son tour, l'interruption de ce cours périodique peut influer
sur les affections de l'âme. C'est peu de
chose encore que cet état ordinaire; les
temps qui précèdent et qui suivent les
couches sont bien autrement difficiles. Tout,
dans la première de ces deux époques, a dû
pouvoir sur une double existence; tout dans

la seconde est influant sur une existence destinée à la conservation d'une autre. C'est alors que les hémorragies , les suspensions des lochies, après l'accouchement, ou une trop grande abondance, jettent le corps dans un état de langueur et d'épuisement, et amènent inévitablement la phthisie, si la médecine, plus active que le mal, ne sait point l'étouffer dès les premiers momens de son incubation.

La nature a destiné les femmes à être mères, c'est-à-dire qu'elle a rempli leurs âmes d'amour. Jusqu'à leurs moindres goûts, jusqu'à leurs plus frivoles penchans, tout en elles est de l'amour. Comme ce sentiment renferme tous leurs devoirs, il n'est pas seulement un besoin; il est leur vie entière. Aussi, leurs amitiés sont des passions, et leur raison est de l'enthousiasme. Si l'on me demandait compte maintenant de ces exceptions très-rares, il est vrai, mais néanmoins trop réelles, qui semblent attester une nature toute contraire, je dirais que si le cœur humain est une énigme sans mot, c'est surtout l'amour qui le rend inexplicable. Il y entre de la fureur comme de l'abandon, des

désirs effrénés et des soumissions sans bornes,
du despotisme et de la servitude, de l'é-
goïsme et de l'abnégation. C'est ainsi que
l'on se montre quelquefois cruel par humanité, et que telle iniquité monstrueuse a
dû son origine à un sentiment profond de
justice.

Qu'ai-je besoin de retracer ici toutes ces
émotions combattues, tous ces tourmens
inaperçus, toutes ces luttes où la victoire
est ignorée, et la défaite proclamée? Trahi-
rai-je les secrets que la pudeur voudrait se
cacher à elle-même? La peindrai-je placée
entre deux tyrannies, dont l'une la pousse
vers un but, d'où l'autre la repousse? Ainsi,
partagée entre la loi de la nature qui l'entraîne au plaisir, et la loi des hommes qui
la menace de l'opprobre, que peut la faiblesse? Pleurer, lutter, souffrir et souvent
mourir.

Il ne tiendrait qu'à moi d'étendre cet
aperçu; mais pourquoi développer un principe fécond en douleurs? Je crois en avoir
assez dit pour faire entendre par combien
d'aiguillons cruels le cœur d'une femme est
déchiré, à combien d'inexprimables an-

goisses il est en proie. Il n'est pas besoin d'une science profonde pour se faire une idée de tous les ravages que ces éternels conflits, ces actions et ces réactions sans terme peuvent produire sur un corps trop délicatement organisé pour les travaux difficiles et les secousses violentes.

C'est, je l'ai déjà dit, dès les premiers symptômes d'altération qu'il faut commencer la cure. Jamais l'adage *Principiis obsta*, ne reçut une application plus directe et plus nécessaires. Des bains fortement aromatiques, des frictions aromatiques aussi, toniques, antiseptiques, des boissons si légèrement émétisées, qu'on en puisse faire un usage habituel aux repas, toujours dans les proportions indiquées par le sexe, l'âge, le tempérament du sujet, tout ce qui peut sûrement et rapidement prévenir la chronicité. Ce sont là les premières ressources de la médecine, ce sont les premières armes qu'elle doit employer : il est rare qu'elles ne soient pas victorieuses, quand elles se trouvent dans des mains exercées.

Il semblerait qu'on eût pressenti cette conséquence, même au milieu des vieilles routines; et quelquefois en dépit d'elles, l'instinct médical a deviné en partie les indications de la nature. Je reconnais cette tendance au bien dans le choix du quinquina et des extraits amers, que certains médecins ne craignent point de substituer aux boissons délayantes. Mais en confiant ainsi à la digestion tout le succès, ils ne s'enquièrent point si les forces digestives suffisent à ces substances; si de tels moyens, inventés pour guérir, ne seraient pas rendus quelquefois meurtriers par la résistance qu'ils éprouvent. Mon traitement n'est point de nature à être morcelé. On peut en modifier les détails; mais il en faut conserver l'ensemble. Sa vertu ne consiste pas seulement dans les toniques, ni seulement dans les sirops, ni seulement dans les frictions, ni seulement dans les topiques; on doit rapprocher, allier, combiner toutes ces choses qui ont été disposées l'une pour l'autre:

L'essentiel surtout est le temps. N'attendez pas que le mal s'enracine pour le combattre : vous feriez de vains efforts. Saisissez plutôt le premier symptôme. Les maladies qui se terminent par la guérison, et celles qui se terminent par la mort, ont commencé de la même manière. Dans le principe, espérez beaucoup de la nature; elle sait quelquefois se délivrer elle-même, mais il faut la seconder.

Pour preuve de ce que peut la nature par elle-même, et sans le secours de l'art, qu'il me soit permis de raconter un fait dont j'ai été moi-même témoin.

Un gros et vigoureux chien de basse-cour, la terreur des environs, fut pris, sans que j'en aie su la cause, d'un mal affreux : c'était un énorme carcinome à chaque testicule. L'animal, auparavant farouche et redoutable à tous les voisins, rabattit bientôt de sa fierté. Accablé, déchiré par d'incroyables douleurs, il se traînait avec peine, et son empire finissait avec sa force : c'était le lion malade. Son maître était tenté de lui donner l'éméritat au fond de la rivière; je désirai que l'on différât, curieux de savoir comment se terminerait une maladie réputée si grave. L'instinct du malade lui tint lieu d'art. Je le voyais occupé sans relâche à lécher le mal, et cependant point d'amélioration. Enfin, la suppuration s'établit : ce fut alors que seulement j'augurai bien de l'issue. Sans aucun remède, sans aucun secours de la pharmacie, sans autre instrument que sa langue, l'animal opéra lui-même la castration ; mais avec tant d'adresse et de bonheur, les bords de cette grande plaie se rapprochèrent si bien, se colèrent si parfaitement, que si le poil n'eût manqué, il était impossible de découvrir la moindre inégalité.

Je me souviens d'avoir observé dans un homme l'exemple d'une cure pareille, sans le secours de l'art. Il avait laissé passer le temps de la résolution, et l'opération lui répugnait trop pour la tenter. La suppuration survint, et le membre fut visiblement mutilé, mais sans extirpation. Cet homme était repoussé de tous les médecins et de tous les chirurgiens : il était pauvre.

J'en ai assez dit, je crois, pour éclaircir et ma théorie et ma méthode : l'une et l'autre sont le produit d'une même pensée. Comme j'ai donné pour principe à la phthisie, du moins en général, la surabondance des humeurs et leur détérioration, je donne pour principe à mon système l'atténuation et l'épuration des humeurs. Sirops appropriés aux causes, frictions, bouillons, tout est dirigé vers ce but; le reste n'est qu'un accessoire, un auxiliaire, un développement. C'est avec une juste confiance que j'en ai fait part au public; il y trouvera le témoignage du sentiment qui m'anime dans mes travaux, le désir d'être utile, plus que d'être célèbre. Si de nouvelles observations s'offraient à moi, je m'empresserais de leur donner la même publicité qu'à celles que j'ai déjà rapportées. Au moment même où j'écris, je compte plusieurs phthisiques au nombre de mes malades. Il en est deux que je traite par correspondance : l'un est à Pau en Béarn, l'autre à la Réole en Guienne. L'intérêt que ce dernier surtout m'inspire, est augmenté par le ton et le style de ses lettres, et l'érudition qu'on y voit briller de toutes parts. Cette correspondance ayant été suspendue, j'ignore les suites et les effets.

Une récapitulation générale, en exposant sous un même point de vue la substance de mes principes et de mes procédés, mettra mes lecteurs à portée de mieux apprécier les uns et les autres.

La phthisie n'est point une maladie particulière à l'organe de la respiration.

L'expectoration, qui a trompé les anciens et la plupart des modernes après eux, ne prouve rien, sinon que le poumon est le conducteur ou l'égout nécessaire des humeurs dégénérées.

Les dégénérations des humeurs sont principalement dues à la présence d'une humeur étrangère; elles se dissipent par la disparition de cette humeur.

Ces dégénérations sont innées ou accidentelles : il n'y a de remède que dans le second cas, et rarement dans le premier, s'il séjourne trop.

Toutes les causes morbifiques sont des causes de dégénération, et, par conséquent, de phthisie. La phthisie peut donc prendre sa source dans un vice quelconque des humeurs.

La lésion des organes n'est que le second acte, la maladie le second degré de dégénération. C'est aux liquides que l'humeur délétère s'attaque d'abord ; elle ne passe aux solides que par solution de continuité.

La dégénération n'est point uniforme, ni dans ses invasions, ni dans ses progrès, ni dans le siége qu'elle affecte : quelquefois elle reste cachée, et comme ensevelie dans son élément primitif ; quelquefois elle s'annonce par une vomique, suite d'une maladie avortée ou mal guérie ; elle peut se porter sur les organes les plus distincts par leurs formes et leurs fonctions ; elle peut apparaître tout-à-coup dans toute son horreur, ou couver lentement, et ruiner peu à peu toute l'économie.

Trois choses sont nécessaires pour la domter ; saisir l'instant, distinguer le principe du mal, le combattre par des moyens opposés à sa nature. Or, quels sont ces moyens ?

MÉTHODE.

La phthisie naît de la sécheresse comme de la pléthore, de l'irritabilité comme de l'inertie, de l'acrimonie des humeurs comme de leur densité. Il est évident que l'humectation, nécessaire dans un cas, serait meurtrière dans l'autre, et que, dans les deux, il faut prévenir la purulence, c'est-à-dire la dégénération, et remonter le système.

Il s'ensuit qu'il y a des remèdes particuliers et des remèdes généraux.

Si le tempérament est irritable, mobile et sec, on peut suivre impunément l'usage, mais non pas exclusivement. Aux boissons qu'on a coutume de prescrire, ajoutez le jus de carottes; mêlez ce jus au sirop pectoral. Le fond de ce sirop est un choix de substances âcres et antiscorbutiques. Dans les épaississemens muqueux et lymphatiques, qui sont la première invasion, pour augmenter encore l'énergie et l'activité de ces substances, ajoutez, sur une pinte de sirop, un grain de muriate suroxigéné de mercure. Cette potion peut être réitérée jusqu'à trois fois, depuis un demi-verre jusqu'à un verre entier, mêlée d'une cuillerée à bouche du sirop ci-dessus. Joignez au sirop les bouillons médicamenteux, et, suivant l'occurrence, alternez. Dans le cas où le malade ne pourrait supporter à la fois l'un et l'autre, prenez garde au moins qu'ils ne se trouvent ensemble dans l'estomac. Les bains doivent être saturés de substances aromatiques, la rue (*ruta major*), la centaurée, l'absinthe, la lavande, la sauge, le camédris, le chamépithys. Le même bain, réchauffé, peut servir plusieurs jours : joignez-y les frictions, avec de fort vinaigre, aux pieds. Exercez l'estomac, avec des baumes et l'ipécacuanha, dans la surabondance pituiteuse ; dans les tempéramens mous à fibre relâchée, employez l'antimoine cru, avec les absorbans et l'extrait de rhubarbe. N'oubliez point le liniment fortement tonique et antiseptique, la teinture très-forte de quinquina, saturée de camphre, de musc et de sel ammoniac. Faites des frictions à main nue sur toutes les parties charnues et musculeuses. Tempérez l'acrimonie par de fortes décoctions de pois chiches torréfiés, en guise de café, et légèrement imprégnées de lait. Que tout se balance selon le besoin.

A ceux dont la tête est surchargée d'humidité, et dont les excrétions nasales s'arrêtent, pour se jeter dans le poumon, ordonnez les cucufes aromatisées, le sirop fondant, dépurant, sudorifique de la formule, les extraits des espèces les plus appropriées à ce genre de lésion ou de dégénération. Rendez-vous maître de la fièvre, de quelque type qu'elle soit, nerveuse, symptomatique ou autre, par les frictions de quinquina, camphre, musc, teinture de castoréum et opium : seul moyen de la combattre avec avantage. Si l'on voit dans tous les mouvemens fébriles, toujours symptomatiques, des lésions internes, avec les dégénérations viciées qui les accompagnent, ajoutez-y les moyens généraux, tels qu'ils seront déterminés par les circonstances, les rubéfians, mais seulement par intervalles sur toute la surface du corps, même les exutoires avant l'entier développement : car alors ils ne font que hâter l'épuisement et la consomption. Point de palliatifs ; ce sont des auxiliaires, et non des ennemis, que vous suscitez au mal. C'est dans la sphère des moyens héroïques qu'il faut chercher jusqu'aux moindres moyens. Surtout, je l'ai dit, et c'est le point capital peut-être, ne laissez pas échapper l'occasion : une voie de salut vous est ouverte aujourd'hui, peut-être sera-t-elle fermée demain. Reconnaissez d'un coup d'œil ce que peut devenir une indisposition légère qui s'obstine contre vous, et reparaît après une courte absence.

Les frictions sèches, générales ou particulières, l'usage de la brosse anglaise, la ciguë et la rue fraîche, mêlées avec l'huile animale de Dippel, appliquées sur un organe paresseux, pour lui rendre l'action qu'il a perdue, appartiennent à toutes les catégories. Quand l'humeur viciée affecte une partie du corps, même le poumon, l'application de la glace est un des plus sûrs et des plus puissans réactifs que je connaisse. J'ai cité plus d'une fois, et je me plais à citer encore, l'exemple de madame Sarrus, soit que la respectueuse amitié que je professe pour elle la présente plus fréquemment à ma pensée, soit aussi que cette cure m'ait fait plus d'honneur qu'aucune autre; et, dans les affections même les plus douces, l'amour-propre, comme on sait, ne perd jamais ses droits. Madame Sarrus, déjà dans un âge avancé, était sujette, dès l'enfance, à des boutons, à des rougeurs, indices de l'âcreté du sang. Des douleurs rhumatismales étaient venues augmenter la somme de ses maux. Depuis quatre mois, les simptômes étaient des plus alarmans : désordre dans les digestions, vomissemens continuels, météorisation du ventre, crachats purulens et sanglans ; le foie était prodigieusement gonflé. J'avais proposé l'application de la glace ; mais la malade s'était constamment obstinée à repousser ce topique. Vaincue par mes instances et par la violence du mal, abandonnée par tous les médecins, entre autres par l'un des plus illustres et des plus justement renommés (le docteur Portal), elle consentit enfin à ce qu'elle avait si opiniâtrement refusé. Je voulus que l'effet du remède eût des témoins. Les docteurs Faure, Duval, Germignac, tous mes amis, assistèrent à cette cure d'un genre nouveau ; ils virent le hoquet et le vomissement miraculeusement suspendus, et la malade prendre aussitôt quelques alimens qui passèrent. Je renouvelai ce moyen plusieurs jours de suite ; la glace était du poids de six à huit livres grossièrement pilée, et toujours appliquée sur la région du foie ; le calme reparut peu à peu, et la nature, quoique épuisée par l'âge et la douleur, retrouva un peu de son énergie. Madame la comtesse de Souham est un autre témoignage vivant de l'efficacité de mes méthodes. On en désespérait aussi, on avait aussi prononcé son arrêt; et, lorsqu'elle reparut dans le monde, on fut sur le point de lui contester à elle-même sa résurrection. Ailleurs, ceux-mêmes qui l'avaient abandonnée ne rougissaient point d'attribuer à leurs soins cette cure, dont ils refusaient, en d'autres occasions, d'admettre la réalité.

Le régime diététique doit être approprié aux remèdes. Il impliquerait que ce régime tendît à l'affaissement, pendant que les remèdes tendraient à la confortation, ou qu'il épaissît les humeurs que les remèdes tendraient à dissoudre et dessécher. Ainsi, peu, très-peu de boissons, l'eau émétisée, à la dose d'un grain sur huit pintes, pour boisson, même aux repas, les meilleures viandes, les plus substantielles, rôties ou bouillies, blanches ou noires, (sans respect pour les vieilles habitudes de ceux qui écorchaient cruellement un poulet pour lui ôter le précieux mucilage de la peau,) il n'importe, pourvu que l'estomac se les approprie: voilà le but. C'est la nutrition qui importe, et non

point la qualité de ce qui sert à la nutrition. Un aliment grossier et insipide, qui se
digère, est bon ; un aliment délicat, qui,
par de fausses digestions, tendrait à l'acidité
ou à l'incalescence, est mauvais. On rira
peut-être de me voir conseiller les salaisons;
mais j'ai l'exemple de madame de Souham,
qui, à l'insu de son mari, et par mon ordre,
faisait du saucisson d'Arles la base de sa
nourriture; en général, peu ou point de pois-
son, enfin régime très-sec et même ardent.

Tout cela, j'en conviens, s'écarte beaucoup de l'usage; mais la première loi, c'est
le succès, comme l'expérience est le premier guide. Ceux qui se sont faits les apôtres
des méthodes anciennes, ne veulent point
réfléchir que ces méthodes furent nouvelles
un jour. Que les suites de leur scrupuleuse
docilité leur ouvrent enfin les yeux, et que
les victimes d'un respect superstitieux pour
des coutumes abrogées par la raison parlent
enfin à leur cœur !

Je ne terminerai point ce traité sans élever ma voix contre une erreur trop commune dont un grand nombre de bons esprits

sont encore infectés, erreur meurtrière en effet, puisqu'elle affaiblit l'humanité par la crainte, et livre, pour ainsi dire, à la mort la victime sans défense. Cette erreur si condamnable, ce préjugé si funeste, c'est l'opinion que la phthisie pulmonaire se communique par le contact. L'illustre Morgagni n'en fut pas exempt; il le déclare lui-même, et nous devons attribuer peut-être à cette erreur d'un grand homme le peu de progrès de la science, jusqu'à nos jours. J'ai presque dit jusqu'à moi. Autrefois on brûlait toutes les hardes et tous les meubles qui avaient appartenu aux personnes mortes de phthisie ; aujourd'hui l'on se contente de les vendre : innovation barbare, si la maladie était contagieuse. Il semble que la cause première de cette erreur soit le faux jour sous lequel on envisage les fonctions du poumon dans la phthisie. S'il en est le siége en effet plutôt que l'égout, tout ce qui l'affectera spécialement, tout ce qui pourra infecter ou obstruer les voies aériennes, sera une cause de phthisie : mais le mal est dans les humeurs ; son premier réservoir est dans le tissu vasculaire : c'est contre le principe vital surtout qu'il dirige ses atteintes; il ne peut donc se communiquer qu'avec la vie par dégénération accidentelle, comme par suite d'autres maladies.

Il faut avouer que la cohabitation a quelquefois produit cet effet, mais seulement dans les sujets manifestement disposés à des affections de ce genre. Ici, je vois plutôt un développement qu'une transformation. Où les combustibles sont accumulés, il suffit d'une étincelle pour exciter un vaste incendie; où les élémens de dégénération existent, il suffit d'un mobile pour produire la dégénération. J'avais un ami, un ami tel que je n'en retrouverai point d'autre, M. Duvivier de Lausac; il mourut de la poitrine. J'assistai à ses derniers momens : plus d'une fois mes lèvres se collèrent sur les siennes; plus d'une fois, pendant le cours de sa maladie, j'aspirai son haleine. Ce n'était pas seulement en moi l'entraînement de la douleur, c'était le calcul de l'amitié : je voulais lui rendre le passage moins difficile, en lui laissant ignorer le danger. Je le savais imbu du préjugé commun; dans sa pensée, un médecin n'aurait point osé humer l'haleine d'un phthisique. Il s'éteignit dans mes bras comme un enfant; et, si je ne pus lui épargner la mort, je sus du moins la rendre moins douloureuse.

Encore un mot, et je me tairai jusqu'à ce que les cris de la satire me forcent à reprendre la parole; car elle ne se manquera pas à elle-même, je le sais, dans une si belle occasion de mordre et de dénigrer; mais, avant de lui céder la place, qu'il soit dit que j'ai une bonne fois manifesté toute ma pensée. Elle a de l'espace et du temps assez pour prendre sa revanche.

Puisque j'ai parlé de science, il faut que je confesse que j'en connais de deux sortes : l'une pleine de pompe, d'éclat et d'ostentation dans tout son air, mais aride, sèche, et débile au fond; l'autre, plus simple, plus humble, plus populaire, si j'ose le dire, mais vigoureuse de sa nature, et riche en résultats : la première commande l'admiration, l'autre demande la confiance; elle sait qu'on peut surprendre, et, en quelque sorte, extorquer un laurier académique; mais que la reconnaissance est un sentiment libre, un

hommage qu'on n'achète que par le bienfait.

On ne manquera point de me dire qu'il
n'appartient qu'à Hippocrate de tracer le
caractère du véritable médecin, comme il
n'appartenait qu'à Cicéron de tracer le caractère du véritable orateur. Je répondrai
que ce n'est pas en maître que je parle, mais
en observateur, et, qu'au demeurant, la
communauté d'intérêts est un titre pour
s'occuper des intérêts communs.

On s'est fait une médecine pour chaque
condition, je dirai presque pour chaque
maison, et c'est Plutus qui sert de guide à
Esculape; avec une telle manière de penser
et d'agir, on est bien près de la bassesse. Je
le demande : qu'est-ce qu'un médecin de
ruelle ou de salon? Qu'a-t-il à faire au milieu de cet essaim doré? si ce n'est d'encen-
ser des ridicules, ou de flatter des caprices.
C'est dans l'asile de l'indigence, c'est dans
ces masures qui s'ouvrent au malheur, pour
l'aggraver quelquefois, c'est là qu'est votre
poste. C'est là que vous recueillerez ces observations précieuses qui avancent la marche
de l'art. L'humanité y gagnera autant que la

science ; et j'oserai ajouter que la dignité du
médecin n'y perdra point, à moins toutefois
que vous ne la placiez dans des complaisances serviles, et que vous ne borniez vos
fonctions à caresser des imaginations fan-
tasques et à stimuler des estomacs blasés.
On me répondra qu'il est plus doux et surtout plus facile de suivre le torrent ; que les
malheureux n'ont point des pensions, des
titres, des trésors à donner, mais des bénédictions, triste présent, inutile tribut. Au
moins si ces hommes aussi avides d'honneurs,
aussi chatouilleux sur leur renommée, qui
ne déclinent jamais leur nom, sans l'escorter
d'une vingtaine d'académies, daignaient une
fois s'apercevoir de la flétrissure imprimée à
leur état, du joug honteux qui pèse sur leurs
têtes ! S'ils daignaient réfléchir que cette
profession royale autrefois et même divine,
est à peine maintenant comptée au rang des
professions libérales, assimilée par l'impôt
de la patente au fripier et à l'artisan, peut-
être tourneraient-ils les yeux vers le véritable honneur ; et, le préférant à de vaines
pompes, ils ne rechercheraient point le superflu, quand ils manquent du nécessaire.

Jamais l'occasion fut-elle plus favorable à
de tels projets? Un roi sage et véritablement grand préside à nos destinées. Ami
des arts, qui charmèrent long-temps sa retraite, il sait que la liberté est de leur essence. Les faveurs dont il a comblé le bar-
reau seraient d'un bon augure pour une profession qui ne le cède à celle de l'avocat,
ni en utilité, ni en dignité. La patente des
médecins rend témoignage de ces jours de
deuil et d'infamie dont nous avons été les
témoins et les victimes. Où la garantie du
talent manquait, l'argent servait de garantie : à cette horrible époque on n'en connaissait point d'autre. Brillans académiciens,
doctes littérateurs, démonstrateurs pleins
de faconde, voilà du moins un but, un prix
digne de vos efforts. Osez vous affranchir,
nous affranchir avec vous, et montrez-vous
une fois zélés pour autre chose que pour la
richesse.

J'ai dit des vérités dures, et j'en avais le
droit. L'injustice de quelques-uns m'a ir-
rité; pendant vingt-quatre ans, j'ai gratui-
tement exercé la médecine, c'est qu'on ne
l'exerce bien qu'ainsi. Ma mauvaise fortune

m'a, je l'avoue, arraché à ces douces et nobles habitudes; et, comme un autre, je me suis fait sujet de la patente. Mais en accordant quelque chose à mes besoins, je sais aussi ce que je dois à l'humanité. Maintenant que chacun se juge et fasse sa part.

Des effets de l'habitude.

Rechercher le plaisir et fuir la douleur, c'est le double caractère des êtres sensibles. Mais ce double caractère éclate principalement dans l'homme, parce que la douleur et le plaisir entrent dans son âme par un plus grand nombre de voies. Comme il n'a point proprement de goût inné, il a tous les goûts acquis. Comme il manque de dispositions spéciales, il a toutes les dispositions que l'exemple peut donner.

Sa constitution physique aide beaucoup à cette multiplicité de goûts et de penchans : car elle se prête à tous les régimes. Seul de tous les animaux, l'homme vit sous le pôle et sous la ligne; il se nourrit de végétaux et d'animaux; il boit également le suc de la vigne et du palmier, le lait de ses cavales et l'huile des cétacées. Il assimile toutes les substances à sa substance. Destiné aux grandes entreprises et aux voyages lointains, il a bien fallu qu'il trouvât, dans la flexibilité de son être, un préservatif contre les intempéries de toutes les sortes, et contre les nombreuses familles de maladies qu'elles enfantent. C'est en le composant de tous les élémens qui entrent dans les organisations les plus opposées, que la nature a formé le citoyen universel du globe.

Tels sont les faits sur lesquels doit s'appuyer la pratique, dans tout ce qui touche à la conservation ou à la perfection de notre être ; et l'éducation physique ne saurait avoir d'autre base. Si les peuples de l'antiquité l'emportaient sur nous en tant de choses, c'est parce qu'ils pressentaient, dès les premiers essais de la vie, cette universalité de fonctions auxquelles chaque homme est appelé. Ils ne dressaient point de machines pour un métier, ils ne renfermaient point leur existence dans une faculté unique ; ils n'étaient point hommes à demi.

Mais il semble à nos hommes d'aujourd'hui qu'ils sont nés pour une fonction , pour un pays, pour un climat. Ils prennent racine dans la condition où le sort les a placés, comme si cette condition était nécessairement immuable. Ils adoptent exclusivement le régime diététique qu'ils trouvent établi, comme s'ils avaient parole des événemens que jamais aucune révolution des hommes ne les transportera sous un autre ciel, comme s'ils avaient parole de la nature, que ce ciel et ce sol même où ils sont nés n'éprouveront jamais d'altération.

La plupart des maladies naissent de cette pernicieuse uniformité. On se hâte de les rejeter sur les influences des saisons, et l'on ne parle point de l'influence des habitudes.

Il se passe tous les jours sous nos yeux une chose bien faite pour nous désabuser, si quelque chose au monde pouvait balancer le pouvoir de l'habitude.

On ne doute point que les femmes ne soient d'un tempérament plus délicat que nous, qu'elles ne soient sujettes à des impressions qui nous effleurent à peine, qu'il n'y ait plus de mobilité et d'irritabilité dans leur système nerveux, plus de mollesse dans

le tissu de leur peau, plus de faiblesse en
général dans toute leur organisation. Elles
ont toutes les maladies que nous avons, et
d'autres que nous n'avons point. Je leur
épargne la triste énumération de toutes les
influences qui les dominent, et je me l'é-
pargne à moi-même; d'ailleurs, je ne serais
pas sûr que cette énumération fût complète. Et pourtant les femmes bravent ces
intempéries qui nous épouvantent : elles se
présentent armées à la légère contre un ennemi que nous n'osons défier que sous une triple
cuirasse; c'est-à dire, pour parler sans figure, qu'elles n'opposent que de la batiste
et des tissus légers à la rigueur des saisons,
tandis que leurs maîtres par la force, avec
nos vastes poumons, nos muscles vigoureux,
et nos formes athlétiques, nous nous con-
damnons à ne faire un pas que revêtus de
flanelle et enveloppés dans six aunes de
drap. Et cependant leur vie n'est pas plus
courte, et nous ne voyons pas que leurs
infirmités croissent proportionnellement à
leur négligence.

Je me trompe néanmoins, quand je mets
tout en balance. En dépit de la nature,

c'est nous dont les infirmités sont les plus nombreuses. Ce serait peu si tant de précautions n'étaient qu'inutiles; mais elles sont funestes. Inventées contre la maladie, elles la provoquent; multipliées pour nous garantir des intempéries, elles nous y livrent sans défense. Qu'attendre en effet de ces vêtemens lourds qui nous accablent, si ce n'est une transpiration forcée, une chaleur sans mesure, une fièvre continue? On veut se garantir des rhumatismes: on les attire; on veut entretenir le corps dans une même température, et on s'affaiblit si bien qu'on devient incapable de résister au moindre changement de température. Si dans la maladie, ces précautions étaient indispensables, pourquoi les continuer quand la cause qui les commandait n'existe plus?

D'autres ayant entendu dire que l'eau est le premier dissolvant, se sont avisés de boire sans besoin, hors le repas, plusieurs grands verres d'eau. J'ai vu les santés les plus robustes succomber à ce nouveau genre de supplice. D'une chose bonne en soi, ils avaient trouvé le secret de faire un poison.

Quelques-uns se règlent comme une pendule. Boire et manger, se lever et se coucher aux mêmes heures, c'est à leurs yeux le *nec plus ultrà* de la sagesse. Il faudrait auparavant être bien sûr que l'on éprouvera les mêmes besoins aux mêmes heures, et que l'appétit, la soif et le sommeil viendront à point nommé, comme un valet au coup de sonnette du maître.

A la longue, toutes ces habitudes deviennent des besoins. Par un singulier contraste, on se trouve mal de les avoir prises, et on se trouverait mal d'y renoncer. Tout imparfaites, toutes vicieuses, toutes contraires au bonheur qu'elles puissent être, elles ne dominent pas avec moins d'empire. La nature, opprimée par elles, s'affaiblit, et s'altère insensiblement, ou plutôt elles nous font une nature nouvelle, mais vicieuse. Avant d'en changer, on devrait s'assurer au moins si celle que l'on se fait vaut celle qu'on abandonne (1).

____

(1) Nous pourrions mettre, au nombre des fléaux volontaires, l'usage si répandu, quelquefois utile, mais immodéré, du tabac. Par l'habitude, il livre à

Laissons couler la vie, puisque nous ne pouvons en arrêter le cours. Que peuvent toutes nos digues contre ce torrent ? Inégal dans son passage, mais constant dans son but, il nous entraîne au milieu de tous nos projets et de nos combinaisons profondes. Si quelquefois des courans étrangers viennent enfler ses eaux, mettons la nacelle sous quelque abri, j'y consens ; mais n'ayons pas la prétention de croire qu'il soit en notre pouvoir d'en augmenter la solidité. Que dirions-nous d'un navigateur qui, entraîné vers l'embouchure d'un fleuve, tenterait à force de rames de remonter vers la source, et perdrait à lutter ainsi, contre une force irrésistible, le temps qu'il pourrait employer mieux à considérer la beauté des rivages ?

Je supprimerais volontiers ces préceptes

---

des maux incalculables , qu'on rejette sur d'autres causes, des maux d'estomac, de mauvaises digestions, la perte de la mémoire, et presque l'imbécillité : je l'ai vu. Si l'homme pouvait se borner aux règles de la tempérance, il pourrait tirer avantage de bien des choses qui lui deviennent pernicieuses par l'abus.

d'une morale qu'on pourrait nommer épi-
curienne, si elle ne me fournissait pas l'occasion d'une remarque singulière. Entendez
ceux qui considèrent la vie comme le seul
bien, et ceux qui l'envisagent comme un
mal; convaincus, les uns de son prix, les
autres de son néant, ils concluront également que le trop de précautions est inutile
ou dangereux; et, divisés sur tout le reste,
ils s'accorderont au moins en ce point. Ceci
me fait une loi d'insister sur la puissance de
l'habitude; il est des choses qu'on dit toujours, et qu'on oublie toujours pour ne se
corriger jamais.

La puissance de l'habitude est telle, que
l'instinct même ne lui saurait résister. Créés
pour obéir à des appétits nécessaires, les
animaux oublient ces appétits pour de nouveaux qu'on leur donne. Lorsqu'un chien
voit une perdrix, il est naturellement porté
à courir vers elle, et lorsqu'il entend un
coup de fusil, il est naturellement porté à
s'enfuir. Au contraire, dressé par l'homme,
il s'arrête à la vue d'une perdrix, et accourt
quand il entend le coup de fusil qu'on tire
sur elle.

Pour l'homme, il est des habitudes indi-
viduelles, des habitudes locales, des habitudes nationales, des habitudes séculaires,
si j'ose le dire. Nous sommes conformés par
la nature, par nos passions, par l'exemple,
par le pays, par le siècle où nous vivons.
Une secrète correspondance s'établit entre
toutes les espèces de ces habitudes; cette
correspondance se montre même dans les
maladies. Elles régnent, pour ainsi dire, par
notre ordre; c'est nous qui les avons consti-
tuées, c'est de nous qu'elles tiennent leur
existence et leurs droits. Enfin, pour m'exprimer plus clairement, la mode fait des
maladies, comme elle fait des opinions.

Ce serait un chapitre bien long, bien
profond, bien curieux, que celui où seraient distinctement énumérés tous les rapports qui naissent de tant de causes, et les
rapports plus compliqués qu'enfantent ces
rapports. Toutes ces générations inaperçues, toutes ces mystérieuses combinaisons
d'élémens, recueillies dans des ordres divers,
présenteraient à l'œil de l'observateur le plus
riche tableau qui jamais soit sorti de la main
des hommes. Mais ce n'en est pas ici la

place, et d'ailleurs un pareil tableau demanderait un autre peintre. Je me borne à développer ce qu'on nommera mon paradoxe sur les maladies.

Il faut se rappeler ces siècles de ténèbres où les parlemens en robes rouges faisaient gravement le procès aux enchanteurs et aux sorciers. Un petit nombre de personnes doutaient alors qu'il n'y eût des enchanteurs et des sorciers. Ceux même qu'on brûlait comme tels ne doutaient pas qu'ils ne le fussent : les chroniques du temps sont pleines de tels faits. On y voit de pauvres ignorans confesser ingénument leurs relations avec l'esprit malin, et raconter, comme témoins oculaires, toutes les solennités des enfers. Il ne s'agit pas ici de prestiges chimériques, ni de croyance en des récits étrangers. Ceux qu'on accusait s'accusaient eux-mêmes, du moins pour la plupart ; juges, victimes et bourreaux, ils étaient tous de bonne foi.

Les manies qui nous assiègent n'ont pas ces sombres et hideuses couleurs ; mais, comme les fanatiques des temps passés, nous sommes en proie à des maux de notre invention. La mode établit aujourd'hui deux grandes maladies, les maladies nerveuses pour les adultes, et le croup pour les enfans. Il s'ensuit que la moindre affection morbifique s'appelle chez les uns spasme, et croup chez les autres. J'ai déjà prouvé combien ce mot de spasme était vague en soi : j'en ferai autant pour le croup : heureux si je puis déraciner ces deux fléaux ! car ils ont véritablement des racines, puisque c'est notre imagination qui les produit, qui les nourrit, qui les fait croître, et je dirais fleurir, si je ne craignais d'abuser de la métaphore.

Est-ce à dire que tous nos maux sont des maux imaginaires, arbitraires, purement subordonnés aux fantaisies de l'esprit, et qu'il dépend de nous de les éloigner ou de les retenir, de les abréger ou de les prolonger ? La conclusion serait ici trop étendue ; mais elle ne serait point défectueuse en tout. D'abord le régime curatif n'est pas le seul que nous devions nous prescrire : le régime préservatif a bien aussi son mérite ; il donne de plus grandes sûretés ; sous ce rapport, il est évident que nous pouvons beaucoup sur nos maux. Ensuite la manie de rapporter nos moindres affections à une certaine affection dominante, ne nous permet point le choix du remède après leur invasion. Nous distinguerions mieux les secours que demande la nature, si nous distinguions mieux les ennemis qui l'attaquent. Enfin l'imagination est une enchanteresse qui grossit et rapetisse les objets à son gré, les empreint de ses couleurs, les revêt de ses formes; et comme elle a le pouvoir de blesser, elle a celui de guérir.

Revenons au croup, car c'est là principalement le sujet de l'appendice qui se trouve à la suite de la *Méthode préservative.* J'ai vu la consternation des familles, et je me suis proposé d'y mettre un terme. Moi, médecin, j'ai voulu borner le domaine de la médecine : heureux si je pouvais lui enlever toutes ses provinces, une à une !

Le monde ne manque pas de charlatans, qui armés de leur élixir ou de leur secret, qui bien souvent n'en est pas un, jettent le gant à tous les maux. Je respecte fort ces nobles preux : mais ce n'est point un élixir, ni un secret merveilleux que je présente. C'est une pratique simple, facile, unie, populaire. Je l'exposerai sans phrases ; je l'enseignerai sans mystère. Quand il y a peu d'irritation, quelques grains de tartre stibié uni à l'opium liquide s'allient très bien avec le premier remède, pris à petites doses, et empêchent l'ennemi d'approcher : ce qui vaut mieux encore que de bonnes armes pour le combattre. Et, quoiqu'on ait mauvaise grâce à imiter ceux que l'on condamne, j'oserai dire à la manière des possesseurs de panacée, que les mères se rassurent ; que l'enfance croisse en paix sous leur douce tutelle ; le fléau est conjuré.

FIN DE LA PREMIÈRE PARTIE.

DEUXIÈME PARTIE

AVANT-PROPOS

SUR

LA MÉTHODE PRÉSERVATIVE.

Mon premier soin, en donnant au public
cette nouvelle édition, doit être de le remercier de l'accueil qu'il a fait à la première.
Il m'a prouvé, par cet accueil, qu'il tient
compte des motifs autant que des travaux,
et qu'à ses yeux comme aux miens, le salut
d'un homme est d'un prix aussi grand que
le plus beau livre.

De glorieux suffrages sont venus ennoblir
cette récompense déjà si noble (1), et un

----

(1) L'Académie Joséphine médico-chirurgicale de
Vienne a chargé son secrétaire-général de m'écrire,

souverain (1) a daigné mettre dans la balance tout le poids de son grand nom.

A ces témoignages éclatans se sont mêlés des avis salutaires, que je n'apprécie pas moins; car si les applaudissemens flattent l'écrivain, la critique l'éclaire, et il vaut autant, dans ce cas, être éclairé, que d'être flatté. Je saisis cette occasion pour témoigner ma reconnaissance à l'habile journaliste qui s'est fait l'interprète des vœux du public, en m'indiquant, dans mon ouvrage (2), une lacune que je serais heureux de remplir.

Cette lacune consiste dans l'omission des moyens préservatifs ; et l'on sentira toute l'importance de cette omission, pour peu que l'on veuille réfléchir aux avantages qui naîtraient d'un bon emploi de ces moyens :

---

au sujet de mon ouvrage, une lettre infiniment flatteuse, et que je conserverai toute ma vie, comme un monument d'indulgence.

(1) Sa Majesté le roi de Prusse, qui a daigné m'écrire de sa propre main.

(2) Journal du Commerce.

car, en médecine comme en politique, prévenir vaut mieux que réprimer.

J'ai touché, il est vrai, cette corde, dans
la première édition, mais comme en passant, et plutôt pour indiquer la carrière que
pour la parcourir.

Elle est maintenant ouverte devant moi,
cette carrière immense et si difficile, précisément à cause de sa vaste étendue : car l'aspect des limites est déjà un encouragement,
au lieu que dans un espace indéfini, la pensée se perd comme la vue ; en d'autres termes, si guérir est d'un homme, préserver
serait d'un dieu.....

Existe-t-il, en effet, une médecine préservative ? Il est certain que l'homme en a
le sentiment confus, et comme l'instinct.
J'en pourrais donner pour preuve l'usage
presque universel des talismans et des amulettes (1), usage approuvé par Galien et par
Boyle, qui témoigne s'en être servi lui-

____

(1) Les anciens donnaient à ces préservatifs les
noms d'*Amuleta phylacteria*. Les amulettes s'attachaient an col : celles de *Samothrace*, qui étaient les

même; et comme il est de notre nature de chercher à donner une couleur de sagesse à nos idées les moins sages, ce même auteur attribue la vertu des amulettes aux corpuscules volatils qui en émanent, lesquels s'insinuant dans les parties intérieures, n'agissent pas moins sur les fluides que sur les solides (1), et c'est ainsi qu'il affirme très-sérieusement que le jaspe rouge a la vertu d'arrêter les hémorragies, et que la cornaline, portée au col, guérit les palpitations du cœur. Que ce serait une médecine douce et facile, que celle qui, sans travail et sans dégoût, chasserait ainsi du corps tous les

---

plus fameuses, étaient des morceaux de fer où l'on avait imprimé l'image de quelque astre, et qui étaient enchâssés dans une bague; c'était un préservatif contre toutes sortes de maux; cependant ces anneaux étaient si communs à Athènes, du temps d'Aristophane, qu'on les achetait pour une drachme; il y avait aussi des talismans pris parmi les végétaux, comme cette racine que les Juifs suspendaient au nez des possédés.

(1) Boyle, *de Remediis specificis,* p. 100.

corpuscules impurs, pour n'en substituer que de salutaires et de balsamiques!

Malheureusement la nature est plus avare de ses biens, et les vertus occultes des talismans doivent être reléguées parmi les rêves des imaginations malades; car, en toutes choses, c'est l'impuissance de connaître le vrai, qui a produit le merveilleux.

Je voulais seulement prouver qu'il y a dans la raison de l'homme quelque chose qui l'avertit de l'existence, ou de la possibilité du moins, d'une médecine préservative. En ne tenant pas compte de ces superstitions dont je viens de parler, on peut du moins alléguer les mystérieuses prohibitions des Orientaux, qui toujours ont fait du régime diététique un précepte de religion, comme s'ils voulaient mettre l'ordre physique sous la sauve-garde de l'ordre moral.

On sait que les Egyptiens prenaient trois fois par mois des purgations et des vomitifs, non point qu'ils fussent régulièrement malades trois fois dans le mois, mais pour s'empêcher de le devenir; et que, dans le même esprit, Vespasien s'abstenait un jour sur trente de toute nourriture.

Les modernes sont plus divisés : quelques-uns, au lieu d'admettre les remèdes de précaution, pensent que la santé n'étant autre chose que l'harmonie et l'équilibre des différentes humeurs, faire des remèdes de précaution, c'est se jeter dans un péril évident de déranger cette harmonie et cet équilibre ; qu'il faut laisser à la nature l'arrangement et la proportion des humeurs ; que ce n'est pas à nous de décider si la partie globuleuse rouge du sang est ou n'est pas en rapport avec la partie séreuse ; si l'on doit retrancher la bile ou la pituite ; enfin, que de tels remèdes excitent très-souvent les maladies, loin de les prévenir.

Au milieu de ces opinions contraires, d'autres demeurent incertains, et en ceci, comme en bien d'autres choses, le nombre de ceux qui doutent est supérieur au nombre de ceux qui croyent ; car il faut bien que le doute ne soit pas pour l'esprit une situation aussi pénible que certains philosophes nous l'assurent, puisqu'elle est sa situation ordinaire, et par conséquent naturelle.

Ceux qui prétendent que tous nos maux

nous viennent des alimens semblent induire de ce principe que le corps n'est point corruptible de sa nature, ou bien que cet assemblage prodigieux, mais fragile, de leviers tirés par des cordes, de tuyaux et de machines hydrauliques, de glandes et de cryptes, de tissus et d'appareils divers, de tant de ressorts enfin qui se pressent et se co-ordonnent, exerçant l'un sur l'autre une action réciproque et simultanée, peut se conserver intact et durer par sa propre vertu, si rien n'arrête ou ne fausse leur action.

Ce sentiment est difficile à défendre; il est certain que la nature a destiné tout ce qui vit à la mort : *debemur morti nos nostraque*, dit le poëte; mais elle a enfermé dans des cercles inégaux la vie ordinaire de l'individu, pour chaque espèce; et comme ces inégalités ne tiennent pas à la grandeur des dimensions, ni à la solidité de la charpente, elles échappent aux calculs humains; aussi la nature a-t-elle caché quelqu'ennemi particulier dans la constitution de chaque espèce : cet ennemi naît avec l'individu et fait partie de son existence. C'est ainsi que la gourme est affectée au cheval au même âge à peu de chose près, la pépie à la poule, au chien la rage froide, qui est aussi une gourme qui l'épure, la petite-vérole à l'homme. Outre les maladies de l'espèce, il y a les maladies de la famille, ces tristes héritages que les générations transmettent aux générations, et qu'on retrouve dans toutes les habitudes vitales ; enfin il y a les maladies caractéristiques de chaque individu ; et je n'entends point parler ici des vices de conformation, ou des lésions organiques, mais des vices de complexion, c'est-à-dire de cette proportion dans les humeurs élémentaires, qui est particulière à chaque individu.

Il est clair que l'on ne saurait nous préserver d'un mal qui fait partie de notre nature ; autant vaudrait chercher un préservatif contre la mort. Il y a des chances quoique rares, pour transformer une maladie héréditaire, par la raison que si cette maladie fait partie de notre nature, c'est par exception, par abus, par une sorte d'alliance furtive. Les chances favorables sont en plus grand nombre, pour les maladies purement accidentelles, parce que la nature, au lieu de conspirer contre nous, comme dans les maladies propres à l'espèce ou même à la race, se met évidemment de notre parti. Ainsi plus la maladie s'individualise, je veux dire, plus elle s'éloigne de notre constitution générale, plus la nature nous suscite d'auxiliaires; et par conséquent nous encourage à nous en prémunir par un traitement préservatif (1).

---

(1) L'objet spécial de mon travail, ce sont précisément ces fermens secrets cachés dans les humeurs essentielles, comme je le prouverai dans la suite de cet ouvrage. Quant aux vices de conformation, est-il possible en effet de les rectifier? C'est un problême qu'il appartient à la nature seule de résoudre, parce qu'à elle seule appartient la connaissance du vice primitif d'où résulte la difformité. J'ai vu un homme très-bossu, père de six enfans, dont trois naquirent difformes comme leur père, et moururent de ce vice de conformation. Des espèces entières sont marquées d'une empreinte hideuse qui paraît cependant n'être point native. Les naturalistes citent la bosse du chameau. Comme il n'existe point de chameaux sauvavages, on ne peut savoir jusqu'à quel point les travaux habituels ont influé sur leur difformité, qui semble constituer l'espèce; peut-être qu'affranchissant, pendant quelques générations, des chameaux domestiques, de leur esclavage, verrait-on leur bosse s'obli-

L'on conclura de ce qui vient d'être dit que la médecine préservative n'est pas une utopie. J'entends par médecine préservative, non pas cet empirisme qui feint de croire à une complexion primitive, essentiellement inaltérable, mais qui s'altère par accident et à laquelle il offre de nous ramener, en étouffant tout germe d'altération; mais cette partie de la médecine curative qui n'attend pas le développement complet de ces germes pour les combattre, qui sait les démêler pour les saisir; les caractériser pour les isoler: je ne propose pas la panacée universelle, moi qui sais, par de nombreuses expériences, tout ce que l'âge, la complexion de l'individu, même sa position morale, apportent de modifications à un même fléau, et qui affirmerais volontiers qu'il faut une médecine, non-seulement pour chaque maladie, mais encore pour chaque malade, si je ne craignais que l'absence des règles ne suivît la multiplicité des divisions.

---

térer avec leurs javarts, qui semblent des stigmates d'une même servitude.

Je dis qu'il est possible, quoique difficile, de prévenir la manifestation complète d'un mal, lorsqu'à l'aide de sûrs indices, on a pu reconnaître le germe de ce mal; car, que deviendrez-vous, et de quoi vous préserverez-vous, si rien n'annonce un danger même lointain? Et de quelle arme ferez-vous choix contre un ennemi qui ne vous est pas connu? Il faut donc que cet ennemi ait paru déjà, car c'est avoir paru que d'avertir de sa prochaine apparition, et cet avertissement est déjà un signe certain, comme une menace est une agression. Il existe toujours une époque si rapprochée qu'on la suppose des premiers développemens de la vie, où la dégénération a commencé; époque vague, obscure, il est vrai, mais nécessairement postérieure à ses premiers développemens. Si le mal préexistant aux forces vitales les surpassait, il est clair qu'il préviendrait la vie; car de croire qu'il se manifeste précisément en même temps qu'elle, c'est concevoir une action sans objet, une attaque sans but. Ainsi le mal caché ne se montre que peu à peu; avant de se montrer, il couve long-temps et se déguise, et s'assi mile aux élémens constitutifs et s'enracine profondément. Quand il est accidentel, toutes les puissances de la vie se soulèvent pour le désigner; mais ici mêlé dès l'origine avec les humeurs salutaires, il a pris droit de naturalité parmi elles à l'aide d'une fraternité trompeuse, il a su les corrompre avant de les combattre.

Il n'y aura donc dans ma théorie rien d'absolu, je conviendrai que vouloir prévenir tous les maux serait d'un insensé, que prévenir un mal spécial avant qu'il ait paru, sur le simple soupçon qu'il pourrait paraître, serait d'un téméraire. Je ne veux point détourner la médecine de son acception naturelle qui est l'art de guérir, et l'on n'a nul besoin de guérir un mal qui n'existe pas. Le caractère unique de la médecine que je nomme préservative, c'est donc, à mon sens, non pas de préserver de tout mal, non pas même de préserver du mal à venir, mais d'arrêter les développemens d'un mal présent, quoique inerte encore: on conviendra que son objet ainsi restreint ne laisse pas d'être d'un grand intérêt.

Je n'ignore point que ceux qui vont à la

quête de ces expédiens qui dispensent de science et d'étude, se font gloire d'avoir trouvé un remède pour tous les maux (1), et que la fausse médecine a son remède universel, comme la fausse chimie a sa pierre philosophale.

Depuis que dans une de ses odes les plus vantées et les moins comprises, Pindare eut dit que l'eau est ce qu'il y a de meilleur dans la nature, on s'empara de cette sentence comme d'un axiome. Les médecins subirent la loi imposée par un poëte, comme un article de foi.

Ce culte de l'eau n'appartient pas seulement à l'antiquité, plusieurs modernes ont sur ce point dépassé les anciens. Frédéric

---

(1) Comme il y a quelquefois une Providence dans le hasard, il peut se faire, et il se fait que ces découvertes fortuites ne sont pas sans utilité. Pour avoir été trouvé sous vos pieds, ce diamant en est-il plus vil ? Ceux-là sont vils qui, ayant trouvé le diamant, c'est-à-dire un secret qui serait salutaire à l'humanité, le cachent avec soin, le renferment dans leur famille, et se font un patrimoine d'une spéculation sur la vie des hommes.

Hoffman a consacré un livre à la gloire de l'eau commune ; un autre savant, M. Hancocke, dans un discours intitulé *le Grand Fébrifuge*, a voulu que l'eau commune chassât les fièvres mieux que le quinquina. M. Smith, dans son *Traité des vertus médicales de l'eau commune*, lui attribue la vertu, je ne dis pas de guérir, mais de prévenir même toutes sortes de maladies : ainsi tout est excès.

Ce n'est pas que je prétende dépouiller l'eau de ses propriétés salutaires, et censurer la docte antiquité qui avait donné la qualification de *sacrées* aux fontaines et aux sources. Je conviens qu'il n'est pas de digestif qui soit comparable à l'eau ; qu'elle a la propriété de dissoudre les alimens quand les liqueurs spiritueuses racornissent ; que, par un double bienfait, en même temps qu'elle divise et prépare mieux qu'aucun autre dissolvant, la matière du chyle, elle est le véhicule le plus propre à conduire les sucs et les humeurs jusqu'aux dernières voies, et à pénétrer jusqu'aux obstructions. Je conviendrai qu'elle communique aux humeurs sa douceur et sa fluidité, qu'elle corrige l'âcreté

des sucs qui circulent dans nos vaisseaux,
qu'elle procure au sang une circulation facile
et tempérée; qu'elle l'humecte, le lubréfie,
le modère; qu'elle aide les ressorts des solides en l'augmentant; qu'elle seconde merveilleusement de toutes ses vertus les filtra-
tions si nécessaires à toute l'économie animale; qu'elle contribue éminemment à la
transpiration par la détente qu'elle procure,
détente si essentielle pour la santé, qu'aussitôt qu'elle est suspendue, la masse du sang
s'altère; enfin que, par tant d'utiles propriétés, l'eau doit tenir un rang distingué parmi
les choses les plus salutaires, les plus précieuses à l'homme.

Mais ceci ne ressemble-t-il pas à une am-
plification de rhétorique, plutôt qu'à une
dissertation scientifique? Et l'air, la lumière
et tous les autres élémens ne réclament-ils
pas une part à notre reconnaissance et à nos
hommages?

Enfin, si l'eau commune était ce qu'on
veut qu'elle soit, et que la nature nous eût
ainsi mis sous la main le remède, et même
le préservatif, nous aurait-elle en même
temps indiqué des remèdes plus curatifs,

plus spécifiques pour toutes les espèces de
maux ? L'on sera peut-être étonné de me
voir insister sur un tel point, comme si je
m'efforçais de prouver ce que personne
n'ignore ; mais ceux qui s'étonneraient, auraient sans doute oublié que l'existence des
spécifiques a été contestée aussi bien que
tant d'autres choses incontestables, et que
Boyle a été obligé de faire un livre pour les
prouver.

C'en est assez, je pense, sur un tel sujet,
quoique les erreurs de la science et les préjugés des esprits forts soient toujours bons
à montrer aux hommes (1). Je reviens aux

____

(1) Parce qu'on a dit, *la diète et l'eau c'est la médecine,* quelques docteurs modernes se sont dispensés
de toutes recherches ; et fondant à peu de frais leur
renommée sur l'abstinence, c'est en n'ordonnant rien
qu'ils ont cru mieux ordonner Il est en toutes choses
un juste milieu. C'est ce milieu qu'on oublie. L'eau
trop prodiguée affadit, la diète trop prolongée énerve.
On doit être fort réservé quand on trace des règles ;
car il se trouve toujours des hommes prêts à en abuser, et le faux zèle ne sait que convertir le bien
en mal.

Où en serait-on, si l'on suivait le précepte à la let-

conséquences des principes que j'ai posés,
savoir : qu'il existe réellement une médecine
préservative, que cette médecine est la
meilleure, quand elle est bien conçue; mais
que c'est mal la concevoir que d'en faire une
sorte de palladium; et que cette médecine
rentre par ses principes dans la médecine
curative, quoiqu'elle en diffère beaucoup
par ses procédés.

Le propre d'un bon système de défense,
c'est de se modeler sur le système d'attaque.
Lorsqu'on a vu par quelle furtive adresse,
l'ennemi s'est glissé parmi les élémens constitutifs; comment il les a insensiblement altérés, viciés, dénaturés; il faut, par une
semblable adresse, introduire parmi ces élémens un réparateur qui puisse insensiblement les restaurer, les épurer, les réformer
pour ainsi dire. Des moyens brusques réus-

---

tre dans toutes les maladies qui naissent d'un grand
excès d'humidité? Là un verre d'eau serait un poison;
anssi ai-je constamment prescrit, en pareil cas, pour
unique boisson, un peu de bon vin aux repas, et même
l'usage d'une liqueur forte et non sucrée, et j'en ai
retiré pour moi-même quelque avantage.

siraient mal, et j'en ai dit la raison : c'est que la nature est abusée, c'est que, par une fraude secrète, ses forces ont été détournées contre elle. Les alimens sont le premier agent qui s'offre à nous, car ce sont eux qui à la longue nous modifient. Dans le choix d'un conducteur propre à introduire dans notre substance tel principe que l'on désire, il n'en est point de préférable, et les médicamens eux-mêmes n'agissent que comme alimens.

Ici se présente une question qui divise depuis long temps les enfans d'Hippocrate, savoir : ce qui vaut mieux de la simplicité ou de la multiplicité des mets. J'ai honte de le dire, mais les plus habiles tombent dans d'étranges contradictions ; non toutefois que je les confonde tous avec ce médecin, dont parle Phocius, auteur d'un livre divisé en cent chapitres, dont les cinquante premiers établissent des doctrines réfutées par les cinquante suivans (1). Mais pourquoi ne ferions-nous pas ici l'aveu d'une des plus grandes, j'allais dire des plus honteuses maladies de

____

(1) Medicor. contradicent. Lib. 12.

l'esprit humain, qui, dans son empressement pour les découvertes, se hâte d'ériger une expérience en dogme, et de faire une règle générale d'un exemple particulier? Ce n'est point la sagesse qui commande cet empressement, qui force ces conséquences: c'est à la fois le sentiment du besoin que nous avons tous des vérités générales sans lesquelles il n'est point de science, et l'impatience d'arriver à ces vérités, et cet attrait des analogies qui sont la raison des esprits vulgaires et l'écueil des esprits supérieurs.

Je me hâte d'abandonner ces tristes considérations pour reprendre la question de la simplicité et de la pluralité des alimens. Question qui n'est pas encore résolue et ne le sera peut-être jamais d'une manière satisfaisante pour la saine raison.

Macrobe soutient le pour et le contre avec un talent égal, peut-être avec une égale bonne foi; tantôt il veut qu'un aliment unique se digère mieux et engendre moins de corruption; tantôt il soutient que la multiplicité des mets est plus convenable à la diversité des humeurs dont le corps humain se compose ; qu'une nourriture variée fournit des alimens aux différentes humeurs analogues au genre et à l'espèce de chacune ; au lieu qu'il est à craindre qu'une seule nourriture ne fasse prédominer une seule sorte d'humeur sur la masse totale.

Tschirnaüs est non-seulement opposé à la simplicité des alimens, mais il conseille encore d'entremêler ceux qui ont des qualités contraires ; le célèbre Hartsocker penche pour cet avis. D'après lui, le mélange d'alimens nombreux et variés par leur ensemble facilite la digestion : en s'insinuant l'un dans l'autre, ils produisent ainsi entre eux une fermentation qui tourne au salut du corps.

Tant de contradictions entrent dans la solution de ce problème, que je me borne à l'exposer, sans me flatter de le résoudre. Cependant il s'agit ici d'un des points capitaux du régime diététique, et par conséquent de la médecine préservative : tout ce que j'observerai, c'est qu'il y a des habitudes pour l'estomac, comme pour tous les autres organes; que, plus que tous les autres, l'estomac a ses sympathies, ses antipathies et ses caprices. Mais s'il fallait établir une règle, on pourrait dire que les habitudes lui rendent ses fonctions plus douces; que la nutrition n'étant qu'une assimilation, moins les substances assimilables seront compliquées, moins elles offriront de résistance; en deux mots que le travail sera plus facile et le résultat plus parfait.

Enfin nous cherchons ici des réparateurs; or, un réparateur unique est plutôt trouvé que plusieurs. Je n'ai pas besoin de dire que le choix ne doit pas être tellement exclusif que ce réparateur venant à manquer, toute restauration soit interdite. La nature est libérale dans ses productions, elle n'enfante guère une substance qui n'ait sinon son égale, au moins son analogue; d'un autre côté l'uniformité d'un aliment peut amener des dégoûts; on les aura prévenus en faisant choix d'avance d'un aliment de la même classe, et ce jeu des affinités n'a rien que de facile pour qui n'a pas négligé cette étude si vaste, si variée et toujours remplie de nouveaux attraits, sans laquelle la médecine ne serait qu'une

superstition ridicule, ou une pure abstraction (1).

Parmi tant de préservatifs, un surtout
que la nature nous indique elle-même par
sa constance à le mettre en pratique, c'est la
transpiration. Les anciens avaient saisi cet
indice, ils en avaient même tiré une science,

---

(1) En admettant l'aliment unique, est-ce dans le
règne animal, est-ce dans le végétal que nous irons le
choisir? Parce que l'homme n'a qu'un estomac, quelques philosophes veulent qu'il soit né carnivore; parce
qu'il n'a ni bec crochu, ni ongles pointus, ni dents
acérées, d'autres veulent qu'il soit né pour se nourrir
de fruits. Si la nature l'appelle à se repaître de chair
et de sang, dit Pythagore, déchire donc toi-même cet
agneau, mords ce bœuf, bois sa vie avec son sang.

Bon Pythagore, quel raisonnement est cela? Si la
chair crue répugne à mon estomac, les légumes crus
ne lui répugnent-ils pas quelquefois aussi? Mangerez-
vous avec un égal appétit tout ce que l'on vous offrira
et sans préparation? L'olive, sans être lessivée, est-
elle bonne? Goûterez-vous à ce froment, le seul aliment qui ne lasse jamais, sans que la meule ne l'ait
broyé, et sans que la cuisson n'en ait fait du pain?
C'est l'industrie qui approprie à notre substance et à
nos goûts les alimens de tous les ordres; car la nature
de l'homme, c'est l'art.

aujourd'hui tombée en désuétude, celle des frictions. Ils en distinguaient de fortes et de douces ,. de continues et d'interrompues ; les unes servaient à durcir la peau et forti-fier les muscles, d'autres à les ramollir, d'autres à les atténuer, d'autres à les répa-rer ; quelques-unes demandaient l'air et le soleil ; quelques autres l'ombre et un lieu bien clos ; elles se faisaient tantôt avec des huiles et des corps gras, avec la main à nu, ou avec des linges, ou du haut en bas, ou du bas en haut, transversalement, hori-zontalement, sans essences, ou avec des es-sences. Il fallait bien qu'on attachât une ex-trême importance à la diversité de ces modes, puisque Galien n'a pas dédaigné de les exposer dans une figure.

Comme l'esprit humain n'a jamais soup-çonné une vérité sans changer ce soupçon en certitude ; qu'il ne lui est jamais tombé en partage une chose utile, sans qu'il l'ait rendue dangereuse par de fausses applica-tions, ou des conséquences outrées, du sys-tème des frictions il a été naturellement conduit au système des transplantations, c'est-à-dire à l'art de détourner une maladie

d'un corps dans un autre. Il a porté l'excès
jusqu'à toute la régénération complète, en
sorte que d'un phénomène naturel, on a
passé à des théories qui n'étaient que subtiles et même ridicules, et de ces théories à
des cruautés superstitieuses comme la trans-
fusion.

Quand on supposerait pour un moment
l'existence d'un préservatif universel, ce
préservatif même n'aurait d'universel que le
nom, puisqu'il faudrait admettre des degrés
dans les doses, des modifications dans les
procédés ; puisqu'à moins de confondre
toutes les différences naturelles, l'âge, le
sexe, le climat entreraient comme élémens
dans la proportion qui ne pourrait être par
conséquent que variable : par où l'on voit
que l'universalité d'un préservatif n'est
qu'une pure abstraction qui disparaît dans
les procédés ; et l'on a beau mêler par la
pensée tous les contraires, si la méthode,
par cela seul qu'elle existe, vient effacer ce
mélange idéal et rendre à chaque chose sa
place naturelle, il ne restera que du vide.

Par quelle étrange témérité vouloir assujétir nos tempéramens à je ne sais quelle

règle fixe dont chaque phénomène dément la fixité ? Comment espérer de prévoir tous les maux à venir, quand tout change autour de nous, quand nous changeons nous-mêmes par cette continuelle rotation qui nous entraîne de gré ou de force ; quand la constitution de ce globe n'est pas exempte de changement ? Où sont-ils ces Gaulois dont la stature gigantesque épouvantait les légions de César (1) ? Est-il vrai aujourd'hui, comme du temps de Végèce (2) que les Romains ne sont pas comparables aux Allemands pour la hauteur de la taille, ni aux Espagnols pour la force et la vigueur ? Il ne s'est pas fait dans les esprits un moindre changement que dans les corps. Toute l'urbanité d'Athènes est transplantée dans cette

---

(1) Nam plerumque omnibus Gallis, pro magnitudine corporum suorum, brevitas nostra contemptui est. *Cæsar, de bello Gallorum,* lib. I.

(2) Quid adversùs Germanorum proceritatem brevitas romana potuisset tendere ? Hispanos quidem, non tantum numero, sed etiam viribus corporum nostris præstitisse manifestum est. *Veget., de re militari,* lib. I, c. 1.

Gaule que l'orateur romain qualifiait ainsi :
« Qu'y-a-t-il de plus sauvage que cette
« terre, de moins civilisé que ces villes,
« de plus farouche que ces nations? » (1)
Si le climat qui dépend de l'élévation du
pôle ne peut varier, au moins la température du climat varie étrangement ; des changemens ont eu lieu dans l'air que nous res-
pirons, dans cette couche de l'atmosphère
la plus voisine du globe terrestre qui nous
environne immédiatement et nous presse de
toutes parts. Il arrive à la longue des fermentations très-différentes dans les entrailles
de la terre. La composition de ce corps
mixte ne peut être altérée, que ses émanations ne modifient les régions particulières où elles se répandent. Les exhalaisons
des minéraux qui dominent, envahissent
une partie de la masse de l'air, pénètrent
avec elle dans notre substance, s'insinuent
dans notre sang, et changent les dispositions du corps. Les longues humidités, les

---

(1) Quid illis terris asperius ? Quid incultius oppi-
dis? Quid nationibus immanius? *Cic. Orat. de Prov.
Consul.*

longues sécheresses en affectant les corps encore tendres des enfans qui naissent alors, perpétuent dans la postérité de vicieuses influences. C'en est assez, je crois, pour garantir les esprits de cette superstition qui attribue à l'homme faible et fugitif, le pouvoir de créer autour de lui une nature invariable, et ce préservatif-là vaut bien celui qu'on s'évertue à chercher. S'il est vrai que la superstition soit le pire de tous nos maux, il ne faut point laisser à la médecine le glaive en la dépouillant du bouclier. Il est, comme je l'ai dit, des préservatifs, non pas universels, puisqu'alors il n'y aurait pas de médecine, ni antérieurs à tout indice du mal, puisqu'une substance quelconque ne peut qu'être attirée par les élémens étrangers qu'on y introduit en dépit d'elle; mais je crois à un art de préserver, c'est-à-dire de remettre la nature sur la voie, quand elle menace de s'égarer; de lui rendre ses habitudes premières, avant qu'elle en ait contracté de funestes; de l'aider à réagir contre une action ennemie qu'elle seconderait peut-être, si on l'abandonnait à elle-même.

Les principes de cet art sont partout et nulle part : je veux dire qu'un corps de doctrine, sur cet objet, n'étant qu'un recueil d'observations, toute la science est ici dans la sagacité de l'observateur, comme le secret de vaincre est dans l'instinct du grand capitaine : cependant qu'on ne m'accuse point de déprécier les livres ; il en est peu de bons, mais il en est, et ce sont ceux qui contiennent le plus de choses positives, ou en d'autres termes, qui s'appuyent le plus sur l'expérience. Mais oserai-je dire qu'il faut aussi se défier des livres dont la tendance naturelle est de former des faisceaux, de généraliser des accidens, de pallier des disparates. J'avertis au reste qu'en entrant dans la médecine préservative, l'on entre dans un champ tout nouveau ; malheureusement on l'a semé de ronces. Je vois celui-ci poursuivre tous les maux, quels qu'ils soient, la lancette à la main ; cet autre ne connaît que la purgation. Il semble qu'ils aient donné au genre humain le choix entre le poison et le fer. S'il y avait du vrai dans ces méthodes, en quinze jours on saurait le fin du fin. Il n'en fallut pas davantage

au maître de Gil-Blas pour l'endoctriner.
O bon Molière, où es-tu? Poursuivons ; car la
vérité ne perd pas de ses droits, parce que
le sophisme les a souvent usurpés ; et là,
comme ailleurs, il y a une légitimité hors
de l'atteinte des petites passions. Je poursuis.

Une fois développé, le mal a son caractère
et sa physionomie propres ; il n'est guère
possible de le méconnaître. Il s'est démas-
qué lui-même. Ici les règles sont tracées ;
et s'il est vrai qu'elles soient presque toujours incomplètes, elles sont du moins souvent justes. Il en est de même avant le développement du mal, et lorsque n'étant pas
appelé encore à le poursuivre, on est en
quelque sorte aux aguets pour le découvrir.
Là, plus de théories, ni d'autorités dogma-
tiques. C'est de la perspicacité qu'il faut.
Médecin, laisse là tes livres, apprends à tirer quelque chose de toi-même.

Il se présentera dans la suite de cet ouvrage plus d'une occasion d'étendre cette
double pensée, qu'il n'est pas de médecine
qui puisse être préservative dans le sens
qu'on peut attacher à ce mot, et qu'il est
pourtant une sorte de médecine d'observa-

tion, que les livres n'enseignent pas. Je désenchanterai, je l'avoue, cette partie mystérieuse de notre art ; mais ce n'est qu'en le désenchantant que l'on peut prouver qu'il est un art.

Je crois m'acquitter envers le public pour la bienveillance qu'il m'a témoignée, en publiant les deux lettres dont j'ai fait mention plus haut.

Lettre autographe du roi de Prusse :

« J'ai reçu, monsieur, le *Traité sur la Phthisie Pulmonaire* que vous m'avez présenté ; et appréciant les expériences que vous venez de publier, guidé par le désir de soulager l'humanité souffrante, je m'empresse de vous témoigner ma reconnaissance de ce que vous avez voulu me faire part de votre ouvrage.

Berlin, 1er avril 1818.

Signé Frédéric Guillaume. »

Lettre de l'Académie de Vienne.

« Monsieur, vous avez eu la bonté d'envoyer à l'Académie Joséphine médico-chirurgicale un exemplaire de votre excellente œuvre imprimée cette année sous le titre de *Théorie nouvelle de la Phthisie Pulmonaire,* et l'Académie m'a chargé de la commission honorable de vous remercier pour ce beau présent, et de vous assurer qu'elle est très-sensible de l'attention d'un savant si bien mérité.

Agréez, monsieur, l'assurance de la considération la plus distinguée avec laquelle j'ai l'honneur d'être votre très-humble serviteur.

Signé SCHMITH,
Secrétaire perpétuel. »

NOTE.

QUELQUEFOIS il faut renoncer à ses résolutions, pour céder la place à la volonté, ou aux sentimens qui doivent l'emporter sur nos intentions premières.

Mon dessein était de supprimer toutes les observations, comme un récitatif obligé, qui ne peut avoir un grand intérêt pour ceux qui nous sont étrangers. La première édition devait s'accompagner de preuves authentiques qui pussent devenir un témoignage assuré des cures que j'avais faites. J'avais conçu des craintes sur le jugement qu'en porteraient bien des gens, qui ne peuvent rien supporter qui ne se rattache à eux, et dont le courroux est si facile à allumer; c'est bien assez pour qu'ils se répandent en calomnies et en médisances. Il faut leur laisser ce domaine à exploiter : il est semé de fiel, d'iniquités et d'insultes. Cependant le bien de l'humanité doit l'emporter, et jamais l'on ne manque de trouver quelque digne appréciateur au moins de nos intentions, qui ne rachète par son jugement toute l'amertume dont la médiocrité nous abreuve : voilà ce qui m'est arrivé. Plusieurs de ceux qui illustrent la science, ceux que j'admire autant que je vénère, s'ils n'ont en tout partagé mon opinion, ont du moins applaudi aux sentimens d'humanité qui m'avaient guidé dans la recherche des vérités nouvelles que j'ai exposées, et ils m'ont tenu compte de mon travail et de mes peines. Quel plus ample dédommagement pourrais-je prétendre ? Puisque j'ai enrôlé sous ma bannière quelques-uns de ceux qui étaient capables de m'apprécier, alors je foule aux pieds quelques sauvageons, en les condamnant au mépris.

Je dois faire mention de M. Amiel de Pailbès, homme de lettres, qui me fera honneur, comme érudit en tout genre : il a exigé de moi une place dans ma deuxième édition, pour l'observation dont il est lui-même le sujet et le rédacteur. Ce n'est pas comme médecin qu'il porte la parole, mais bien comme un connaisseur consommé, qui, nourri des fleurs des belles-lettres, ne saurait être étranger à la science médicale.

Le tableau qu'il m'a fourni est l'épanchement d'un cœur généreux et délicat, qui cherche à prouver sa reconnaissance : seulement j'aurais désiré qu'il modifiât des expressions que sa gratitude a trop exaltées; il les a semées avec profusion pour célébrer sa guérison, qui était difficile sans doute, puisque tant d'autres avant moi avaient fait preuve d'impuissance. Je le laisse parler lui-même.

Je joins d'autres preuves vivantes à l'appui de celles-ci. Ces guérisons datent de l'époque de l'impression de la seconde édition : ce sont les seules dont je fais choix.

PREMIÈRE OBSERVATION.

Première lettre de M. Amiel de Pailhès à M. Lanthois, rue Taitbout, n° 20.

MALGRÉ que vous m'ayez dit, mon cher docteur, dans mon dernier voyage à Paris, où je venais vous rendre mille grâces des soins que vous m'avez prodigués, et de ma guérison, que vous ne voulez pas conserver d'observations dans votre seconde édition, que ce n'était qu'un froid récitatif obligé, où l'on ne parle que de soi; malgré toutes les autres raisons que vous avez alléguées, je ne puis, après de plus mûres réflexions, me ranger de votre avis, et je prends la liberté de vous donner le conseil d'en conserver quelques-unes des plus saillantes, comme un témoignage authentique et vrai ; mais surtout je demande, dans l'intérêt de l'humanité, que vous intercalliez la lettre ou l'observation que je donne sur ma maladie, jusqu'au moment où vous avez voulu prendre la peine de vous adjoindre à mes bonnes intentions de suivre votre nouvelle méthode, et que vous avez bien voulu m'aider, comme plus compétent, à choisir les moyens et à soutenir la progression des médicamens. Cette observation, rédigée sur mes notes journalières que j'ai eu soin de tenir, est d'autant plus concluante qu'elle a été faite par un malade, privé, au commencement, de tout secours de médecin, et guidé seulement par votre livre.

Rétractez-vous, je vous en conjure, mon cher docteur, de cette résolution : il serait trop fâcheux que tous ceux qui vous liront ne fussent pas déterminés par des exemples aussi frappans qu'ils sont positifs.

Veuillez agréer l'hommage de toute ma reconnaissance et les vœux que je fais pour votre bonheur.

Signé, AMIEL DE PAILHÈS,
rue Royale, n° 73.

Versailles, 19 septembre 1818.

Observation du malade.

MON CHER DOCTEUR,

APPRENANT que l'on va réimprimer votre admirable ouvrage, intitulé : *Nouvelle Théorie de la Phthisie pulmonaire*, je m'empresse de vous offrir le tribut de ma vive reconnaissance pour vos bienfaits, et d'ajouter mon témoignage à celui de tant de personnes qui, comme moi, ont éprouvé les salutaires effets des miracles qu'opère journellement votre méthode. Une absence de quelques jours m'a empêché de m'acquitter plus tôt de ce devoir.

Affligé d'une maladie chronique qui menaçait de

dégénérer en phthisie , et qui avait résisté avec opi—
niâtreté aux talens des meilleurs médecins anglais et
français , je m'étais fait une telle habitude de mes
souffrances que j'avais pris la résolution de ne plus
voir de gens de l'art , mais de m'en tenir , pour
tout moyen curatif, à un régime approprié à mon
mal, et de tout attendre de la médiation bienfaisante
de la nature, que je considérais comme plus puissante
dans la guérison de la plupart des maladies que toute
la science des plus habiles docteurs. Cependant , en
mai dernier, j'éprouvai un surcroît de souffrances
effrayant ; la crise s'annonça par une atrophie consomptive , avec faiblesse nerveuse, toux fréquente ,
respiration lente , entrecoupée , laborieuse , et expectoration copieuse de crachats qui indiquaient
une dégénération interne pituiteuse. J'étais dans cet
état quand un heureux hasard me procura la lecture
d'un vieux journal dans lequel on annonçait la pu-
blication de votre livre. Cette annonce piqua vivement ma curiosité. Je me procurai l'ouvrage et je le
lus avec avidité. Le traitement actif énergique , approprié à l'exaltation des humeurs et surtout à la
diathèse viciée que vous y recommandez, votre méthode , le style, les vastes connaissances physiologiques médicales et naturelles que vous y déployez
avec une sorte de profusion : tout me séduisit et entraîna mon esprit à l'évidence que votre théorie devait être non-seulement la meilleure , mais la seule

bonne. Peut-être l'amour - propre est-il entré pour
quelque chose dans ce jugement. Depuis quelques
années je me livre avec complaisance à la méditation de quelques idées sur la fluidité, la chaleur et
la lumière. C'est là une espèce d'idée dominante. Mes
notions m'ont paru avoir un rapport tellement direct
avec plusieurs de vos sublimes conceptions, que j'ai
cru trouver dans votre livre une élucidation médicale,
venue au secours de mes timides conjectures pour
les confirmer. D'ailleurs, l'expérience que j'avais
malheureusement faite de l'ancienne méthode,
m'ayant entièrement désabusé du traitement routinier
et de toutes les préparations pharmaceutiques d'u-
sage, je ne pouvais pas hésiter un moment à vous
donner la préférence. J'essayai donc de votre méthode, d'abord en tâtonnant ; mais à mesure
j'avançais avec plus d'assurance, et je puis affirmer que sans aucun secours doctoral, guidé
seulement par votre ouvrage et les lumières de ma
raison, je suis parvenu en moins de quinze jours à
opérer un mieux sensible. Ce premier et étonnant
succès me détermina à vous aller consulter, afin
de profiter plus particulièrement de votre expérience
et de vos rares talens. Nous concertâmes ensemble
mon traitement sur les seuls principes de la nouvelle
théorie dont vous avez enrichi le domaine de la médecine. Je l'ai suivi en tout avec une attention scrupuleuse dans l'espace de huit à dix jours. Votre li-

niment m'a fortifié et remonté le système nerveux, comme on remonte une machine mécanique avec des ressorts. Je n'ai jamais vu un médicament produire, dans un si court espace, un effet aussi prodigieux. Le sirop n° 1 a singulièrement facilité l'expectoration et a affranchi une partie de la poitrine des efforts excessifs qu'elle faisait pour chasser dehors la colle qui s'y accumulait. Celui n° 2, dont je continue l'usage, est le plus puissant incisif et dépuratif que je connaisse. Pour dire en deux mots mon opinion de vos remèdes , ils semblent se naturaliser dans le corps humain d'une manière merveilleuse , et y produire des prodiges. Malgré la connaissance que j'ai de votre modestie , j'ose et je dois proclamer ces vérités avec assurance, puisque je suis une preuve vivante des avantages qu'en peut retirer l'humanité souffrante. Il n'y a que trois mois que je vous ai vu pour la première fois (le 12 juin dernier); il n'est pas besoin de vous rappeler dans quel état j'étais alors. Le changement qui s'est opéré depuis m'étonne moi-même. Aujourd'hui, la santé paraît affermie ; elle est affranchie, du moins, des amertumes qui l'environnaient et enrayaient la vie. Je mange, bois et dors à souhait, enfin, toutes les fonctions et les propriétés vitales ont également repris leur cours naturel. Il ne me reste plus qu'une toux que je ne puis regarder en aucune manière que comme symptomatique, puisqu'elle n'a été influen-

cée par aucune des phases de la maladie, et que,
depuis environ six ans que je suis entré dans ma cinquième époque climatérique, la plus dangereuse de
toutes pour moi, elle s'est constamment soutenue à peu
près au même degré, ou n'a éprouvé que des fluctua-
tions momentanées. Je la considère donc comme purement mécanique, et je pourrais rapporter, en preuve
de mon opinion, plusieurs expériences que j'ai eu
la patience et la hardiesse de faire sur moi-même.

D'après ce qui précède, qui n'est que le résumé
exact des observations que j'ai eu lieu de mettre par
écrit durant le cours de ma maladie, vous m'avez
donc guéri, mon cher docteur, de tout ce qui était
guérissable en moi ; et ma cure doit être mise au
nombre de celles qui vous font le plus d'honneur.
Je me trompe ; ce n'est point une cure que vous avez
faite, c'est une vraie résurrection. Je vous autorise à
citer mon nom dans la nouvelle édition de votre
ouvrage, et à faire l'usage que vous croirez convenable
de cette lettre, en retranchant ce qui est inutile ; je
vous engage même, dans l'intérêt de l'humanité,
qui vous doit déjà tant, d'augmenter la dette, en
donnant de la publicité aux cures attestées que vous
avez opérées, afin que les savans, qui dédaignent,
souvent avec raison, de marcher sur une route nouvellement tracée, puissent être amenés, par le rapport favorable de tant de voyageurs auquel on l'a
fait parcourir avec avantage, à y faire quelques in-

cursions, et à profiter de vos judicieuses observations et de vos salutaires méthodes.

Permettez-moi, mon cher docteur, de saisir l'occasion qui s'offre naturellement, d'appeler votre attention sur une petite erreur qui s'est glissée dans la première édition de votre ouvrage, page 70, où vous dites que les fluides forment les cinq sixièmes du poids du corps humain; il paraît, d'après un passage que vous citez, page suivante, et extrait des premières éditions de Richerand, que vous avez partagé l'opinion de ce savant physiologiste; mais il a reconnu lui-même son erreur à cet égard dans les subséquentes, et dans la septième, qui est celle dont je me sers, il a porté la proportion des liquides aux solides à environ neuf dixièmes du poids du corps pour les premiers. Il donne pour raison de ce changement, une expérience dont il a intercallé un précis dans le même passage cité, dans lequel, après les mots, *« feuille de papier »*, il ajoute : *« un cadavre « du poids de cent-vingt livres, mis dans un four, « en fut retiré au bout de dix-sept jours, ré- « duit à douze livres de pesanteur. »* Je désire d'autant plus que vous mettiez votre livre en harmonie avec cette dernière opinion, si toutefois elle n'est pas en opposition avec les résultats de votre expérience, que mon ancien maître, une des lumières du Collége de Londres, le célèbre professeur Hooper, dans ses calculs des fluides du corps humain, approche plus de celle-ci que de la première.

Je vous renouvelle, mon cher docteur, mes senti-mens de gratitude, et je fais des vœux pour que la décsse Hygie, dont vous êtes le grand-prêtre sur la terre, vous accorde de longues années ; que la prospérité y ajoute ses bienfaits ! Vivez heureux et content ; personne ne le mérite mieux que vous, et ne le désire autant que moi. Recevez-en l'assurance, et celle de la haute considération avec laquelle je suis, mon cher docteur, votre très-humble serviteur,

AMIEL DE PAILHÈS.

IIe OBSERVATION.

*Lettre de madame Perrin à M. Lanthois, rue
Taitbout, n° 20.*

VOUS pouvez faire sonner bien haut la guérison
de mon cher fils. Depuis six mois il dépérissait visiblement en d'autres mains, et quand la Providence
me conduisit M. Duman, pour me parler de votre
nouvelle méthode, mon fils avait perdu les chairs,
les forces, l'appétit et le sommeil. Tousser, cracher,
était son occupation de jour et de nuit. En peu de
temps vous lui avez redonné la santé. Que peut une
mère reconnaissante pour un si grand bienfait?
Mon fils continue ses études, et vous l'aurez conduit
à illustrer peut-être un jour la brillante carrière
qu'il veut parcourir. Persistez, monsieur, au soulagement de l'humanité; faites des cures réputées im-
possibles. La mère, le fils vous bénissent, vous
désigneront à toute la capitale comme le seul qui
ayez connu jusqu'ici une maladie qui moissonnait
mon fils à 18 ans. Vous me l'avez rendu à la vie;
qui pourrait douter de votre talent? nous serions ici
pour le convaincre. La méchanceté ne peut vous attaquer; vos armes sont triomphantes; tout le monde
vous doit bénir; vous faites le bien avec tant de dés-
intéressement!

Si vous ne voulez plus d'observations dans votre seconde édition, je vous prie au moins d'ajouter cette lettre pour ma satisfaction, pour votre gloire. Ce faible tribut est d'autant plus flatteur pour vous, que vos collègues, ceux qui illustrent la science et auxquels nous devons des éloges et de la reconnaissance, n'avaient pu modérer la maladie ; elle faisait même des progrès si rapides que le malade était jugé sans espoir. Mon fils et moi n'avons plus d'expressions pour dépeindre le bien que nous tenons de vous. Recevez l'assurance des sentimens les plus distingués de celle qui vous doit un si grand bienfait.

Votre très-humble servante,

Femme PERRIN,
rue de Lancry, n° 18.

Paris, 5 octobre 1818.

III° OBSERVATION.

MONSIEUR LE DOCTEUR,

Je dois à la bienveillance de M. Dest, intendant-général des Menus-Plaisirs du Roi, ma recommandation pour vous, monsieur ; et à vous, je vous dois la vie. Quelle reconnaissance pourrait égaler ce que vous avez fait pour moi : abandonné ou plutôt con-

21*

damné par M. F...., qui se donne pour médecin, peu s'en est fallu que je ne fusse sa victime.

Je dois des bénédictions à M. Dest; mais à vous, monsieur, que ne vous dois-je pas? Vous m'avez rendu à ma famille par une vraie résurrection.

Recevez, monsieur le docteur, mes sentimens de reconnaissance bien mérités.

J'ai l'honneur d'être, monsieur le docteur, avec le plus profond respect, votre très-humble et très-obéissant serviteur.

P. R. L. Donnet,
rue de Provence, n° 16.

Paris, 8 octobre 1818.

MÉTHODE

PRÉSERVATIVE.

———

Mon dessein était d'abord de m'en tenir aux deux parties de cet ouvrage, qui seules composaient la première édition ; j'avais pensé que la méthode préservative, sans être l'objet d'un traité spécial, s'y trouvait cependant sous une forme implicite ; mille choses échappées de ma plume, annonçaient mon opinion, sans l'exprimer ouvertement ; elle n'avait point dans mon livre une place choisie, mais elle était pourtant répandue partout, et se faisait pressentir avant que de se montrer ; j'avouerai que, soit paresse, soit méfiance de mes propres forces, j'aimais mieux laisser à d'autres le soin de la recueillir, que de lui donner en quelque sorte un corps, en la recueillant moi-même. Maintenant qu'une voix s'est fait entendre pour me demander ce complément comme une garantie de mes doctrines, ou même comme l'accomplissement d'un devoir, il faut bien que je tente de nouveaux hasards, et que je m'engage dans une carrière nouvelle, sous peine de perdre le prix qui se trouvait au bout de celle que j'ai parcourue.

Je ne redirai point ce que j'ai dit dans l'avant-propos de cette édition sur la nature de la médecine préservative, puisqu'à l'envisager dans toute la rigueur de son acception grammaticale, cette médecine n'exprimant qu'une idée sans objet, ne serait qu'un mot sans valeur; que l'on ne guérit point d'un mal qui n'existe pas encore; que toute guérison suppose au moins dans le mal un premier symptôme, lequel tant vague et obscur fût-il, est au fond un véritable développement; enfin qu'une seule chose distingue la médecine préservative de la médecine ordinaire, c'est qu'elle se hâte davantage : il était bon de combattre d'avance ces définitions fondées sur des étymologies, ces doctrines fondées sur des analogies, et toutes ces subtilités qui produisent les fausses sciences.

Les fausses sciences, c'est la maladie de l'esprit humain, la partie débile et chan-

celante de son histoire, l'écueil de ses progrès ; voilà ce qui la remet au point de départ
après une longue course , ce qui la replonge
dans l'abîme après tant d'efforts pour gravir
les hauteurs, ce qui fait que l'étude de la
nature est pour lui comme le tonneau des
Danaïdes, ou la roue d'Ixion. Pour quiconque aura suivi attentivement cette histoire
de l'esprit humain, la seule vraie, la seule
authentique , puisqu'elle se sert de monumens à elle-même, il restera prouvé que ce
n'est point proprement l'ignorance qui a
fait du mal aux hommes, mais le demi-savoir.
L'ignorance toute seule ne peut être un mal,
puisqu'elle n'est rien : elle devient un mal
quand elle prétend être quelque chose ; c'est
alors qu'on voit éclore ces monstrueuses
doctrines , que l'on n'ose se rappeler sans
frémir ou sans rougir. C'est alors que les ca-
balistes et les alchimistes, et leurs voisins les
scolastiques, rassemblant de chimériques matériaux, tirent en même temps des forces de
leur raison, un véritable ordre, et que leurs
rêves se montrent à nous sous l'apparence
des vérités, comme ces fantômes qui sous

des formes humaines apparaissent dans l'ombre à l'œil ébloui.

« Me préserve le ciel de grossir ce ténébreux catalogue en fondant une doctrine sur une hypothèse que notre nature dément, en donnant des règles à ce qui ne peut exister ! C'est éclairer que je veux ; c'est la vérité que je cherche.

« Il faut donc réduire à sa véritable valeur cette médecine préservative, objet de tant de recherches et de poursuites vaines ; il faut, s'il est quelque chose de caché sous cette dénomination, écarter le voile et saisir la réalité ; il faut, tout en désabusant les humains trop crédules, s'enquérir néanmoins si cette crédulité même ne repose pas sur quelque fait primitif qu'on aura mal conçu : il faut d'abord bannir la superstition qui obscurcit l'esprit, sans renoncer à cette religion de la vérité, hors de laquelle nous sommes au-dessous des brutes.

« Entendons-nous donc une bonne fois, pour ne pas être obligés de définir, et de diviser et de subdiviser sans cesse ou de rétrograder au milieu de notre course : *préserver,*

en médecine, ce n'est point empêcher qu'il
ne vienne aucun mal ; comment pourrait-on
l'empêcher (1), sans l'intervention d'un remède contre tous les maux possibles, d'un
remède à la fois actif et lent, à la fois tonique et délayant, à la fois dissolvant et
coagulant ; car il faut qu'il soit tout cela pour
être universel, et que semblable au dieu de
Spinosa, il réunisse tous les contraires ?

Préserver, c'est s'opposer à l'invasion du
mal, pour n'être pas obligé de le poursuivre
dans ses retranchemens : c'est le combattre
dans sa naissance, pour n'avoir pas à le combattre dans sa maturité ; c'est comprendre
qu'il est plus facile d'étouffer un germe que
d'arrêter un progrès ; c'est en définitive,
guérir dans la véritable acception du mot :
car ce qu'on nomme ordinairement une guérison, n'en est une que relativement ; et
souvent à considérer l'ensemble des choses,
pour un mal qu'elle a ôté, elle a introduit

____

(1) Ce remède unique, que tant de gens de mauvaise foi reproduisent depuis tant de siècles, pour
prouver qu'ils le possèdent, c'est du ressort des autorités.

mille germes de maux. Souvent la maladie a disparu, et la santé avec elle. Vous avez nétoyé l'édifice, mais je le vois chanceler, et bientôt il lui faudra un nouvel étai : au lieu d'une constitution réparée, je vois des forces abattues, des humeurs altérées, des ressorts sans action, des organes sans vigueur, et la vieillesse avec son douloureux cortége, dans la saison qui devait être consacrée aux joies.

Ces guérisons qui sont des maux, ces douleurs que la nature ne nous a point données, voilà ce qu'il est dans ma pensée, et j'ose dire en mon pouvoir de prévenir. Si je mesurais l'entreprise par la grandeur des résultats, je m'arrêterais effrayé; mais je la mesure par la simplicité des moyens qui me donnent de la confiance.

L'ordre des choses m'invite à ne discuter ces moyens qu'après avoir interrogé la nature sur les causes générales de nos maux. Pour procéder avec ordre entre ces causes, il en est de physiques, il en est de morales qui toutes ont des effets physiques, un surtout, lequel est l'objet spécial de ce travail; gardons-nous de penser que la phthisie toute

distincte qu'elle est de nos autres maux, avec
ses caractères généraux et ses nuances infinies, soit en effet une maladie première :
(cette expressson empruntée des sciences
exactes représentera mieux ma pensée).
Une maladie qui n'existe point par elle-
même, qui a besoin d'une maladie ou de
plusieurs autres maladies antécédentes pour
exister, qui, toute séparée qu'elle semble être
des autres, par ses formes et son allure, ne
laisse pas de toucher à toutes par ses racines,
me semble devoir être étudiée, si j'ose m'exprimer ainsi, hors d'elle-même. C'est dans
les caractères propres à celles qui l'ont engendrée qu'il faut démêler sa nature, et non
point dans cette complication souvent in-
nextricable de symptômes bizarres et de
progrès irréguliers. Je sais qu'elle est souvent héréditaire, mais ce n'est pas là une
objection, car l'hérédité n'étant qu'une maladie continuée, il faut considérer cette succession de complexions viciées, comme une
seule et même complexion, et remonter à
une première apparition, c'est-à-dire à un
premier germe.

Or, dans cette première apparition, l'on

ne trouve rien qui constitue un germe particulier, rien qui caractérise une cause in-
dépendante, c'est un résultat, un produit,
c'est ce qu'ont amené tous les fermens dépo-
sés dans le sang, toutes les secousses ressen-
ties par les nerfs, tous les délabremens
occasionés dans l'économie. La phthisie
existe à cause de ces altérations primitives,
avant que ces altérations augmentent à cause
d'elle : ceci paraîtra subtil et peut-être oi-
seux, ce qui est pis : nous aurons dans la
suite plus d'une occasion de nous convaincre qu'il n'y a rien là que de positif et même
de nécessaire.

Pascal a dit quelque part que l'homme
écrasé par la chute du ciel, serait encore plus
noble que le ciel qui l'écraserait, parce qu'il
sait qu'il meurt : sublime pensée, mais ce
n'est pas là tout l'homme. Puisqu'il y a dans la
certitude de la mort un témoignage de grandeur et de fragilité, il y a dans le sentiment
qu'elle fait naître un mélange de force et de
faiblesse : sous une même image se cachent
et notre déclin progressif et notre retour
vers une nature supérieure et immuable. Se
sentir mourir, c'est tendre vers le jour qui

n'a point de lendemain, mais c'est entrer
par la carrière des douleurs dans une éternelle immobilité. Entraînés par les inspirations de cette divinité que nous portons
en nous, vers un horizon sans limites, des
liens mortels nous retiennent à la terre, et
c'est ainsi que dans un éternel conflit, nous
redoutons la mort et nous voudrions échapper à la vie, tant il y a de mobilité dans
cette orgueilleuse et pourtant si fragile nature !

Mais tel est le résultat de l'organisation
dont nous sommes doués, que le sentiment
de notre fragilité nous est sans cesse présent,
et que celui de notre conservation nous arrive seulement par la méditation. La crainte
de mourir s'insinue dans toutes les affections
de notre âme pour les marquer de sa mélancolique empreinte, comme un poison
lent qu'on aurait mêlé à notre nourriture.
Au premier avertissement de la nature,
même au premier symptôme de quelque désordre intérieur, même à la première image
de destruction qui s'offre à nous, notre cœur
se remplit d'une amertume, que les diver-
sions des affaires, que le tumulte de la vie

ont bien le pouvoir de calmer un moment, mais qui se reproduit au sein des voluptés mêmes, pour en flétrir les roses, et en affadir les délices. Envain la mort a eu ses orateurs (1) et ses enthousiastes (2), et a paru si belle à l'un des plus beaux génies de l'antiquité (3), qu'il a osé dire que les dieux, pour nous engager à supporter la vie, nous avaient caché le bonheur de la quitter. Envain ce profond et spirituel philosophe, qui serait le premier du seizième siècle, si Montaigne n'eût pas écrit (4), exprime en ces termes éloquens son fier mépris de la vie : « Que servirait une plus longue vie ? « pour simplement vivre, respirer, manger, « boire, voir ce monde, faut-il tant de « temps ? Nous avons tout vu, su, goûté en

---

(1) Alcidamus.

(2) Hégésias, dont les disciples se tuaient pour le moindre dégoût de la vie.

(3) Victurosque Dei celant, ut vivere durent,
  Felix esse mori.

       PHARS, lib. IV, v. 518.)

(4) Charron, *de la Sagesse,* liv. I.

« peu de temps. Le sachant, vouloir tou-
« jours ou si long-temps le pratiquer, et
« toujours recommencer, à quoi est bon
« cela ? Qui ne se saoulerait de faire toujours
« une même chose ? S'il n'est fâcheux, pour
« le moins est-il superflu, pour y apprendre
« et profiter davantage ? Oh ! les bonnes
« gens que nous sommes, qui ne nous con-
« naîtrait ? Nous ménageons très-mal ce que
« l'on nous bâille, en perdons la plupart,
« l'employant non-seulement à vanité et
« inutilité, mais à malice et au vice. Et puis
« nous allons crier et nous plaindre que l'on
« ne nous en bâille pas assez. Et puis que sert
« ce tant grand amas de science et d'expé-
« rience, puisqu'il en faut enfin déloger, et
« délogeant, tout à un coup oublier et per-
« dre tout, ou bien mieux et autrement
« savoir tout ? » L'amour de la vie est plus
fort que tous les raisonnemens et toutes leurs
hyperboles. Et cependant nous la sentons
fuir, et fuir sans retour comme une liqueur
qui s'écoule goutte à goutte. Je me trompe
de dire l'amour de la vie ; c'est bien plutôt
la crainte de la mort. Je ne voudrais pas
mourir, disait Epicharme ; mais il m'impor-

terait peu d'être mort. Nous, tristes jouets de nous-mêmes, c'est le lendemain qui nous consume, c'est la prévoyance d'un avenir qui nous égare, derrière ce jour qui fuit se cache pour nous un lendemain, et derrière le lendemain l'immensité : alors combien notre pauvre cœur envoye de douleurs à notre esprit qui troublent son action, combien notre faible esprit envoye des rêves à notre cœur qui corrompent ses joies! Avenir nébuleux, reproches d'une conscience coupable, terreur d'un monde inconnu, vous êtes nos plus grandes misères, et nos misères sortent précisément de nos éminentes facultés; l'on couvre quelquefois d'un bandeau les yeux des animaux qui sont au bord d'un précipice afin qu'ils marchent sans crainte et d'un pied plus sûr, nous n'avons point de bandeau et le précipice est sous nos pieds, et nous en mesurons la profondeur, et il n'y a pas deux routes.

Une chose surtout redouble nos terreurs, ce sont ces apprêts, ces images, ces pompes menaçantes, et ces hideux trophées élevés à un ennemi qui au fond ne peut rien sur nous, puisque là où il est nous ne sommes

pas, et qu'où nous sommes il n'est pas (1).
Quelques heures passées avec réflexion dans
les catacombes suffisent pour flétrir toute
ma vie. Or, désenchanter la vie n'est-ce
pas la dénaturer, puisqu'elle ne se repaît
et ne s'entretient que d'illusions? Encore si
toute illusion disparaissait sans retour, les
faux épouvantails, comme les fausses ma-
gnificences, et que de tout ce lustre terni,
de toutes ces difformités effacées, il ne restât que la monotone végétation, l'insensibilité absolue! mais la mort vue de près est
loin de nous révéler la vérité toute entière;
un fantôme se dissipe, mais c'est pour faire
place à un autre fantôme, une lugubre erreur vient remplacer des erreurs charmantes.
Convaincus du néant de la vie, la plupart
des hommes ne savent point réfléchir au
néant de la mort. Une pensée unique, gla-
ciale comme la tombe, se fixe dans leur esprit, s'y arrête immobile, ils se transportent
non pas au-delà du tombeau, dans les

______

(1) In quo quid poterit esse mali, quum mors nec
ad vivos pertineat, nec ad mortuos ? *Cic. Tusc.
Quæst.*, lib. I.

champs infinis de la lumière, mais au fond du tombeau même, dans cet asile des froides ténèbres, d'une lente décomposition; au-delà de ce cercle de jours qui se ressemblent tous, ils ne voient que des chairs livides et des ossemens pourris, et arrêtant eux-mêmes l'essor de leur pensée impatiente de s'élancer dans des mondes éternels, ils se tapissent parmi leurs propres décombres et animent l'impassible mort des sentimens de la vie.

« Les flammes du bûcher te font peur, dit Lucrèce : ne sais-tu point que ce n'est pas toi qu'elles consumeront, et faut-il que tu juges d'un état qui n'est pas encore, avec les passions d'un état qui ne sera plus ? »

J'ai parlé jusqu'ici de ce mal commun à tous les âges, à tous les sexes, de ce chagrin profond qui fait frissonner l'enfance à la vue d'un tombeau, qui éclate dans l'âge mûr à l'apparition d'une ride. C'est à la philosophie qu'il appartient de nous rendre un courage d'homme, en nous prenant par la main pour nous rapprocher de l'objet redouté, comme font les bonnes mères envers un enfant pusillanime. Malheureusement la

philosophie n'est souvent qu'une institu-
trice perverse qui nous console de la vie par
le néant. Pour être vraiment elle-même,
c'est par l'image de la régénération qu'elle
pourra effacer celle de la destruction.

Mais la crainte de la mort, tout universelle qu'elle soit, n'est pas le seul poison
que nous portons en nous-mêmes : il y a de
plus la crainte de la douleur et de la peine;
il y a surtout la crainte de l'humiliation qui
est la plus redoutable de toutes les douleurs
pour les âmes délicates et sensibles; tantôt
l'orgueil découragé nous ôte nos forces,
tantôt l'orgueil soulevé les surmonte pour
nous pousser à la mort. Il y a le désespoir
qui abat, et le désespoir qui irrite; et l'un
et l'autre nous aveuglent.

L'on accuse surtout l'imagination de tous
ces torts de l'esprit : c'est elle, nous dit-on,
qui les produit et les aggrave, car notre vie
entière, c'est son ouvrage; elle nous la fait
charmante ou insupportable, ennuis et distractions, joies ou douleurs, tout est en
elle. Il est certain que son empire s'accroît
aux dépens de la raison, puisqu'elle n'a jamais plus de force que dans la faiblesse du

sexe et de l'âge. Ceci me fournit une remarque où je voudrais trouver un sujet de
consolation ; tout nous atteste que l'imagination des anciens était bien plus vive que la
nôtre ; et ne devait-il pas en être ainsi chez
des peuples qui nommaient *fureur* ce que
nous nommons amour? Ce *Cléombrote* qui se
précipita dans la mer par le seul effet de
la lecture du *Traité de Platon sur l'immortalité de l'âme*, trouverait aujourd'hui peu d'i-
mitateurs. Il est difficile de penser que l'enfer des Euménides fût aussi terrible que
notre enfer des Danaïdes, et pourtant il fallut qu'une loi expresse réduisît à quinze les
personnages du chœur dans la tragédie d'Es-
chyle, ou Athènes entière serait tombée
dans le délire; nous n'avons plus de Timo-
thée qui, au gré de son luth, irrite et apaise
les conquérans; et Therpandre serait de nos
jours mal reçu s'il prétendait calmer une sé-
dition avec l'harmonie musicale.

Il semblerait par ce seul exposé que les
anciens, plus susceptibles que nous d'impressions profondes, étaient aussi plus sujets
que nous à cette effrayante maladie dont
l'étude occupa ma vie entière. On a tant dit

que nous sommes au siècle des lumières,
qu'il faudra bien en croire quelque chose ;
ce qu'il y a de certain, c'est que l'imagination est détrônée, et que l'art cède le pas à
la science; avec une raison plus forte, avec
tous les matériaux fournis par l'expérience
des siècles, il semble que les écarts, et les
travers, et les manies, et tous ces ravages intérieurs que la passion va semant autour
d'elle, sont aujourd'hui plus rares; l'ivresse
en effet préfère des cerveaux vides. Qui
supputera cependant le nombre de ces êtres
disgraciés, triste rebut de la terre qu'ils sur-
chargent de leur inutile poids, malheureux
que glace d'avance la seule perspective du
tombeau; et le nombre de ces fous plus fa-
rouches qui, après avoir porté la vie sans
fruit, la déposent sans gloire ?

Me voici engagé dans le chemin des mo-
ralistes; c'est un chemin droit et sûr, et qui
n'est pas si étranger à la médecine que l'on
pourrait le penser.

Si je porte mes regards sur le caractère
de ma nation, ce caractère si aimable me
paraît avoir subi des changemens sensibles.
Chaque jour nous apporte la nouvelle de

quelque suicide bien froidement concerté, ou de quelque crime à faire dresser les cheveux aux générations futures. Nous ne sommes plus ce peuple enfant qui opposait le rire à la violence, et se vengeait d'un impôt par une chanson. Nos chansonniers sont rares et le sérieux les gagne eux-mêmes : il me semble lire au fond des âmes : dégoût ou désespoir. Les douces illusions nous auraient-elles donc fui sans retour ? Si j'examine maintenant le caractère particulier aux maladies de notre siècle, je m'aperçois qu'elles tiennent en général, de près ou de loin, à cette situation des esprits : affaissement ou irritation outre mesure, spasmes ou convulsions, consomption plus ou moins lente, en un mot phthisie. Faut-il le dire ? C'est là, n'en doutez pas, le contre-coup des secousses terribles qu'a essuyées notre France ; c'est aussi l'effet de ces substitutions violentes qui ont ébloui tous les yeux. Nous avons vu d'antiques colonnes enterrées dans la boue et dans le sang ; du sein des débris nous avons vu s'élever par enchantement des colosses d'or, et jamais la Fortune n'agita plus rapidement sa roue. Afin de rassu-

rer la conscience des peuples, il s'est trouvé
à point nommé une doctrine pour chaque
excès, et je ne connais point d'attentats dont
je n'aie lu quelque part les règles et les procédés, en style géométrique. De cette multitude de chocs et d'événemens, et de cette
confusion de systèmes, il a résulté un ébran-
lement général dans les affections des
peuples, dans leurs croyances, dans leurs
habitudes ; l'envie, habile en transformations, s'est emparée de l'égalité politique
pour en faire l'égalité absolue; l'ambition
qui compte toujours les succès et jamais les
revers, s'est enivrée des spectacles des fortunes nouvelles ; nul n'a voulu rester dans sa
condition ; et l'on ne peut désirer vivement
d'en sortir sans se rendre malheureux ; puis
quand il a fallu descendre, guérir de ces
rêves, nous ne l'avons pas été des désirs, ils
ont survécu, ce n'est que trop vrai, pour le
malheur de tous. Les rêves ne troublent plus
la raison, mais un secret mécontentement
reste comme une épine dans le cœur; quelques-uns foudroyés au milieu d'un plus noble
dévouement ont pu dire comme Brutus :
O vertu, tu n'es qu'un vain nom ! Rendus à

la terre de leurs aïeux, ceux-ci qui ne demandaient d'abord que sûreté, ont voulu aspirer à la puissance : tous le cœur aigri et ulcéré, ou se sont jetés à terre accablés sous le poids, ou ont erré à l'aventure, nourrissant encore de vaines espérances. Ces espérances trompées mais vivaces, et qui n'étaient pas sans motifs, et sans de nobles motifs ; ce dépit contre la nécessité que la justice même ne peut vaincre ; tout ce désordre de vœux et de craintes, ces amertumes, ces défiances, ces égaremens raisonnés et ces vagues inquiétudes, il est impossible qu'avec tant d'auxiliaires le mal affreux que je désigne n'ait pas fait d'inconcevables progrès.

L'on voit à quelle profondeur nous sommes obligés de fouiller dans le cœur humain pour découvrir les sources morales de nos maux physiques ; mais si déjà ce travail nous effraye, que sera-ce de la recherche des moyens préservatifs ? Ne s'aperçoit-on pas que, dans le premier travail, il n'a fallu que suivre une route tracée, et que pour l'autre il faut tracer une route nouvelle et périlleuse ? Quel bras assez puissant extirpera les venins que la nature a pris soin de nourrir? Il semble qu'une telle recherche ne soit pas de mon sujet, mais déjà j'ai pris soin d'avertir que j'étais sorti de mes limites : il n'est plus temps de regarder en arrière.

C'est un mot bien solennel que l'éducation des peuples, et pourtant ce mot retentit depuis long-temps à nos oreilles, et les frappe comme un vain son : c'est que nous lisons l'antiquité sans la comprendre.

Chez les peuples anciens, la loi, comme une mère jalouse, n'avait rien laissé à faire à cette autre loi qu'on nomme l'habitude : aussi ce fut une affaire d'état pour les Lacédémoniens qu'une nouvelle corde ajoutée à la lyre. Cette religieuse sollicitude est loin de nos mœurs, l'éducation chez nous est hors du domaine de la loi. L'éducation, c'est la culture de la mémoire, l'ornement de l'esprit dans un petit nombre. Je ne dis pas que cette culture ne soit bonne. Nous avons décrit et mesuré ce globe inconnu à ses premiers habitans, nous savons peser l'air qui l'environne, nous avons supputé la distance qui sépare du soleil notre habitation, et la place qu'elle occupe dans la foule des mondes ; hors le principe de vie qui ré-

siste à nos recherches et le principe d'intelligence qui se place au-dessus de nos sens,
la nature est partout la conquête du travail
et de la science : mais est-ce là l'éducation
des peuples ? non, c'est l'éducation des
individus.

L'éducation des peuples est par-dessus
toutes choses leur religion ; car le domaine
de la religion n'a pas de limites ; elle parle
où la loi se tait ; elle commande où la loi
déclare son impuissance ; c'est elle qui est
la loi interne et permanente, et comme la
discipline des pensées. Où elle cesse, tout
ce qu'elle avait su contenir se déchaîne, et
le chaos moral commence. Quand la religion
de Rome s'attiédit, ses citoyens ne trem-
blèrent plus de l'asservir, et du moment
qu'elle fut éteinte, ils ne mirent leur industrie tout entière qu'à inventer des choses
qui outragèrent le plus l'humanité.

Cependant l'homme est né religieux, précisément parce qu'il est né libre : c'est qu'il
sent qu'une règle vaut mieux qu'un joug : le
joug des passions est si pesant et si honteux
à porter que le paganisme corrompu appelait
un réformateur, comme depuis le sabéisme

déclinant, ouvrit les voies au prophète de
la Mecque.

Puisque nous sommes nés dans des temps
de décadence précurseurs des temps de renouvellement, puisqu'après avoir abjuré
une règle, c'est un besoin incontestable des
nations d'en reprendre une nouvelle, en attendant que Dieu suscite pour nous arracher
à ce sommeil inquiet, un de ces génies supérieurs qui retrempent l'humanité, je crois
que le devoir de tout homme de bien serait
de chercher autour de lui, dans nos institutions détruites et dans nos institutions
naissantes, dans nos croyances ruinées et
dans nos systèmes nouveaux, quelque chose
de bon qui pût servir de base provisoire,
où le bon sens et la raison prissent assez
d'empire pour dominer les esprits, régler
les cœurs et les devoirs, et enchaîner les passions malfaisantes et destructives. C'est ainsi
qu'après l'incendie de sa ville natale le malheureux citoyen rassemble quelques débris
pour se construire un asile. Ce n'est pas à
moi qu'il appartient d'en dresser le plan et de
choisir parmi les débris, moi que l'on accusera peut-être de témérité pour avoir osé

indiquer l'incendie, après un long et respectueux silence et une nullité absolue de trente
années. Si cependant je ne m'étais pas trompé dans mes indications, peut-être serait-ce
un préjugé en faveur de mes doctrines. Du
reste je les exprimerai en peu de mots : sûr,
que, si ce peu de mots contient une idée
juste, il ne manquera pas d'hommes à même
de la féconder, et que si elles n'ont rien qui
mérite l'attention , un développement ne
serait qu'un ridicule ajouté à une erreur.

Je ne dis rien ici qui ne soit dans la pensée des souverains : il faut répandre l'instruction à pleines mains ; un peuple pur,
sans instruction, vaut mieux qu'un peuple
trop instruit et corrompu ; mais je frémis à
l'idée d'un peuple également dénué de vertus et de lumières.

Secondement, entourer la loi de fortes
palissades, tellement insurmontables que le
plus hardi n'ose essayer de les franchir. Plus
la loi sera forte, moins les passions auront
de prise sur elle : les lois écrites doivent se
montrer d'autant plus fortes que le caractère des lois traditionnelles s'efface davantage : enfin, et je prie que l'on examine

attentivement ce moyen avant de le traiter de paradoxe, appuyez la religion qui tombe, des secours bien dirigés de la philosophie, non d'un vain mot, mais de la sagesse, de la saine raison qui est la seule et vraie philosophie; en un mot faire que celle-ci lui rende ce qu'elle en a reçu. Si je n'entre pas dans des développemens, ce n'est pas que je ne sache où les trouver; mais ils ressembleraient à une digression, quoique ce n'en soit pas une. Car, traitant d'un mal évidemment né, du moins en partie, de nos désordres moraux et entretenu par eux, j'ai dû m'occuper de ces désordres; traitant de cette maladie sous le rapport des moyens préservatifs, j'ai dû remonter à nos affections primitives, pour épurer la source de toutes nos affections.

C'est aux pasteurs et aux maîtres des peuples, que ma faible voix s'adresse : j'aurais pu craindre que l'on ne trouvât de l'orgueil dans cette invocation, sans cette marque précieuse d'estime, dont l'un d'eux a daigné m'honorer (1).

____

(1) Sa Majesté le roi de Prusse.

Me voilà rendu à mon élément ; j'y serai moins gêné que dans les autres régions où mon sujet m'avait emporté.

Qu'on se souvienne que je n'ai parlé jusqu'ici que des guérisons délicates et difficiles, et qui exigent d'autant plus d'art et de soins, jusqu'ici le véritable médecin est le malade lui-même, puisque le remède est dans sa volonté.

Les règles sont plus faciles à trouver pour l'éducation physique, et cependant nous la négligeons beaucoup, comme si nous n'avions aucune idée de ses relations avec l'éducation intellectuelle et morale.

C'est une lacune indiquée par Locke et Rousseau et leur docte continuateur M. *Friedlander*, qui s'est, avec tant de succès, étudié à la remplir. La limite qui sépare les deux éducations est infinie en théorie, il n'en est pas de même dans la pratique ; là se montre à chaque instant la réciprocité des influences. D'abord, sommeil profond des sens comme de l'esprit, égoïsme ou concentration des affections en soi-même, quand les premières tentatives des sens attestent leur impuissance ; sympathie, quand l'esprit cesse d'être inquiet sur la sûreté du corps ; amour enfin , ou accroissement de sympathie , quand il y a excédant de force ; ces influences ne peuvent être contestées parce qu'elles sont des faits : de leur étude approfondie dépend la connaissance de soi-même , et par suite la connaissance des règles qui nous guident dans le chemin de la vie.

Mens sana fiat in corpore sano, a dit le sage (1). A voir cet écolier enchaîné sur son banc, pâlissant sur un livre trop souvent inintelligible pour lui, dirait-on qu'il croît sous la vigilance de parens attentifs, même que c'est précisément leur tendresse inquiète qui lui impose ce supplice? Quel fruit prétendent-ils pour lui de cette contension d'esprit dans l'âge des impressions mobiles, de cette contrainte du corps dans l'âge des développemens rapides? La santé, ce premier bien de la vie, la vue riante des champs, un air salubre, des alimens grossiers, mais purs et abondans; avec tout cela d'innocens ébats, une liberté modérée, c'est ainsi que la santé

____

(1) J'oserai dire après lui : *Primò sanum corpus, undè mens sana fiat.*

aurait pu se conserver ou s'acquérir. Mais vous l'enfermez sous des verroux, vous le chargez presque de chaînes, vous n'offrez à ses yeux que des murs épais, des salles froides et sombres. Est-ce la vertu que vous attendez qu'il recueille? La vertu n'est pas dans la trop grande crainte; ce n'est point la vertu que lui sauront inspirer ces maîtres si rogues, ces costumes si lugubres, mais plutôt l'hypocrisie. Est-ce la science? il faut savoir penser avant de parler; et l'on apprend dans les colléges à parler avant de penser. Voilà donc tout ce que vous aurez fait pour son bonheur : fausse vertu, fausse science, vieillesse anticipée, à moins que la nature ne l'emporte par ses propres forces, elle qui fait faire plus de bien aux hommes, qu'ils ne sont ingénieux à se faire du mal : le dépit et l'ennui aigriront son humeur, dépraveront sa constitution; des pratiques minutieuses le conduiront à l'incrédulité par l'ennui; des lectures furtives, pleines de voluptueuses allusions, allumeront ses sens, et lui donneront une puberté précoce, dont il faudra déplorer l'abus. Pouvez-vous nommer un bien, la réunion de tant de maux?

On ne comparerait point sans fruit l'enfant des colléges à l'enfant des campagnes, et les développemens intellectuels et physiques de l'un et de l'autre. Avec un tempérament que la contrainte et l'ennui ont rendu cacochyme, l'enfant des colléges a ressenti des aiguillons, et s'est donné des besoins qui ruineraient une santé d'athlète : il est ce que sont tous les individus énervés, querelleur, hargneux, difficile à vivre ; il est, de plus, dissimulé. Comment ne pas le devenir sous un gouvernement au rebours de la nature, qui comprime ses moindres élans, et punit le rire comme un crime? Il est orgueilleux, et place mal son orgueil ; car il a vu récompenser l'esprit et le talent, et jamais la douceur et la bonté. Ce qu'il est bon d'observer, c'est que la doctrine d'une égalité absolue est l'esprit des cloîtres et des casernes. Il est irréligieux, parce que vous lui avez voulu inspirer la religion par des sacrifices, au lieu de le porter aux sacrifices par la religion ; comme si toutes les passions nobles ou viles, généreuses ou criminelles, s'introduisaient dans l'âme par une autre voie que par un sentier de fleurs. Il a des

sens dépravés; c'est une suite de la contrainte
où vous le tenez, et des sympathies dégénérées, et de ce mouvement d'idées qui fait sur
lui l'effet d'une serre chaude sur des fruits.
Est-ce tout, et ne semble-t-il pas au moins
qu'il a dans son savoir le dédommagement
de ces infirmités du corps et de l'âme? Mais
ce grand savoir, dont ses parens s'extasient,
qu'est-ce au fond? qu'un dépôt mal conçu,
mal gardé, toujours incomplet, quelquefois
inutile. Il sait que la terre tourne, et ne sait
pas distinguer un épi de seigle d'un épi de
froment; il sait comme on polit une phrase,
et ne sait point se servir de ses bras. Trans-
portez dans une île déserte ce docteur de
quinze ans, il y mourra de faim; laissez-le
dans la société des hommes, il les troublera
par ses petites passions. Et pourquoi n'our-
dirait-il pas à son tour une intrigue? n'a-
t-il pas fait connaissance avec les Dave et les
Phormion; et, s'il faut du tragique, avec les
Catilina et les Clodius? Pourquoi trouverait-
il du mal à séduire votre fille ou votre
femme? Il ne fait que mettre en pratique les
leçons d'Ovide. Vous ne reprendrez pas un
vice en lui, qu'il ne s'appuye, pour se dé-

fendre, de quelque exemple illustre ; vous
ne lui opposerez point un raisonnement solide, que l'habitude qu'il a d'abuser de la
parole ne lui fournisse des raisonnemens
spécieux. Exigerez-vous une opinion de cet
homme? Ayant parlé de tout, n'ayant ré-
fléchi sur rien, quelle opinion voulez-vous
qu'il lui soit resté? Il connaît trop bien
toutes les opinions des autres, pour en avoir
une à lui. L'enfant des campagnes n'est point
sans défauts : il est opiniâtre par ignorance,
et sauvage par défiance. Le vôtre sait mal,
lui sait peu ; me direz-vous ce qu'il faut préférer? Tel que le voilà pourtant, il sait des
choses que le vôtre ignore ; toutes ses facultés n'ont pas été sacrifiées à une seule ; on
n'a point rendu son corps paralytique pour
rendre son cerveau plus actif; il raisonne
peu, mais il raisonne juste ; et je ne sais trop
si, dans une circonstance difficile, son bon
sens naturel ne lui ferait pas apercevoir des
choses qui échapperaient à l'esprit subtil et
raffiné de votre élève.

Il se trouvera des censeurs peut-être qui
m'accuseront d'indifférence pour la plus
noble partie de nous-mêmes, comme si,

uniquement jaloux de la santé du corps, j'abandonnais au hasard celle de l'esprit, mille fois plus précieuse. En conseillant la propagation des lumières, comme le premier des remèdes contre les maux qui nous agitent, j'ai cru me garantir d'une telle interprétation. Ma pensée n'est point que l'on sacrifie l'éducation intellectuelle à l'éducation physique; mais il ne faut pas non plus que l'on sacrifie l'éducation physique à l'éducation intellectuelle. Je ne veux point d'un corps robuste qu'habiterait un esprit sans force; mais c'est parce que la force de l'esprit me paraît nécessaire, que je conseille de ne pas énerver le corps. Je veux de l'instruction, mais je la veux pure, solide et durable. Lorsque deux enfans s'offrent à mes yeux, l'un tout rempli de latin et de grec, mais pâle et amaigri, et se soutenant à peine; l'autre sachant tout au plus sa langue maternelle, mais vermeil et vigoureux, avec des organes et un sens droit, je me figure deux athlètes, dont l'un a épuisé ses forces dès l'entrée du stade, tandis que son concurrent, pour ménager les siennes, lui a laissé prendre de l'avance, bien sûr de regagner l'espace perdu. Votre enfant sera mieux instruit quand il sera instruit à temps, et de plus, il aura joui de son jeune âge, il aura cueilli les fleurs de la vie : je sais d'ailleurs qu'il est un moyen de concilier la raison et les jeux.

Tel enfant sue et se consume en vains efforts, *sudavit et alsit*, pour apprendre mal ce qu'il aurait pu bien apprendre en jouant. Il est une contrée où les petits savetiers et les petits vachers parlent le latin avec plus de facilité que nos latinistes à brevet. Nous avons appris notre langue maternelle ; comment l'avons nous apprise ? sans travail et sans douleur. Il est certain qu'avec un peu de sable pour tracer les figures et un peu de carton pour construire les solides, un enfant de quatre ans apprendra la géométrie presque seul, et ne trouvera guère plus difficile de former un cône ou une pyramide, que de bâtir un château de cartes. Et la vie même n'est-ce pas une continuelle étude ? Il s'écoule du temps avant que l'enfant sache écouter, regarder, palper, flairer, goûter, comparer ; chaque sens est susceptible de

perfection et par conséquent de discipline ;
mais cette discipline de la nature est insensible et douce, et ne demande pas d'efforts
douloureux. A qui inspirerez-vous la volonté d'ouvrir les yeux en lui montrant un
objet informe ? le désir de toucher, en lui
présentant une surface hérissée de pointes ?
Pour revenir à ma thèse, imitons la nature
au lieu de la contrarier, développons toutes
les facultés qu'elle nous a données ; car elle
ne nous les aurait pas données en même
temps , si elle avait pu prévoir qu'elles fussent nuisibles l'une à lautre. Ne cherchons
pas ce que l'éducation physique a de plus ou
de moins que l'éducation morale ; concilions
ces deux éducations, au lieu de les séparer.
Ne transformons point nos jeunes gens en
paysans, ce serait dommage ; mais emprun-
tons aux paysans leur régime sain et leurs
fréquens exercices. Lorsque votre enfant
éprouve un mal-aise, mère tendre, vous accourez inquiète, vous assemblez des docteurs , vous épuisez les pharmacies ; sus-
pendez plutôt ou modérez du moins leurs
travaux, et donnez-lui la nature pour mé-

decin, et pour pharmacie l'air et l'exercice ;
et l'appétit et le sommeil, compagnons inséparables (1) de la santé, reviendront.

Ainsi vous préviendrez et ces stagnations
d'humeurs qui troublent l'économie vitale,
et ces caprices qui altèrent la raison. Je
trouve Cardan sur mon chemin : si les
arbres durent plus long-temps que les
hommes, dit-il, c'est qu'ils ne changent point
de place. Il fallait un esprit aussi bizarre,
pour assimiler ainsi des êtres qui vivent sous
des lois contraires. (2) Vivre c'est agir, mais

---

(1) Il n'y a pas ici de *vice versâ*. Les riches doivent
emprunter beaucoup du régime des pauvres ; mais
tout serait perdu, si l'emprunt était réciproque. Il est
bon aux enfans des riches de connaître la vie simple
et frugale des champs ; mais il n'est pas bon aux enfans des pauvres de s'amollir dans les arts de la ville.
Tel cordonnier donnera un maître de harpe à sa fille
et une Psyché à sa femme.

Les effets de cette urbanité sautent aux yeux. C'est
d'elle que nous sont venues ces nuées de philosophes
du bas étage, qui sont tombés sur notre pauvre patrie
pour la sucer jusqu'au sang.

(2) Il est vrai que le même Cardan soutient ailleurs,
de Subs., lib. 2, que l'air renfermé et sans mouve-

d'une activité régulière et utile ; et l'éducation n'est en effet qu'un équilibre.

Pour connaître pleinemeut combien
l'exercice en général est nécessaire, portons seulement nos regards sur la structure
du corps humain , cet assemblage merveilleux de tuyaux de différens diamètres entre-
lacés et repliés sur eux-mêmes en mille manières, au travers desquels différens liquides
doivent couler sans cesse, pour leur donner divers ébranlemens qu'ils communiquent à leur tour aux solides qui leur en
avaient transmis la puissance.

Or, il est très-certain que l'exercice met
en mouvement tous les muscles du corps, et
donne des secousses réitérées et suivies à
toutes les autres parties , tant intérieures
qu'extérieures : par là les fibres acquièrent
une flexibilité qui en facilite les vibrations,
et le sang, comme subtilisé, et broyé par

---

ment suffit pour donner la peste ; ce qui nous oblige
d'aller chercher un air sain, si l'air où nous sommes
ne l'est pas. Ce n'est que la mille et unième contradiction où tombe cet esprit plus subtil que profond, et
plus capricieux que solide.

la fréquente percussion de ces mêmes fibres ,
parcourt avec plus de vitesse et d'ordre les
tortueuses routes d'une circulation qui doit
le porter jusqu'aux plus petits et derniers
replis de ce labyrinthe de vaisseaux.

Il résulte de tout cela plusieurs avantages
qui contribuent à soutenir la machine dans
le meilleur état où elle puisse être pour durer long-temps et se conserver. La digestion, premier travail réparateur, en est plus
régulière et mieux achevée, les glandes
destinées à séparer du sang certaines liqueurs, en conservent leurs *tissus* mieux
disposés ; les esprits animaux tiennent leurs
filets nerveux dans une tension proportionnée aux besoins de ces mêmes filets ; ceux-ci,
de concert, reçoivent plus efficacement l'influence d'un suc nourricier mieux élaboré,
qui s'insinue avec aisance dans les pores les
plus étroits et les plus lointains du centre,
vaste foyer et commun réservoir. Les voies
de la respiration insensible, qui est comme
le dernier terme de cette admirable mécanique, en sont plus libres ; en un mot le
corps se procure par l'exercice un embonpoint, une souplesse, une force, et une lé-

géreté qu'il attendrait en vain des autres
ressources auxquelles on a recours pour sa
conservation. Voiture a raison de dire que
la santé et la gaîté naissent de l'exercice du
corps et de l'esprit.

Parlerai-je ici du régime diététique? En-
tretiendrai-je mes lecteurs de ce qu'ils savent
tout comme moi, de la scrupuleuse attention des législateurs de l'antiquité sur le
choix des alimens? Ici la feve de Pythagore
me fournirait le double exemple d'une prévoyance portée à l'excès et d'une obéissance
fanatique : il est certain que, dans toutes les
contrées d'Orient , la loi religieuse est une
loi sanitaire et médicale.

Mais en ceci comme en d'autres choses, l'a-
bus se cache dans le précepte et la superstition dans la pratique. Pline (1), par exemple, veut que l'usage des lentilles procure de
la tranquillité à l'esprit; si c'est ainsi, je ne
m'étonne point du marché d'Esaü. Il est sans
doute un régime plus propre à chaque climat, puisque chaque peuple même , chaque

_____

(1) Pline, lib. XVIII, art. 12.

province d'un même pays, a son tempérament comme sa physionomie. Il est par la
même raison un régime pour chaque individu ; par exemple, le café qui est un poison
pour les personnes d'un sang chaud et subtil, est un baume bienfaisant pour les mélan-
coliques et les paresseux, dont l'indolence
est un fardeau, et pour les pituiteux. Mais
voici une règle qui convient à tous les tempéramens.

Denis, le tyran de Syracuse, ayant trouvé
détestable le brouet noir des Lacédémoniens : « C'est que nos meilleurs assaisonne-
mens y manquaient, lui répondit-on, la
chasse, la sueur, l'Eurotas passé à la nage,
la faim, la soif. » Cette réponse vaut, à mon
sens, tous les aphorismes d'Hippocrate.

A des époques inégales, quand un long
et quelquefois pénible travail interrompt le
cours habituel des humeurs, et leur imprime
une direction nouvelle, il se fait un changement notable dans l'individu, les caractères sexuels se prononçant mieux, les organes de la génération acquièrent en peu de
mois un grand développement qu'ils n'a-
vaient pas acquis en plusieurs années. Mais

cette époque de perfectionnement est une
époque de malaise et d'irritations, de dégoûts, de désirs et de caprices vagues et
inconnus.

C'est surtout chez les femmes que la puberté présente de tels aspects, sans doute,
parce que la génération est l'œuvre principale de la femme, l'unique but de sa vie, et
que, selon l'expression de Vanhelmont,
propter uterum mulier est quod est. L'utérus
devient alors le siége des sensations les plus
vives, ou plutôt le centre de toutes les sensations; la même cause qui engorge cet organe, resserre les ouvertures et les canaux
qui en font partie; cependant le sang accu-
mulé refoule vers les parties supérieures,
témoin le coloris plus animé du teint, les
bouffées subites de chaleur qui montent au
visage; il n'y peut refouler, et l'équilibre
ne peut se rompre sans que le poumon ne
s'engorge à son tour, et le poumon ne peut
s'engorger sans que des phlogoses ne sur-
viennent, des tubercules, des indurations,
signes plus ou moins marqués et menaces
prochaines de phthisie. Par une première
influence du physique sur le moral, avec

les lassitudes, les fausses digestions, les quintes de toux (qui sont symptomatiques alors) et les appétits désordonnés, viennent les sombres ou folles rêveries, les douleurs indéfinies ou les joies déréglées; enfin ces bizarres ou voluptueuses chimères qui remplissent de troubles l'imagination et le cœur. Par une réaction aussi naturelle du moral sur le physique, la raison une fois troublée trouble à son tour toute l'économie animale; inexplicable réciprocité d'actions, et mystérieuse combinaison d'influences. Vous opposerez une faible digue à ces désordres, si vous attendez qu'ils aient éclaté. Je dois à ce propos signaler une erreur commune. Parce que l'observateur, attentif aux circonstances générales, a marqué une époque pour cette grande crise remarquable et si périlleuse dans la vie des femmes, et que leur conservation et tout leur avenir en doit dépendre, il semble à quelques-uns que cette époque soit un point fixe et géométrique, et que toutes les circonstances possibles doivent se ranger d'elles-mêmes dans la classification qu'ils ont inventée, comme sous une barrière : ils ne veulent pas réfléchir que la nature ne livre jamais qu'un seul côté dans ses travaux, et qu'elle garde toujours quelque chose en réserve ; que la règle née des observations ne peut se tourner contre elle, sans que l'effet ne lutte contre la cause. L'âge est venu, il suffit ; peu leur importe que la jeune personne soit complétement nubile, je veux dire, non seulement qu'elle offre les signes de la puberté, mais encore toutes les garanties de la maternité. En vain ces formes grêles, cette complexion délicate déposent contre elle ; en vain l'expérience de tous les jours les avertit que dans la saison même de leur maturité, il est des fruits qui restent verts encore : ils ne songent qu'aux caractères généraux du sexe, négligeant comme superflus les caractères individuels ; en ne considérant que l'irruption, ils ne considèrent qu'un signe ; mais les forces nécessaires au travail de la grossesse, de l'enfantement, à celui de l'allaitement, à ces nombreuses déperditions qui semblent demander un fonds inépuisable de substance, tout cela n'entre point dans le calcul : on consulte les analogies et les probabilités, où il faudrait ne supputer que des faits.

Quelquefois, il est vrai, la victime elle-même, soit curiosité, soit impatience ou amour-propre, ou peut-être déréglement d'imagination, ou toutes ces causes ensemble, court elle-même avec joie au-devant de son sort, et l'on épouse un homme, dans la saison du mariage, par la même raison qui nous porte à nous mettre à table, parce que la cloche nous y invite et règle l'heure de nos repas, uniquement par convenance et par habitude, pour céder à la mode, ou par économie.

Mais la nature n'aura pas été méconnue impunément : devenue mère, cette jeune imprudente sentira ses forces s'évanouir, sa santé décliner ; elle se flétrira comme une plante à qui la sève nourricière vient à manquer ; peut être laissera-t-elle à ses enfans l'héritage de ses maux : et de cette fleur cueillie avant le temps, il ne sortira que des fruits sans éclat et sans durée.

Entre l'enfance et la puberté, il est un état mitoyen, une première adolescence qui semble avoir échappé aux observations, peut-être par la difficulté d'en saisir le caractére ; c'est qu'en effet là où il n'y a pas

de limite donnée, il n'y a guère de définition possible; quant à ses rapports avec les
autres époques de la vie, on ne saurait
mieux la comparer qu'à cet espace de l'année qui n'est plus l'hiver et qui n'est pas encore le printemps; ce sont à mon avis ces
préparations, ces tendances et ces situations
indécises qu'il faut observer : car pour les
situations fixes et précises, par cela même
qu'elles sont fixes et précises, elles portent
en elles-mêmes la règle. Occupons-nous surtout de l'intervalle que la nature met entre
deux situations, si nous voulons observer
sa marche et son action secrète et l'art qu'elle
emploie à disposer les élémens de ses combinaisons futures. Pour les jeunes personnes,
cet état mitoyen est redoutable; c'est que
l'imagination devance le terme, et qu'im-
pubères dans le fait elles sont par le désir :
je ne parle guère qu'aux habitans des villes.
Dans la simplicité de leur vie et dans l'exercice de leurs travaux grossiers les habitans
des campagnes n'ont guère de place pour
les desirs anticipés et les romanesques illusions : ils n'appellent point la nature, ils lui
obéissent quand elle vient à eux. J'en ai dit

assez pour qu'il ne soit pas besoin d'indiquer mon sentiment sur ces appétits précoces ; et je suis d'ailleurs ennemi des redites ; quoique cependant forcé d'y céder quelquefois.

Jean-Jacques pense avec raison que le corps esclave quand il est fort, est tyran quand il est faible. Appliquez-vous donc une bonne fois à donner aux organes de la vigueur, si vous voulez tenir en bride les mollesses des sens qui se communiquent à l'esprit.

Ce n'est pas que je propose les bains de l'Eurotas dont j'ai parlé et les joutes publiques : il me suffit d'un régime sain avec le travail et l'exercice ; déterminez la fin de l'enfance, non point par des règles générales, mais par des considérations particulières. Initiez à la vie conjugale cette enfant de quinze ans déjà mûre et prête pour la maternité ; et prolongez le célibat de cette adolescente de vingt ans qui n'a de conjugal que son âge.

Quand les précautions nécessaires ont manqué, et que malgré vos efforts l'édifice périclite, recourez aux distractions et aux exercices ; faites la paysanne pour quelque temps; les lotions de vin aromatique ; employez les bains également aromatisés , des frictions fortement toniques et anti-spasmodiques , les fondans et dépurans , les frictions sèches, l'application de la glace ; enfin l'ensemble du traitement indiqué dans les précédentes parties , avec les modifications nécessaires et exigées par le tempérament et les circonstances.

Il est temps d'aborder la question fondamentale et de considérer dans leur source les maux qui affligent l'espèce humaine.

Un savant physiologiste a défini la vie une collection de phénomènes qui se succèdent pendant un temps limité, c'est-à-dire, au fond , que la vie est la vie; mais il ne nous est pas donné de dire mieux. Il faudrait en effet pour définir véritablement la vie , découvrir le secret des aggrégations dont elle se compose, les rapports qui forment chacune d'elles , et les rapports qui naissent entre elles : mais ce principe d'action et de réaction nous échappe et je crains bien que ce ne soit pour toujours. Il est certain que si chaque partie de notre organisation remplit sans désordre les fonctions qui lui sont propres si chaque élément apporte à l'association précisément le degré de force et d'activité qui est en lui, sans interruption ni désordre, la vie sera complète; mais elle ne l'est point toutes les fois que cette harmonie se trouble; et soit par une cause soit par l'autre il est rare qu'elle ne se dérange pas. Abandonnée à l'action insensible du temps, la machine s'userait par les frottemens intérieurs et se dessécherait par l'épuisement des sources vitales; mais grâces à toutes les influences qui la modifient, grâces surtout à la nature des fluides qui jouent un si grand rôle dans l'économie générale; à peine formée elle tend à la décomposition, comme si la nature, ennemie de ses ouvrages, agissait à la fois et par les mêmes voies pour leur accroissement et pour leur ruine.

Les premiers vices qui frappent nos regards sont les vices de la conformation : il y en a de deux sortes; les uns et les autres hors du domaine de la médecine.

Si c'est la conformation extérieure qui pèche, que pourra l'art pour la réparer? Il ne sera pas impuissant, si c'est la conformation intérieure, s'il n'y a pas lésion dans les organes principaux (car comment concevoir à la fois la vie et la lésion des ressorts indispensables à la vie?) mais faiblesse dans ces organes, ou tendance à dégénérer. Je ne répondrai pas, il est vrai , que le secret de Médée soit bien connu ; peut-être faudra-t-il se résigner à une existence faible et languissante, à l'existence que la nature nous a faite : ce sera beaucoup si l'on prévient un état pire, et je crois qu'on le peut.

Il faut ranger dans la même classe les maladies transmises par le sang , déplorable héritage que l'on est trop souvent condamné à transmettre à son tour! Le poison se décèle avant que les ravages paraissent : ce sont des affections, des habitudes d'un certain genre ; car chaque maladie a ses affections, ses appétits, ses habitudes, qui sont comme la physionomie propre et l'indice de sa constitution.

Chez les enfans nés de pères scrophuleux, par exemple, le gonflement des lèvres, surtout de la lèvre supérieure, la rougeur et le gonflement des paupières, la bouffissure du visage annoncent l'existence du mal bien avant qu'il n'ait manifesté sa présence; pendant qu'il est endormi, sans ces habitudes qui sont des indices plutôt que des symptômes, l'œil le plus exercé pourrait ne pas le découvrir. Mais attendez encore; quand le temps sera venu, l'engorgement des glandes, et les caries, et les exostoses sauront bien vous révéler sa meurtrière activité. La question que cet exposé fait naître est d'un grand intérêt pour la médecine. Est-il en son pouvoir de rétablir la nature dans ses droits, ou, si l'on veut, de la ramener dans ses voies? Cet art de régénération et de résurrection, est-ce en effet un art humain? J'avoue, et les raisons en sont trop palpables pour qu'il soit besoin de longs développemens, j'avoue que ce miracle est difficile, mais il n'est pas impossible. Le mal n'est encore que dans une incubation sourde et monotone; je ne sais même si l'on pourrait, à la rigueur, affirmer qu'il est présent : seulement tout est disposé pour le recevoir. Il arrivera, si vous n'êtes pas plus prompt que lui : fermez-lui tout accès; sachez glisser sur son passage un ennemi qui l'arrête s'il doit se montrer; qui le combatte, tandis qu'il est incertain et faible encore.

Quant aux conformations vicieuses, je sais que vous ne pouvez créer des organes nouveaux, mais il est des moyens pour raffermir ceux qui menacent ruine; bien observer et agir à temps, c'est tout le secret en deux mots.

On aurait aussitôt compté les sables de la mer, que la multitude des maladies auxquelles notre espèce est sujette (1): c'est qu'il est difficile dans un système de circulation, et par conséquent de contact perpétuel, qu'une humeur viciée n'ait bientôt vicié les autres humeurs; aussi la déplorable liste est immense, et l'imagination effrayée ne la déroule qu'en frémissant.

Il entre dans chaque maladie tant d'élémens divers, la nature de l'humeur même, la nature des humeurs qui se combinent avec elle, et les combinaisons nouvelles de ces agrégats, et l'influence de l'organe qu'elles

____

(1) Avec les divisions et subdivisions ordinaires des anciens, il y en avait profusion, sans les additions fastueuses des modernes, qui ne servent qu'à surcharger la mémoire, sans ajouter à la science.

affectent, diversifient à tel point les symptômes, les progrès et les effets, que chaque
phénomène paraît être à lui seul un genre.

Je ne sais trop s'il faut rendre grâces à la
médecine de sa fécondité en dénominations ;
à force de diviser et de subdiviser, il semble qu'elle se perde dans un labyrinthe de
sa façon, et qu'uniquement attentive à la diversité des formes, la communauté d'origine
lui échappe. Je sais qu'il est aussi rare de
rencontrer deux manifestations d'un mal
parfaitement égales, que deux visages en
tous points semblables. Mais irai-je par un fol
amour de la précision isoler ce qu'il faut
réunir et détacher le rameau de la tige ?
Trop généraliser est un abus, trop particu-
lariser n'en est pas un moindre ; si l'un de
ces abus engendre la confusion par des rap-
prochemens forcés, l'autre ne l'engendre pas
moins en présentant un effet pour une cause
et une forme pour un genre : abus que tout
le monde n'a pas évité, pas même ceux qui
régentent la mode. Dans la pratique, tenons
compte de toutes les influences et de toutes
les situations ; mais dans la pratique aussi
dégageons notre pensée des accessoires pour

remonter jusqu'à un fait primitif : si ces faits primitifs sont en petit nombre, si telle est leur fécondité naturelle, que tous les faits secondaires en quelque nombre qu'ils puissent être n'en soient que des émanations, si les maladies radicales se laissent voir même à travers le mélange des caractères qui distinguent leurs effets, ne sont-ce point ces maladies surtout que vous devez démêler, que nous devons connaître et approfondir, sûrs que ces maladies une fois connues, les autres n'auront plus de mystère ; est-ce à la source ou au confluent que vous devez apprendre à mieux distinguer un fleuve ?

Le sens que je viens d'exposer, c'est qu'il n'est point de maladie secondaire, tant compliquée soit-elle, qui ne se rattache à une maladie primitive. Il s'en suit qu'au lieu de vous perdre dans le chaos des généalogies, notre devoir est de nous en tenir aux maladies primitives, dont les autres découlent très-nécessairement, tandis que l'éloquence les franchit par bonds et par sauts. En ne laissant rien après elle qui puisse éclairer ceux qui demandent qu'on leur montre la lumière, ils ne voyaient que des bluettes, des mots nouveaux.

Je hais les concordances systématiques; elles ne sont trop souvent qu'un ordre illusoire, ou des apparences régulières d'un désordre réel. L'on a réduit à quatre le nombre des tempéramens; à quatre aussi le nombre des dégénérations de chacun de ces tempéramens. Je réduis pareillement à quatre le nombre des maladies héréditaires ou chroniques, d'où la phthisie résulte ordinairement. Un faiseur de systèmes se trouverait à l'aise dans cette ressemblance de nombres; comme les quatre tempéramens sont le sanguin, le bilieux, le mélancolique et le lymphatique, et les quatre dégénérations primitives, la sanguine ou phlogistique, qui affecte particulièrement le sang artériel, et tout ce système dont la poitrine est le centre; la muqueuse ou la lymphatique qui affecte le système nutritif et embrasse le tissu cellulaire, les glandes et les vaisseaux lymphatiques, et a son centre dans la tête; la bilieuse qui affecte le système entier des veines, et a son centre dans le bas-ventre, dans la veine-porte surtout et par suite dans

les viscères limitrophes, par des relations
continues avec les organes sécréteurs et dans
ses organes sécréteurs ; et la pituiteuse enfin
ou dépravation du sérum des liquides. Comme d'après l'expérience les causes héréditaires ou chroniques de la phthisie que je
désigne aussi se réduisent à quatre, savoir :
la scorbutique, la scrophuleuse, la siphilitique, la rhumatismale ou la goutteuse. Il a
été dit, et je m'en accommode assez, que
ces deux principes se lient étroitement, et
même se confondent (sans que jamais on ait
approfondi les causes de cette intimité). Un
plus adroit, ou moins sincère, chercherait
dans cette reproduction du nombre quatre,
les fondemens, ou du moins les apparences
d'un système très-séduisant, procédant du
tempérament à la dégénération spéciale qui
s'y rapporte, et de cette dégénération à l'une
des quatre maladies élémentaires dont j'ai
déploré la triste fécondité ; si bien que, de
conséquence en conséquence, l'on serait
amené à savoir quel tempérament est le plus
menacé de syphilis, quel autre de scorbut, quel autre de scrophule, et ainsi de
suite.

Quant à nous, qui ne pensons pas devoir sacrifier une vérité solide à de brillantes analogies, et qui préférons l'histoire aux romans, de ce que le scorbut attaque la partie globuleuse rouge du sang par la dissolution qui se communique à toute la masse, nous ne concluerons pas que les tempéramens les plus sanguins soient aussi les plus sujets au scorbut; de ce que les écrouelles attaquent spécialement la lymphe, nous ne concluerons pas que les tempéramens lymphatiques soient nécessairement scrophuleux; car il faut plus que la surabondance et l'épaississement, il faut aussi l'alcalescence, enfin un mode de dégénérescence. Il ne resterait que deux catégories pour la siphilis et la goutte, savoir, les tempéramens bilieux et les tempéramens pituiteux : mais l'on voit souvent, qu'en supposant même quelque probabilité dans les deux premiers exemples, la série des concordances s'arrêterait ici, puisque la siphilis est une maladie de la lymphe, aussi bien que le vice scrophuleux, et que la goutte et le rhumatisme, ennemis vagabonds, attaquent la masse entière des humeurs par des déplacemens et des irruptions imprévues qui s'isolent ou se généralisent, selon que le développement est plus fécondé dans la source qui les produit, et qui finissent, ou peuvent se confondre, ou se rapprocher, selon les dispositions qu'a le contact de les réunir. Le savant docteur Dolœus (1) assure, il est vrai, qu'il a guéri par de semblables remèdes, scorbut, écrouelles et goutte ; ce qui semblerait indiquer que, dans sa pensée, le scorbut, les écrouelles et la goutte ne sont qu'une même dégénération, et une même maladie sous trois différentes formes. Mais cette simplification n'est pas moins démentie par l'expérience que la division dont j'ai parlé plus haut, puisque le mercure, qui convient entièrement à la siphilis, et qui n'est même pas sans utilité dans le traitement du virus scrophuleux, pourvu qu'on l'administre avec ménagement et à de moindres doses, serait meurtrier dans le traitement du scorbut, qu'il seconderait

____

(1) J. Am. Dolœus, *Encyclopedia medicinæ theoritico-praticæ*. Amsterdam, 1685.

au lieu de le neutraliser, par sa tendance naturelle à augmenter la dissolution putride
du sang.

Laissons donc là les conséquences forcées,
qui seraient moins un système qu'un piége,
et, sans discuter des origines inconnues,
attachons-nous à bien distinguer celles que
le raisonnement et la pratique nous dé-
voilent.

Pour en finir sur le chapitre des tempéramens, je veux bien supposer, avec l'ingé-
nieuse antiquité, qu'il y a un tempérament
parfait, *temperamentum ad pondus* (1) ,

----

(1) Je sais qu'il est des tempéramens hors de toute
règle, comme il naît des êtres hors de toute proportion avec ceux de l'espèce à laquelle ils devraient appartenir. Comme je n'écris pas pour exciter la curiosité du vulgaire, je fais grâce au lecteur de ces mille
et une bizarreries que nous puisons à pleines mains
dans l'Histoire; et la fille qui, pour s'être nourrie
habituellement de poison, était devenue elle-même
un poison subtil; et l'impuissance des poisons contre
Mithridate; et l'étrange phénomène offert par ce do-
mestique d'Alexandre, qui suait à l'ombre et grelotait
au soleil, et l'insensibilité de l'argien Athénagore
contre la morsure des serpens, et le régime diététique

mélange régulier de tous les élémens qui constituent les tempéramens divers, je le suppose, non qu'il soit probable que ce tempérament existe dans la nature, mais il me suffit qu'il existe rationnellement et comme un type idéal de la santé. Les médecins auraient peut-être besoin, comme les géomètres, de ces abstractions sans réalité, qui mènent à la connaissance des réalités; le fruit que l'on recueille de celle-ci, c'est qu'un tempérament déterminé est un premier pas vers la maladie : grand objet de méditation pour la médecine, et fondement naturel de toute méthode préservative.

J'ai dit que de toutes les affections morbifiques, les plus importantes à observer dans un ouvrage dont le but est de détruire la phthisie, ce sont surtout les quatre affections d'où découlent ordinairement tous les

---

de ces Ethiopiens icthyophages, dont parle Pomponius Méla, qui mangeaient des poissons crus et ne buvaient jamais : on sait que les récits des faits ne sont trop souvent que les récits de nos rêveries, et que ce n'est pas toujours dans l'histoire qu'il faut chercher la vérité.

genres de phthisies; il en est de même des autres vices élémentaires, par leur action intime et prépondérante sur nos fluides; que ce sont aussi les quatre affections qu'il importe le plus d'observer dans un ouvrage dont le but est de prévenir la phthisie ou toute autre dépravation, puisque ce sont elles qui laissent dans notre organisation les plus profondes empreintes et se transmettent aussi le plus facilement.

Nous l'avons dit, ces quatre affections, le scorbut, ou affection scorbutique qui a tant de degrés, le scrophuleux, le siphilitique, je m'explique, dégénéré et par transmission héréditaire, mais qui souvent charrie dans les humeurs des substances destructives que le temps et l'âge fécondent; car les maladies, sans être identiques, ne laissent pas de se tenir de près, et de s'engendrer l'une l'autre en s'entremêlant avec l'intimité qui les confond si souvent; enfin le rhumatisme et la goutte.

Il est faux que des parens phthisiques procréent toujours des enfans phthisiques; mais il est vrai que les parens attaqués de l'un des quatre fléaux dont je viens de parler donnent presque toujours naissance à des enfans attaqués des mêmes fléaux et disposés par cela même à la phthisie par le progrès de ces fléaux, ou à d'autres vices subséquents qui en émanent et s'y rattachent; il faut les suivre dans leur domaine, c'est là qu'ils se réfugient.

Je voudrais pouvoir éclaircir l'origine de la siphilis, origine devenue si problématique par l'ignorance des premiers observateurs ou la mauvaise foi des historiens. Le problème présente deux aspects: connaître le pays d'où le fléau nous est venu, et s'assurer si c'était dans le principe une maladie spéciale ou quelque maladie dégénérée, car il y a des autorités pour l'une et l'autre opinion. La recherche du climat et du sol originaires n'était point une recherche oiseuse, à la première apparition du fléau, s'il est vrai que le caractère des maladies participe du climat ou du sol où elles sont nées. Mais aujourd'hui qu'elle a pris droit de naturalité parmi nous, quel fruit nous en reviendrait-il de savoir précisément qui des Croisés, ou des Maranes, ou des compagnons de Colomb nous a fait ce triste présent; ce serait une recherche plus convenable, parce qu'elle agrandirait le domaine de l'art, que celle qui aurait pour objet de s'assurer si la siphilis existe par elle-même, ou si elle était originairement contenue dans un autre vice : et dans cette dernière supposition, par quels invisibles détours cette fille honteuse de la lèpre s'est écartée de sa source, par quels canaux secrets elle est répandue dans notre économie? Comment, d'épidémique qu'il semble qu'elle ait été dans le principe, elle a pu se réduire à n'être que sporadique; comment de bornée qu'elle était à la peau et aux surfaces, elle a pu si profondément pénétrer dans les os, les ramollir, les dissoudre, les réduire en poussière : car, ou les traditions sont fausses, ou des prophètes de l'ancienne loi n'en furent pas exempts (1); quel pouvoir l'a concentrée dans les organes de la génération; quelle secrète influence lui a fait perdre les caractères vagues qni la rapprochaient du pian, de la lèpre et de la plique, pour lui

____

(1) David.

assurer le caractère spécial qui la distingue aujourd'hui? Mais un grand obstacle nous arrête dans cette recherche, c'est la superstition qui enveloppa le berceau de ce mal redouté: car où la superstition ne s'est-elle pas glissée? Et comment des médecins qui attribuaient le nouveau phénomène à l'influence de Saturne, parce que Saturne dévore ses enfans, ou à la conjonction de cette planète avec Mars, dans le signe de la Vierge, c'est-à-dire, qui étayaient des rêves astrologiques d'allusions mythologiques pour expliquer un fait médical, auraient-ils guidé nos opinions? Il fallait montrer la lumière, ils ont voulu rendre les ténèbres palpables.

Je mets sans balancer un levain de ce virus siphilitique décomposé de tant de manières, au nombre des élémens de ces maladies héréditaires qui peuvent conduire à la phthisie, c'est que le virus siphilitique est le plus commun, le plus répandu; c'est que dans l'état actuel de nos mœurs, peu de personnes ont évité cet écueil, peu se sont affranchies de ce tribut. On ne saurait mieux le comparer qu'à ces difformités qui

reproduites de génération en génération,
après avoir distingué les races, finissent par
être un stigmate naturel, et constituent l'espèce. Dirai-je que cet affreux levain, plus
ou moins mêlé à nos humeurs, fermente
dans toutes les veines? Je rappellerai du
moins par quelle merveilleuse aptitude il
vise à s'emparer de tout ce qui l'environne,
à se l'assimiler, à lui imprimer son caractère; la siphilis envenimée par le temps,
nourrie d'elle même et de toutes les humeurs
dont il n'est aucune qui repousse son alliance, après de longues et cruelles déperditions, de longues et cruelles altérations,
se jette avec fureur sur les organes qu'elle
ronge, qu'elle consume, qu'elle résout dans
la substance. Peut-être me serais-je abstenu
de ce tableau qui sent la déclamation (1) et

---

(1) Serais-je aussi tenté de regretter la suppuration
de la petite-vérole, avec ses accroissemens, sa fièvre,
ses crises? il n'y a que les dangers qui l'accompagnent
si souvent que je voudrais bannir de sa marche,
quelquefois hideuse et terrible. Les formidables effets
qui en sont les suites, nous avons dit que c'était une
gourme nécessaire et dépuratoire que la nature ava t

qui n'est pas de mon sujet (car je ne dois toucher qu'aux dégénérations vicieuses) si ce n'était l'indifférence qu'on témoigne pour un aussi redoutable ennemi. Qui croirait que ce peuple railleur en a fait un sujet de mauvaises pointes, et que par un abus d'esprit qui ressemble à la sottise, il a transporté sur la maladie elle-même la folle gaîté qu'exige le plaisir dont elle est la suite et le châtiment? Ainsi après avoir été un sujet d'exorcisme, elle n'est plus même un sujet de vigilance et de précautions; le plus redoutable de nos maux semble exclus du domaine de la science; on joue plus avec lui qu'on ne songe à lui résister. Et pourquoi n'en serait-il pas ainsi? Les recettes expéditives manqueront-elles au besoin ? Ces énormes placards qui tapissent les murs ne semblent-ils pas inviter au plaisir et au mépris des événemens en nous rassurant sur les suites? le remède est aussi facile à trouver

consignée dans certains animaux. Je m'arrête sur des doutes qui ne sont pas de mon sujet, surtout par un profond respect pour la vaccine.

que le mal; il n'est garçon perruquier, ni laquais de bonne maison, qui n'ait en poche ses recettes et quelques pilules souveraines; ensuite viennent les consultations secrètes et mystérieuses. Chez qui croiriez-vous que l'on va s'approvisionner d'une meilleure santé? Chez des mercenaires ignorans qui cachent jusqu'à leur nom. Enfin il n'est pas jusqu'aux artistes réunis qui n'offrent gratis à leurs camarades une guérison prompte qui ne doit rien coûter que la santé, ou un membre, ou peut-être même la vie. Des injections meurtrières refoulent le virus parmi les humeurs; des sirops empoisonnés mal administrés corrodent les organes. C'est ainsi que le danger augmente, que le mal s'enracine, qu'il se propage, qu'il se perpétue et que la mort fixe son siége aux sources mêmes de la vie.

On a dit de toutes les maladies, qu'elles sont des Protées; ceci convient surtout à la siphilis, et c'est pour cela que plus qu'une autre, elle doit être l'objet de la médecine préservative, qui n'est qu'une médecine de précaution et de défiance: jamais elle n'est plus redoutable que lorsqu'elle paraît l'être le moins, lorsque cédant à une légère attaque elle se retire des organes qu'elle avait d'abord envahis, comme pour laisser la place libre à de nouvelles jouissances; mais s'il faut à ce point se tenir en garde contre elle quand on connaît avec précision l'influence de son invasion, que sera-ce quand on l'a reçue avec la vie et comme principe constitutif? Ici, tout ménagement serait une trahison, puisqu'elle n'a été guérie qu'imparfaitement dans le père; car c'est le père surtout qui la transmet, et rarement la mère. Puisqu'elle n'a pas été guérie dans le père, qu'il y ait ou non des signes de sa présence dans les enfans, elle existe en eux sous des formes nouvelles : c'est elle et toujours elle qu'il faut chercher. Contre des maux peu ordinaires qui n'ont ni commencement ni symptômes fixes, c'est elle qu'il faut poursuivre, à la vérité, avec d'autres armes, en la séparant des auxiliaires qu'elle s'est créés; c'est directement vers elle que doivent se porter tous les coups; elle a revêtu des formes étrangères, elle s'est unie à des germes hétérogènes, elle a pris un ou plusieurs masques. Rendez-lui ruses pour ruses; suivez-la dans tous ses détours et dans tous ses retours ; ramenez-la, sans perdre courage, à ce type originaire qui s'est effacé. C'est le mal qui a pris possession le premier, qu'il faut exclure le premier, comme on s'en prend d'abord au coupable avant de punir les complices.

Un traité chronologique n'étant pas de mon sujet, je m'abstiendrai, pour le scorbut, comme j'ai fait pour la siphilis et les scrophules (1), de ces recherches qui égarent plutôt qu'elles ne guident : d'ailleurs, je n'entre par aucun côté dans le traitement particulier qui convient à chacune de ces maladies.

Une réflexion bien simple, et la seule que je veuille présenter c'est que les anciens,

______

(1) On pourrait peut-être supputer une vieille parenté entre la siphilis et le scrophule : l'intimité qui les rapproche pourrait donner à penser que leur voisinage n'est qu'une ancienne union, comme celle de la goutte et du rhumatisme, puisqu'elles puisent dans la même source, sans assigner le point de contact si difficile à préciser, ni affirmer lequel des deux a donné naissance à l'autre.

bornés au pilotage des côtes, ne dûrent guère connaître une maladie qui provient surtout du défaut d'alimens frais ; ainsi les voyages de long cours et le scorbut de mer datent de la même époque : car celui de terre n'a d'autres bases que l'augmentation du danger qui est plus grand.

Quant aux caractères de la maladie primitive, Joinville, qui accompagnait Saint-Louis dans l'expédition de la Terre-Sainte, ne nous laisse rien à désirer. «Nous vint, « dit-il, une grande persécution de maladie « en l'ost, qui était telle que la chair des jam- « bes nous desséchait jusqu'à l'os, et le cuir « nous devenait tanné de noir et de terre à « ressemblance de vieille houze, qui a été « long-temps mucée derrière les coffres ; « et outre à nous autres, qui avions cette « maladie, nous venait une autre persécu- « tion de maladie en la bouche, de ce que « nous avions mangé de ces poissons, et « nous pourrissait la chair d'entre les gen- « cives, dont chacun était horriblement « puant de la bouche, et à la fin guère n'en « échappaient, que tous ne mourussent, et « le signe de la mort qu'on y cognoissoit

« continuellement étoit quand on se prenoit
« à saigner du nez, et tantôt on étoit bien
« assuré d'être mort de brief. »

(Joinville, *Hist. de St.-Louis*, p. 57, 58).

En comparant ce récit avec la relation du
scorbut dont la flottille de Cartier ressentit
les atteintes, trois cents ans environ après
l'expédition de Saint-Louis, on ne trouvera
de différence que dans les expressions.

« Les uns perdaient la substance, et leur
« devenaient les jambes grosses et enflées,
« et les nerfs retirés et noircis comme char-
« bon, et à chacun toutes semées de gouttes
« de sang pourpre ; puis montait ladite ma-
« ladie aux hanches, cuisses, épaules, aux
« bras et au col, et à tous venait la bouche
« si infectée et pourrie par les gencives,
« que toute la chair en tombait jusqu'à la
« racine des dents, lesquelles tombaient
« presque toutes ; et pour ce que la maladie
« nous était incognue, feist le dict capitaine
« ouvrir le corps (d'un homme mort de ce
« mal) pour veoir si aurions cognoissance
« d'icelle pour préserver, si possible, le sur-

« plus, et fust trouvé qu'il avoit le cœur
« blanc et flétri environné de plus d'un pot
« d'eau rousse comme d'ocre, le foye beau,
« mais il avoit le poumon tout noircy et
« mortifié, et s'étoit retiré tout son sang
« au-dessus de son cœur.... Pareillement
« avoit la ratte pardevers l'échine un peu
« entamée environ deux doigts, comme si
« elle eût été frostée sur une pierre dure. »

(*Brief récit et succincte narration de la
navigation faite aux Isles du Canada.—
Paris*, 1545.)

Le virus scrophuleux et le vice rhumatismal sont de tous les temps, peut-être de
tous les lieux : une description de ces deux
fléaux serait donc superflue.

Ce dernier vice et la goutte séparés dans
la classification des hommes, se confondent-
ils dans les combinaisons de la nature ?

Quelle est cette fraternité dont les effets
sont si palpables et les lois si cachées ?

Quel degré fixe et précis occupe le rhumatisme dans l'échelle commune ? La goutte
ne serait-elle qu'une modification en plus

du rhumatisme, ou bien le rhumatisme une modification en moins de la goutte? (1).

L'on ne saurait trop répéter que les signes pathognomoniques ne sont pas tellement manifestes, qu'il soit toujours facile de voir clair dans le dessein primitif de la nature, et de distinguer les combinaisons vicieuses à travers l'enveloppe qui les déguise; mais il est un signe commun, ce sont les matières grasses, épaisses que les enfans surchargés d'humeurs rendent par la toux ou par la salivation, ou ●● se mouchant; les émanations du sang, les engorgemens de glandes, les gonflemens des paupières, ceux des articulations, ceux de la commissure des lèvres: quelquefois le malheureux inhabile à la sputation ravale ces sécrétions dégoûtantes, et s'empoisonne ainsi lui-même.

Le sirop de mou de veau et son cortége ordinaire, voilà tout ce que le médecin oppose presque toujours à la destruction qui

____

(1) Avant Thémison, on ne connaissait le rhumatisme que sous le nom de *goutte aiguë,* ou épidémique.

s'avance ; heureux s'il parvient au sirop anti-scorbutique, ou anti-scrophuleux, ou aux anti-bilieux, anti-lymphatiques; fondans, dépurans, laxatifs; c'est un dispensaire que les bonnes femmes elles-mêmes savent par cœur. Mais ce qu'elles ne savent pas, c'est qu'il est des proportions secrètes que l'étude seule, mais une étude forte et longue, apporte dans les symptômes et dans les paroxysmes d'une même maladie, des modifications et des gradations que l'art le plus subtil essayerait envain de déterminer. C'est qu'il entre pèut-être plus dans la guérison, des notions spéciales que l'on acquiert sur la complexion du malade en particulier, que des traditions qu'on a recueillies sur le caractère de la maladie en général.

Observez donc avec soin votre jeune malade, ses habitudes vous en diront peut-être plus que vos livres; et les symptômes apparens manqueraient, que ses manières d'être et d'agir seraient pour votre sagacité les plus indubitables symptômes : la voracité de ses appétits, la bizarrerie de ses dégoûts, le travail de ses digestions vous avertiront assez à temps de ce qu'il ne sent point lui-même encore, ou de ce qu'il ne sent que confusément. Mais n'allez pas choisir pour votre examen le moment des jeux et des ébats, lorsqu'entraînés par un même attrait ses jeunes compagnons et lui se livrent avec un abandon égal à cette agitation, plaisir suprême et peut-être l'unique plaisir de leur âge. Y-a-t-il là quelque place pour la douleur? Son sommeil vous éclairera bien mieux; c'est là qu'il faut étudier la nature et la marche d'un ennemi secret. Assurez-vous si ce sommeil est vrai, s'il est réparateur, s'il fortifie, délasse ou rafraîchit, ou s'il est l'effet d'un grand affaissement: l'enfant quelquefois se remue, il s'agite sans s'éveiller, il dort sans prendre du repos, brûlant dans une partie du corps, il est glacé dans l'autre: des sueurs locales se répandent de la tête aux pieds et de bas en haut. Le sommeil est tellement dans sa nature, qu'à moins de très-pressantes douleurs, ou de brusques secousses, tiraillé en sens divers, tourmenté par mille émotions intérieures et obtuses, l'enfant ne se réveille cependant point. C'est que tandis qu'il n'y a guère de milieu pour nous entre veiller et dormir, l'on ne distingue chez le jeune sujet, qu'entre bien ou mal dormir. Voilà surtout le moment de consulter et d'interroger la nature; vous obtiendrez d'elle toutes les lumières que la crédulité attribue au somnambulisme, et pour le dire en passant, tel qui a semblé pendant des années noctambule, est guéri par la suspension ou la guérison d'une maladie étrangère qui avait été inconnue, ou qui avait été traitée sans succès.

Les observations que je viens de soumettre au public ne présentent peut-être rien de très-neuf, rien dont on n'ait pu recueillir dans des sources diverses au moins la substance; je suis pourtant fort éloigné de les croire superflues tant au moral qu'au physique, car si elles ne sont pas une doctrine, elles sont au moins une discipline dans les doctrines : sans indiquer un remède positif ni exclusif, elles peuvent indiquer la saison et l'à-propos du remède. L'on n'y verra peut-être pas tout-à-fait ce qui pourrait guérir, mais j'ai tâché qu'on y vît comment on pourrait employer avec opportunité ce qui guérit. La partie qui me reste à traiter est le complément de tout ce qu'on a lu, et comme la sagacité qui choisit le temps et le lieu n'est rien sans la science qui choisit les moyens, cette science n'est rien à son tour sans la sagacité qui détermine l'instant propice pour faire un bon usage de ses forces.

Assez de livres ont entretenu le public de la souveraine vertu de ce qui n'a point de vertu ; assez de recettes mielleuses ont enseigné comment l'on endort le mal, sauf à le voir se réveiller après avec plus de furie ; assez de capitulations perfides ont préparé son triomphe et l'opprobre de la science ; la fortune des palliatifs est un scandale, et nous sommes dans un siècle où les fortunes scandaleuses ont peine à se soutenir.

Je ne viens point faire assaut d'imagination avec de brillans auteurs ; je n'opposerai point à leurs systèmes hâtifs une de ces mille théories que l'on met si peu de temps à bâtir, et que l'on vernit avec tant de soin. Je laisse aux esprits aventureux la gloire de ces romans qui séduisent les esprits inattentifs. Ce que je propose n'est point une conséquence forcée de quelque fait équivoque, ni une subtilité captieuse qui usurpe l'ascendant de la vérité, sans en emprunter le caractère. Ce que j'enseigne, je l'ai appris moi-même de la nature; la route que j'ouvre à d'autres, c'est l'expérience et la méditation qui me l'ont ouverte; et la théorie est ici née de la pratique.

Il ne faut point mesurer le prix des choses sur la noblesse de leur origine ou le mérite de leurs inventeurs. Le fleuve le plus majestueux n'est à sa source qu'un mince filet d'eau. Quelquefois le véritable inventeur, c'est le hasard, sans que les découvertes en soient moins importantes. La chute d'une pomme dévoila au philosophe anglais le système de la gravitation qui devait changer toute la physique; un moine, en se jouant, découvrit la poudre à canon qui devait changer toute la politique. Il n'est pas impossible, et cette perspective seule compense mes dégoûts, que ces mêmes doctrines, objets de tant de prétendus bons mots, confiées un jour à des esprits d'un ordre supérieur, produisent un grand bien, un plus grand bien qu'on ne saurait le croire, même qu'elles fissent une révolution dans la médecine qui ne saurait y perdre. Et moi je me complais dans l'image de cet avenir encore éloigné; je suis

fier de mes essais et de mes travaux appuyés
sur ces faits, et à chaque expérience heureuse, il me semble que je fais une conquête.

> . . . . . . Défendez-vous au sage
> De se donner des soins pour le *salut* d'autrui?
> Cela même est un bien que je goûte aujourd'hui.

En réfléchissant à l'ensemble des procédés de la nature, qui constituent la vitalité,
j'ai vu que ces procédés pouvaient se traduire par un mouvement non interrompu
qui pousse les humeurs du centre à la circonférence : l'immortel Bichat désignait
sans doute ce mouvement et cette direction,
lorsqu'il définissait la vie, *l'ensemble des
fonctions qui résiste à la mort.* Comme en
physique nous distinguons la force centri-
pète de la force centrifuge, comme en chimie nous distinguons la force de cohésion
de la force d'expansion; nous devons aussi
distinguer en médecine la force qui refoule
les humeurs au centre et celle qui les repousse du centre au dehors; mon objet n'é-
tant nullement d'écrire pour les doctes,
mais pour le public, j'abrégerai des preuves
qui n'apprendraient rien aux uns et qui
pourraient n'être pas à la portée des autres.

Si vous considérez l'economie intérieure et la conformation extérieure du corps humain, vous la trouverez disposée principalement pour ce grand mouvement, cette action continue et nécessaire qui se propage du centre à la circonférence; organes, appareils, sucs, menstrues au-dedans, au-dehors la foule innombrable des émonctoires, tout tend à ce but, tout fait voir que les fluides se dirigent du dedans au-dehors, laissant partout sur leur passage le principe conservateur soit en masse ou en fractions.

Les alimens une fois reçus aspirent à descendre, les humeurs une fois agitées aspirent à s'exhaler; et pourquoi n'en serait-il pas ainsi? La nutrition n'est-elle pas la fonction principale du corps, or la nutrition n'est qu'un choix parmi les substances de différentes natures dont la plus grande partie sont plus nuisibles que contraires. Puisque nous recevons beaucoup pour garder peu, les issues doivent être plus nombreuses que les avenues; et le travail de l'expulsion plus fréquent que celui de l'impulsion; ici les preuves jaillissent de toutes parts: consultez-vous l'analogie? vous trou-

verez que ces animaux informes réduits par
la nature à n'être qu'un sac digestif, digèrent
en douze heures pendant l'été ce qu'ils ont
peine à digérer en trois jours pendant l'hiver. C'est-à-dire que l'intensité de la vie, si
j'ose ainsi parler, est six fois plus grande
en eux l'été que l'hiver, puisque vivre pour
eux, c'est digérer, ou digérer c'est dissoudre,
décomposer, rejeter au-dehors. Portez-vous
les regards sur votre propre espèce? Plus
vous avancez dans la vie, plus les fonctions
des émonctoires sont bornées, plus ces
émonctoires eux-mêmes s'oblitèrent : ainsi
tandis que l'urine des adultes se montre
chargée de cette multitude de sels et de com-
positions diverses que la physiologie s'applique savamment à énumérer et la chimie à
résoudre; ces mêmes sels restent au-dedans
dans la vieillesse où ils servent à la solidi-
fication des os, ou à l'ossification des carti-
lages; c'est-à-dire à la cessation du mouvement : ainsi la transpiration insensible, abondante et régulière dans les individus robustes, est faible, inégale dans les individus
mal conformés ou peu dispos; plus faible
dans le même individu dans un temps que

dans l'autre; plus faible enfin partout où la vie est moindre.

Les urines, la transpiration insensible sont les voies que la nature a frayées à ces débris d'animalisation, à ces élémens non assimilables dont le séjour porterait le désordre et le ravage dans l'économie ; c'est pour s'affranchir de ces molécules délétères nécessairement mêlées aux molécules salubres dans tous les corps qui nous servent d'alimens, qu'elle a percé comme des cribles les parois des artérioles qui se distribuent dans les tégumens, qu'elle a ménagé pour les suintemens les intervalles des écailles épidermoïques ; c'est la cause de ce nuage vaporeux qui dans l'état naturel nous enveloppe toujours. La vie étant une expansion et la mort un resserrement, la maladie est nécessairement un état nouveau qui s'éloigne de cette expansion en nous conduisant à ce resserrement; la vie s'entretenant surtout par la transpiration insensible, la maladie doit presque toujours provenir d'une suppression de cette transpiration insensible; la vie consistant dans l'action qui repousse les humeurs du dedans en dehors, la maladie doit principalement consister dans l'action contraire qui pousse les humeurs du dehors au-dedans, et comme la santé parfaite n'est que l'harmonie des mouvemens qui s'étendent du centre à la circonférence, la maladie consiste toujours dans le mouvement rétrograde de la circonférence au centre; ainsi ce que la nature rejette dans l'état de santé, la maladie le lui renvoie; de-là, stagnation, engorgemens des organes, irrégularités dans les mouvemens; enfin immobilité.

La conséquence ne se fera pas attendre; déplacer les substances nuisibles, les refouler vers leurs conduits, opérer la révulsion, en un mot, c'est à-peu-près toute la médecine.

La révulsion est une force prompte et subtile; elle est subite comme la foudre, elle est un acte de puissance; enfin elle est plus qu'une industrie : quelquefois c'est un prodige, qui peut être pour ou contre.

Toute autre méthode compose avec le mal : mais composer avec le mal est lent et difficile, et souvent même périlleux. Le danger est souvent près de la difficulté; le

saisir, le déplacer, l'arracher de son siége
avec ses racines, si ce moyen est possible,
on conviendra qu'il n'en est pas un qui puisse
lui être comparé. On a pu lire, dans la première partie, quel prix j'attache au tartre
stibié ; quel usage il me semble qu'on peut
faire de ses vertus actives et pénétrantes.
Nous voici dans une autre cathégorie. Il
n'est pas question d'une lente influence,
mais d'une extirpation soudaine et brusque,
ni d'une habitude nouvelle, mais d'une réaction violente ; il s'agit dans ce moment d'un
organe envahi et non pas menacé, dégradé
et non pas altéré ; il s'agit d'une dégénération commencée, et non pas d'un symptôme
de dégénération ; d'une prise de possession,
et non pas d'une première attaque. Ici le
souverain mal serait la lenteur, ou du temps
perdu, car l'ennemi s'est rendu maître de
le place. Or, ce n'est qu'à la longue, et à
force de minutieuses précautions, que vous
introduirez dans la circulation un principe
nouveau par les voies digestives : le temps
qu'il emploiera pour établir son empire nouveau sera un temps perdu ; l'autre, au contraire, qui a de l'avance, et qui est adulte

quand son ennemi ne fait que de naître, a déjà établi sa puissance et multiplié ses dévastations.

Il faut le dire, on a trop négligé de nos jours les topiques tant recommandés par les anciens, et les frictions, dont ils faisaient un si fréquent et si salutaire usage. Nous lisons qu'Asclépiade reconnaissait dans les frictions la vertu de dilater les organes, et en même temps de les raffermir, suivant que celles-ci sont ou fortes ou légères, en les proportionnant au mal et à ses causes. Serait-ce que les anciens, peu versés dans l'anatomie, avaient dû s'appliquer davantage à la connaissance des surfaces et des tissus, et mieux juger de la conformation extérieure, inhabiles qu'ils étaient à connaître l'économie intérieure? En ceci, tout leur système repose sur la puissance de l'absorption, puissance qu'il ne faut que comparer à celle de la digestion, pour juger de quel côté sont les avantages; il est aisé de voir que l'absorption envoie sûrement et promptement l'auxiliaire au poste qu'il doit occuper : elle ne l'égare pas dans de longs détours; elle ne l'expose pas à un trajet ha-

sardeux. Dans les cures par digestion, c'est
l'estomac d'abord qu'il faut tenter et séduire, ce médiateur bizarre, qui a des sympathies et des antipathies sans cause, et rejette si souvent ce qui est salutaire, pour
admettre ce qui est nuisible; et lors même
qu'il accepte la médiation, combien il entre
peu, dans le sang et les humeurs, des choses
qu'il y envoie! Combien il faut de temps
pour les mélanges et les assimilations! La
friction, en soulevant les écailles épidermoïques, introduit à moins de frais un agent
sûr dans les cellules engorgées; par elle l'on
reçoit mieux, et davantage. Ici, je ne crains
pas d'admettre la teinture de digitale pourprée avec celle des cantharides, non pas indistinctement, il est vrai, mais en proportion du tempérament, des forces et de la
masse que j'ai à soulever, et du caractère et
de la durée de la maladie. C'est sur les
jambes, les cuisses, les reins, les bras, et
toutes les parties charnues et musculaires,
que j'applique ces frictions : il se forme des
cloches et des suppurations sur toutes les
parties charnues que je parcours, et sur
toutes les parties musculaires que je veux

mettre à contribution; et je conseille même ce supplément, si la complexion du malade ne le réprouve point.

Objecterez-vous que ce n'est là qu'un vésicatoire, sous un autre nom et sous une autre forme? Mais la nature s'habitue à la longue à cette suppuration circonscrite et locale, qui est celle d'un vésicatoire, et c'est ce qui fait que le vésicatoire puissant réacteur dans le commencement si son apparition est courte, n'est plus sur la fin qu'un égout en quelque sorte naturel, une issue ouverte à l'humeur, qui peut bien couler au dehors sans se tarir ni se dessécher, renouvelée comme elle est par les substances qu'elle a viciées. C'est ainsi qu'un ruisseau ne tarit point quoiqu'il subisse une saignée, si le réservoir ou la source qui fournit ses eaux reste toujours plein. Espérez-vous détruire le mal en lui imposant des règles nouvelles? Non, ce n'est point le changement, c'est le trouble, le désordre, le bouleversement qu'il faut porter dans son cours. Violentez l'habitude; que je voie ce levain sans cesse agité, harcelé, qu'à force de secousses, il abandonne enfin la place qu'il s'était choisie : aussitôt que vous le sentirez ébranlé, je ne m'y oppose plus, employez les dérivatifs, ménagez un écoulement à des eaux vagabondes, chassez un ennemi qui n'a plus de gîte certain ; jusque-là ce n'est point de l'issue, mais du déplacement dont il s'agit, parce qu'on ne transplante un arbre que déraciné. Mais l'usage, ce despote impérieux, en ordonne autrement ; c'est toujours contre l'usage que la vérité doit diriger ses coups, et contre ces beaux esprits qui pensent qu'un sarcasme est un argument. Adversaires maladroits autant qu'obstinés, on leur montre une lumière inattendue au fond d'une avenue obscure et remplie d'écueils, et ils ne savent qu'outrager leur guide et nier la lumière.

Enfin, l'on place des vésicatoires au bras d'un enfant, nous ne voyons que cela, les mères ne consultent plus sur ce point ; c'est une chose reçue, consacrée ; on l'entretient pendant six mois, pendant six années, en présence et sous les auspices du docteur même, c'est-à dire qu'en épuisant la nature on la rend incapable de résistance. Que nos grands hommes laissent une fois la routine qui n'est faite que pour les sots, qu'ils suppriment cet exutoire inutile précisément par sa durée, et dangereux précisément parce qu'il est inutile. Qu'ils le déplacent, qu'ils le promènent sur toutes les parties du corps. Ainsi pendant que d'autres leviers poussent le mal du dedans au dehors, que le mal trouve des issues toutes prêtes partout où il se présentera; car cette issue unique n'était peut-être pas sur sa route, ou, s'il y arrive, ce ne sera qu'après mille détours. Qu'ils donnent ainsi le change à l'humeur, ou, s'ils fixent l'exutoire, que ce ne soit que temporairement; qu'ils nous épargnent surtout le spectacle des épuisemens hideux, des paralysies précoces. Et qui n'en a pas vu de ces enfans desséchés dans l'âge de la sève, et dont le bras semblait près de se détacher du corps? Mais on est accoutumé à l'exutoire; c'en est assez : parce qu'il est nécessaire une fois, il faut qu'il le soit toujours. Tout a changé cependant; la nature a fait des progrès, car elle ne reste jamais stationnaire, et vous demeurez immobile au point que vous avez fixé. Vous vous jouez de la crédulité de cette mère; vous l'endormez dans une sécurité trompeuse! Est-ce là savoir, est ce là sentir? Quand tout a changé par le temps seul, l'on craint de contrarier la nature qui ne peut se faire entendre, parce que personne ne l'écoute.

Je ne prétends pas posséder une découverte miraculeuse; autant de fois qu'il le faudra j'en ferai l'aveu; je suis trop ennemi des secrets qui se vendent toujours cher, car c'est la cherté même qui est à mes yeux un signe d'insuffisance; mais mon traitement est simple et franc, il convient à tous les âges, à toutes les positions, à toutes sortes de dégénérations, pourvu qu'on sache l'approprier à chacune d'elles; c'est qu'il repose sur une vérité générale qui est, comme le disent les logiciens, son corrélatif. J'ai déjà exprimé ces deux vérités qui se supposent l'une et l'autre, et n'en font qu'une en effet; l'état de santé est une action dirigée du centre à la circonférence, et l'état de malade est une action dirigée de la circonférence au centre. J'aime à étayer les raisonnemens par l'expérience, puisqu'ils reçoivent d'elle toute leur autorité, et en quelque sorte la vie. Voici un exemple qui confirme si puissanment ce que j'ai dit, que je le regarde, pour moi, comme une bonne fortune. M. de V. avait eu sur le visage des dartres assez opiniâtres qui s'étaient même étendues sur d'autres parties du corps. On guérit celle-ci ; les autres résistèrent à des moyens plutôt internes qu'externes. Ces dartres se recouvraient quelquefois de croûtes hideuses en suppuration. L'humeur ne se borna pas au visage ; elle descendit dans le poumon, et l'on juge si les incrassans et les adoucissans furent épargnés. Deux ans s'étaient écoulés dans ce traitement équivoque, lorsqu'un jour je vois arriver chez moi un jeune homme pâle, blême et amaigri, et dans un état d'affaissement à faire pitié, (il ne me dédira pas). Sa poitrine surchargée d'un poids douloureux, sa respiration forcée et convulsive, ses traits altérés, ses yeux éteints, tout annonçait une dissolution générale ; c'était un vieillard de vingt-quatre ans : quelques froideurs survenues entre ses parens et moi nous avaient éloignés des uns des autres. Mais quel ressentiment aurait pu tenir contre une aussi déplorable vue ? Le péril était imminent, et l'intéressant jeune homme, bien

pénétré de son péril, ce qui pouvait ne y pas
aider à la guérison. Je le voyais cher·clcher
dans mes yeux mes réponses plutôt qque
dans mes discours. Dès le lendemain le trtrai-
tement tant externe qu'interne commençça ;
je ne craignis point de le pousser avec tovute
la vigueur que je pus lui donner, et
j'employai les frictions, où la teinture de
cantharides dominait, sur les cuisses, avvec
celle de digitale pourprée, sans me metttre
en peine du voisinage de la vessie : je ne
voyais qu'une destruction prochaine danss la
poitrine, si prochaine que le moindre rre-
tard eût été meurtrier. Ce n'était pas le temmps
des tâtonnemens et des irrésolutions. Bieen-
tôt les deux cuisses furent couvertes d'ɛes-
carres, une suppuration abondante en futt la
suite ; mais le merveilleux n'est pas là : que
les gens de bonne foi m'écoutent et réflé-
chissent, comme j'ai fait, sur cet admirable
bienfait de la nature : le scrotum, qui paraissait étranger au mal comme au remède,
entra, par une impulsion spontanée, dans
une suppuration si abondante, qu'à peine
huit ou dix serviettes par jour ployées en
double suffisaient aux pansemens. Force

nous fut de la modérer; mais aussitôt la poitrine se dégagea, la respiration devint libre, et le malade fut sauvé : il sembla qu'une main de fer eût arraché violemment l'humeur accumulée sur un noble viscère, pour la transporter ailleurs. D'après l'abondance extraordinaire de cette suppuration, il n'y a pas de doute que plus tard le poumon n'eût été corrodé : aussi je me prosterne devant cette cure, comme devant un des miracles de révulsion.

Si le malade voulait se laisser nommer, tout le monde verrait le miracle, et l'on y croirait alors. Je doute cependant, même en le voyant, que certaines gens y crussent. Les hommes prévenus se révoltent même contre les faits; ils refuseront à ce procédé le nom de découverte : en effet je ne crée point, mais je tire parti de ce que je trouve : en bonne foi, tout le monde en pourrait-il dire autant ? (1).

____

(1) La personne qui est le sujet de cette observation a désiré de ne pas être nommée : cela se conçoit. Je ne doute pas cependant qu'elle n'y consentît, s'il s'élevait des contradictions ; car ici les intérêts de la vérité sont les intérêts de l'humanité.

Soyons plus respectueux pour les topiques (1), ils ont de grandes vertus dans les
affections organiques, dans les faiblesses
radicales, dans les affaissemens, même dans
les dégradations de la charpente osseuse.
L'on voit, l'on touche pour ainsi dire leurs
effets; l'invasion, les progrès, la naturalisation des parties subtiles qu'ils envoient à
la masse des humeurs, tout cela se passe en
quelque sorte sous nos yeux.

Telle n'est point la médecine qui procède
par les potions et les juleps; il y a toujours
dans sa marche quelque chose d'équivoque,
quelque chose qui s'allie à merveille avec
l'ignorance et la routine. L'on peut tout
oser quand la nature enferme dans un labyrinthe ténébreux le remède et les effets, et
semble en cas d'erreur fournir à celui qui l'a
violentée les moyens de la calomnier.

C'est surtout dans les cacochymies invétérées que les frictions réussissent; je les

---

(1) Des nations entières ne connaissent que le
moxa pour réduire les maux présens, et éviter les
dangers à venir.

compose avec la thériaque, le musc, le diacordium, la cannelle, la gomme ammoniaque, l'extrait de quinquina, les baumes de toute espèce selon la nature des affections et le tempérament, car c'est toujours là, ou ce doit être du moins la base d'un procédé; en emplâtres avec la farine de fèves de marais, le vin aromatisé; les extraits pour résoudre des fluxions nouvelles, l'application de la glace; la glace surtout si préférable au bain glacé qui saisit trop brusquement le malade, s'il est d'une complexion faible, par une immersion entière. Elle donne du ressort à toutes les parties internes et externes, elle ranime les forces digestives. Plus un organe est affaibli, plus la substance destinée à le réparer doit être énergique; et c'est pour cela que nous proportionnons les effets aux causes, et que si la teinture de cantharides est prônée comme un agent sûr, c'est que d'autres médicamens resteraient sans action, et que tant qu'il se peut je proportionne le remède au mal : car il est dans les règles du bon sens de proportionner l'attaque à la vigueur de l'ennemi. Les frictions (1) ont lieu sur toute l'étendue de la colonne vertébrale, parce qu'elle est comme le pivot de tous les mouvemens du corps, et qu'elle renferme dans ses conduits la masse nerveuse. J'ose affirmer que les maladies de matrice seraient prévenues d'avance, si les dames avaient soin de mêler à leurs bains habituels une substance adaptée à ces maladies. Enfin c'est par l'épiderme, par ces milliers de portes ouvertes à tous les agens extérieurs, que j'introduis la guérison. Je remarque le grand rôle que les lotions, les frictions jouaient dans le régime des anciens; je remarque que nous n'avons plus d'athlètes, que nos soldats malgré leur bravoure s'effaroucheraient à la seule pensée de la fatigue que les soldats romains supportaient gaîment, et que lorsque nous essayons de soulever ces armures pesantes, ces lances et ces cuirasses et ces brassards couverts de rouille, belli-

____

(1) Après avoir ébranlé la cause, après avoir rendu l'humeur mouvante, je fais la révulsion, si je peux l'obtenir; et j'agis sur les extrémités, en y transportant l'effet actif des frictions.

queux monumens des temps passés, nos impuissantes mains les laissent retomber aussitôt, comme un enfant qui voudrait s'armer de la massue d'Hercule.

On sait quel usage les anciens faisaient des bains, et non - seulement les anciens, mais encore les peuples du moyen âge, témoin l'insurrection des étuvistes de Paris, dans le quinzième siècle, contre le médecin Jacques Desparts qui avait proscrit les bains publics. C'était le temps des léproseries. Ce médecin assurait que la lèpre se gagnait dans les bains publics; non sans doute qu'il pensât que l'eau contînt en elle-même quelques élémens d'infection; car pourquoi ne se seraient-ils développés qu'alors? Mais parce que les individus atteints de la lèpre, déposaient dans les bains quelque germe du poison qui se communiquait facilement aux autres. Cet exemple ne détruit donc pas l'exemple de tous les pays où la vie moyenne de l'homme est plus longue, entr'autres celui des Indiens qui, grâces aux bains et aux frictions, avant que les Européens ne pénétrassent dans leurs heureuses contrées, parvenaient tous à une extrême vieillesse. Je dis bains et frictions; car ces deux choses sont inséparables. Bien plus, aux soins que prenaient les anciens de se frotter après le bain, au grand nombre d'instrumens en usage pour les frictions, il est aisé de s'apercevoir que ce n'était point pour le bain que la friction fut inventée, mais le bain pour la friction; que, dans la pensée de ces peuples, le bain n'était qu'une préparation, et que le véritable moyen curatif était celui qui agitait la peau assouplie, pour en déplacer les écailles, et glisser dans la circulation des élémens salutaires. J'observe que l'étrille ou xystra fut *inventée à Pergame*, où Esculape avait un temple; il y a peut-être un sens profond dans l'usage du bain prescrit par Esculape et Trophonius, à tous ceux qui venaient les consulter.

Un peu de bonne foi suffira pour décider si mes théories sont le fruit de la méditation aidée de l'expérience, ou si j'ai bâti un système sur une analogie. La pierre de touche d'une théorie quelconque, c'est l'homogénéité des parties qui la composent. Or, soit dans le traitement interne, soit dans le traitement externe, que ce soit par les topiques

ou par les boissons , ou par les alimens rendus médicamenteux , que j'opère; ou, ce
qui vaut mieux encore, par tous ces moyens
réunis, ceux qui n'examineront point mes
procédés avec des yeux prévenus, y recon-
naîtront sans peine un but unique, un but
constant, une direction uniforme. Je me
suis senti appelé à détruire le règne des sirops et des juleps, et de tous ces poisons
fades qui conduisent à la mort par la langueur et le dégoût. Il n'est pas possible que,
dans la multitude immense des maladies, je
conserve les mêmes moyens. Mais si les
moyens changent, l'esprit dans lequel ils
sont employés est le même. Ranimer, ravi-
ver, raffermir, réagir, c'est mon objet,
c'est mon secret. Ainsi, à l'enfance menacée
de quelque développement d'un vice héréditaire, j'administre, avec les frictions, les
embrocations, les bains aromatisés, la fleur
de tussilage, ou l'extrait de cette fleur
dans du vin, à des doses analogues; avec
tous les correctifs décidés par le genre convenable à l'espèce en le modifiant selon le
genre convenable , l'espèce de dégénération et à l'empreinte maladive, j'oppose le

traitement curatif déjà reçu. S'il y a constipation, j'ajoute de la rhubarbe; les infu-
sions à froid d'écorce d'orange amère avec
l'ipécacuanha, le quinquina mêlé au vin
dans les repas, sont à mes yeux des boissons d'autant plus efficaces, que les enfans
les prennent ordinairement sans dégoût; à
une lymphe scrophuleuse, j'oppose un sirop fondant et dépurant rendu plus actif
par un ou deux grains de muriate sur-oxi-
géné. Le muriate n'a rien qui doive effrayer,
à moins qu'il n'y ait des motifs décisifs pour
le contre-indiquer; mais étendu dans un
grand volume de liquide, il ne peut faire
plus qu'on n'exige de lui, maîtrisé comme
il est par la volonté de celui qui le donne
et pour le salut de celui qui le prend. Avec
quelque forte décoction appropriée, ou la
véronique ou toute autre substance convenable, ces médicamens suffiront contre
toutes les bouffissures, les engorgemens des
glandes, les gonflemens des articulations et
les faiblesses générales, tribut souvent trop
douloureux de l'enfance. Ce traitement uniforme corrigera les digestions vicieuses qui
enfantent tant de maux, il préviendra les

toux , les convulsions , les maladies vermi-
neuses produites par des sucs mal élaborés ,
les catharres, les phthisies et tant d'autres
maux encore qui se combinent avec tous
ceux que j'ai si souvent désignés.

J'ai dit qu'un des puissans véhicules des
remèdes c'étaient les alimens, non qu'ils
puissent être comparés au phénomène de
l'absorption dans les maladies déclarées,
mais s'ils ne sont pas principal agent, ils seront un bon auxiliaire. C'est dans cette vue
que je conseille l'eau émétisée (1) , et que je

---

(1) Cette eau émétisée m'a valu des complimens
assez hétéroclites et quelques boutades de la gravité
doctorale. J'en veux rapporter un trait, ne fût-ce que
pour faire le pendant du Purgon de Molière.

Un malade m'avait été adressé par M, ... Tempérament lourd, humoral, pléthorique, tous les viscères
du bas-ventre obstrués, visage dartreux, acrimonie
générale, obésité, fibres lâches..... Je ne détaillerai
pas le traitement : il se devine assez d'après mes principes. Mon malade tirait avantage de cette eau, sans
que je lui eusse fait confidence de sa composition : on
la prenait chez moi toute préparée. Il en ressentait
tellement les bons effets, qu'il s'avisa de la louer, et
d'en montrer une bouteille au médecin qui l'avait

rends médicamenteuses les boissons ordinaires.

---

traité avant moi. A l'apparition du remède inconnu,
examen minutieux, recherches profondes; on distille,
on découvre enfin..... qu'on ne découvre rien..... Il
fut décidé à l'unanimité, par le savant aréopage, que
cette eau mystérieuse n'était que de l'eau commune,
qu'il n'y avait rien de plus, et que l'on se moquait
du malade. Eh! messieurs de la Faculté, faut-il absolument qu'une boisson soit extraordinaire pour être
employée; et si cette eau commune guérissait, ne
valait-elle pas toutes vos pharmacopées?

Averti de ce comique incident, je vis bien qu'il fallait des façons, même pour guérir, et que je passerais
pour un charlatan, si je n'employais celles du charlatanisme. C'est ce qui me décida à altérer, par quelques
gouttes de café noir, la couleur de l'eau émétisée, ou lui
en donner une. La valeur vint avec la couleur. Cette
innocente ruse mit mes détracteurs aux champs; mais
on va voir qu'ils ne se tinrent pas pour battus. Une
jeune personne, femme de chambre dans une maison
riche, avait depuis long-temps une dartre rebelle, et
dans un état continuel de suppuration. Depuis trois ans
elle déconcertait la médecine; la malade eut recours à
moi. La cure fut longue, mais ne fut pas douteuse.
Je fis part du succès au docteur mon confrère, en lui
offrant obligeamment et de bonne foi toutes mes recettes qui ne lui seraient pas connues. La jeune per-

Que la nature des alimens influe sur les affections de l'homme, sur ses passions , sur ses mœurs , et par conséquent sur les lois qui lui sont propres, c'est une vérité que je ne ferai pas à mes lecteurs l'injure de prouver. J'aime mieux avertir la pensée, que de lui tracer sa marche. Ignore-t'on que le sang des carnivores se distingue au seul odorat, du sang des frugivores ? Qui osera confondre les effets du vin et ceux de la bière, ceux du topinanbour et ceux de la banane ? Qui osera penser que le breuvage sanglant du Tartare laisse dans ses veines les mêmes prin-

---

sonne se présenta de nouveau à ses maîtres qui l'a— vaient éconduite sous prétexte que ses dartres étaient contagieuses , elle fut éconduite une seconde fois : c'était la seule réponse du docteur à ma lettre ; et , depuis ce temps, des sarcasmes grossiers me pleuvent abondamment de toutes parts.... *genus irritabile.*

Il est vrai que si j'ai reçu de sots complimens, j'en ai reçu de très-gracieux. Plusieurs familles, et même plusieurs médecins de Province (*mirabile dictu*) m'ont témoigné de la reconnaissance pour leur avoir découvert, dans les propriétés de l'eau émétisée, un trésor qui était près d'eux. Ainsi les choses ont leur bon et leur mauvais côté, et la louange paie l'injure.

cipes que le breuvage huileux et bouillant dépose dans les veines de l'Islandais? L'habitant de la ligne et l'habitant du Pôle diffèrent tellement, qu'on serait tenté de les prendre pour deux espèces, plutôt que pour deux races d'hommes; et Voltère ne s'exprime jamais autrement. Quelle peut être la cause de ces différences? Comment s'est altéré le type originel? Car qui voudra nier ce type, échappera aux ténèbres de la création par les ténèbres del'éternité du monde. La cause de ces altérations, ce sont les influences du sol et du climat sans doute, c'est-à-dire la diversité des alimens, résultat nécessaire de ces influences. Et nous-mêmes, ne sentons-nous point tous les jours ce qu'apporte de modifications à notre existence un changement de mets ou de boissons? Ne savons-nous point que plus d'un vers heureux naquit des inspirations du moka, et que c'est au froid nénuphar que bien des vertus prétendues ont dû leur célébrité?

S'il est impossible que des peuples, opposés par leur constitution physique, ne soient pas opposés par leurs goûts, il ne l'est pas moins que des peuples, opposés par leurs goûts, n'acquièrent pas une constitution contraire. On a dit que l'habitude est une seconde nature. J'oserai dire plutôt que c'est la nature elle-même : en effet la nature procède par de lentes assimilations ; c'est par degrés qu'elle introduit dans le sang les élémens d'où il tire à la longue des qualités spéciales. Et le sang c'est le tempérament, ce sont les humeurs, ce sont les affections, c'est là vie.

Ces faits incontestables éclaircissent singulièrement la question. Il n'est personne qui ne voie que puisque le régime diététique nuit ou profite au jeu des organes et au cours des humeurs, il y faut chercher plus qu'ailleurs, des remèdes contre nos maux ; puisqu'il nous forme, il peut nous transformer ; puisqu'il corrompt les substances dont se compose notre corps, il peut les épurer. Alors, les traitemens qui conviennent à chaque dégénération particulière, doivent être modifiés pour chacune ; le choix des médicamens qui peut leur être appliqué, se trouve partout, il faut seulement le régler et le mettre en harmonie avec la cause constituante du mal, par un régime médica-

menteux et alimentaire de tous les repas,
par des préparations les moins difficiles à
mettre en usage : tout cela, avec un peu de
soin, s'organise à merveille.

Je n'oserais dire que la nature avait réglé
d'avance les goûts et les affections de chaque
peuple, disposant autour d'eux tout ce qui
pouvait seconder ses impénétrables vues, et
tirant de la multitude des variétés ce majestueux ensemble que la raison devine, sans
le pouvoir embrasser jamais. Autant il vaudrait affirmer que nous sommes invincible-
ment déterminés au bien comme au mal,
et que le méchant et le bon entrent également dans les desseins de la providence;
mais je repousse un système qui calomnie-
rait la bonté de Dieu, pour nous expliquer
sa sagesse.

Je me borne à exposer la marche de la
nature, afin que l'art en puisse tirer sa règle.
Le médecin qui voit ou qui prévoit une dégénération dans les humeurs, s'il sait ou s'il
veut employer ces deux grands auxiliaires,
la nature et le temps, sera pour le malade,
comme une autre providence. Instruit des
fonctions que les alimens remplissent dans l'é-

conomie, et de leurs assimilations, et de leurs
effets progressifs, c'est aux alimens qu'il de-
mandera un principe réparateur. Il les choi-
sira, comme la nature les aurait choisis elle-
même, si elle eût voulu préparer un changement. Il imprimera ainsi une qualité salutaire aux moindres élémens de la vie ; il
fera de la subsistance le médicament, et
du médicament la subsistance. Solide ou liquide, sous toutes les formes possibles, le
médicament se retrouvera toujours. Il ne
s'agit que de prendre les choses à la racine,
d'insinuer la guérison au lieu de la con-
quérir. Reprochera-t-on à la nature son avarice ? Il ne faut que jeter les yeux autour de
soi, pour se convaincre qu'elle n'a pas moins
été prodigue d'antidotes que de poisons.
Remarquez avec quelle maternelle prévoyance elle tient en réserve, pour chaque
dégénération, non point une substance unique, mais une foule de substances. Ainsi,
pour le scorbut, le cresson, le trèfle d'eau,
le beccabunga, toutes les plantes crucifères ;
pour les épaississemens lymphatiques, la
digitale pourprée, la ciguë, les amers,
tous les extraits que les pharmacies prépa-

rent, etc., et cette prodigalité n'est pas sans dessein. Il entrait sans doute dans les vues de la nature, que l'on pût choisir entre tant de combinaisons diverses d'élémens semblables. Et cette facilité offerte au choix de l'homme n'indique-t-elle pas que la véritable médecine est dans le régime diététique, que cette autre médecine qui force l'estomac à porter dans la circulation des alimens qui lui répugnent, est une médecine perturbatrice (qui convient quelquefois), plutôt que salutaire? Si la nature en un mot eût voulu séparer, comme font tous les hommes, l'aliment du médicament, elle n'aurait pas consulté, dans la variété de ses produits, les fantaisies de l'estomac et les délicatesses du goût. Puisqu'elle a prodigué les combinaisons des mêmes choses, puisqu'elle a présenté sous tant de formes une même substance élémentaire, c'est qu'elle a voulu nous épargner ces répugnances et ces convulsions, qui nous guérissent d'un mal par un mal plus violent. C'est qu'elle a voulu que l'estomac, accoutumé peu à peu au remède, le reçût comme un hôte, au lieu de le repousser comme un ennemi. La seule objec-

tion, je ne dis pas raisonnable, mais spé-
cieuse, c'est qu'il est tel médicament dont
l'estomac ne s'accommoderait jamais. Ceux
qui ont quelque idée, je ne dis pas du brouet
noir des Spartiates, mais des ragoûts assai-
sonnés de rüe, qui affriandaient les voluptueux Athéniens, savent que l'estomac s'accommode de tout. L'art des Beauvilliers et
des Méots, cet art si fécond en déguisemens
meurtriers, s'avoue-t-il impuissant pour des
déguisemens salutaires ?

Et que l'on ne m'accuse pas de me contre-
dire moi-même, en comparant à ma doctrine, l'assimilation de ma doctrine de la révulsion. L'une et l'autre sont bonnes ; mais
dans deux situations contraires. L'une et
l'autre conduisent à la guérison, mais l'une
par un mouvement insensible, et l'autre par
une action brusque. C'est que l'une est éminemment préservative, et l'autre éminemment curative. Ce qui n'empêche pas qu'elles
ne réunissent chacune l'un et l'autre caractère. Mais il est des préférences qui tiennent
à la situation plus qu'à la chose même, et
au progrès du mal, plus qu'à sa nature.

En dépit de quelques esprits moroses, je

ne vois point que nos mœurs vaillent moins
que celles des anciens; il y avait dans leur
licencieux langage mille dénominations dont
nous avons perdu le sens; nos études sont
plus fortes; notre siècle s'est enrichi des tri-
buts de tous les siècles qui l'ont précédé. Et
pourtant la vie est plus tourmentée, et
peut-être plus courte et moins heureuse;
les maladies pullulent, les forces s'épuisent,
les tempéramens dégénèrent. C'est qu'avec
tout notre savoir nous allons chercher bien
loin ce qui est bien près de nous; c'est que
la science nouvelle dédaigne les vieilles
routes comme trop battues, en usant trop
des unes, en méprisant trop les autres; il
faut prendre ce qui est bon partout où il se
trouve, et qu'elle se plaît dans les sentiers
difficiles, uniquement pour faire preuve de
force ou d'adresse. J'ai déjà parlé du crédit
des révulsifs chez les anciens; j'ai eu plus
d'une occasion de rappeler toute l'importance qu'ils attachaient au régime diététique
qu'il faut rendre médicamenteux, et il de-
viendra curatif(1); et, pour s'en convaincre

____

(1) Horace, dans sa maison de campagne, faisait

mieux, il n'y a qu'à lire les codes religieux
de tous les pays. Pour nous, hors des mix-
tions dégoûtantes, nous ne concevons pas
la santé. J'ai remarqué que le même mot,
dans ses racines, signifie remède et poison.
Ce mot est φάρμακον, d'où pharmacie. L'avis
nous vient de loin, faut-il pour cela le négliger ?

Je m'attends à des objections, ou plutôt
à des injures : car, où se montre l'évidence,
il y a peu de place pour les objections. Mais
j'ai osé seul, et sans autre guide que mon
expérience, ouvrir une carrière nouvelle. J'ai
marché sans lisières, au lieu de me traîner,
avorton que j'étais, sur les pas de mes maîtres. Est-il une punition digne d'un tel crime ?
Heureusement pour l'humanité, j'ai presque
dit, pour ma gloire, mon livre circulera ;
les faits plus éloquens que moi parleront en
ma faveur ; ils prendront ma défense. Il faut
bien tôt ou tard que la vérité l'emporte. La
Sorbonne a pû proscrire l'inoculation, mais
elle n'a pu l'empêcher.

---

ses repas de mauves : *Malvæ salubres corpori.* Nous
faudra-t-il apprendre la médecine d'un poëte ?

L'on nous raconte que Triptolème fut mis en pièces pour avoir enseigné aux hommes la culture du blé. Je me figure qu'il en a dû être ainsi de tous les inventeurs des arts, et c'est une consolation pour moi de vivre dans un siècle où je n'ai à redouter que des bourdonnemens importuns ou des criailleries obscures.

DU CROUP.

—

Au moment d'entamer un sujet si neuf
encore, quoique tant de fois agité; si vaste
dans ses ramifications, quoique isolé par la
théorie de ceux qui l'avoisinent, trois ques-
tions se présentent naturellement. Quel rapport peut-il exister entre le croup et la
phthisie pulmonaire, pour en faire l'appendice d'un ouvrage destiné au traitement de
ce dernier fléau? Le croup, est-ce une maladie spéciale, et jusqu'à nous inconnue,
avec des symptômes, des caractères, des
progrès, une terminaison, qui ne soient qu'à
elle? Spéciale ou générale, si elle existe,
quel traitement exige-t-elle? Ce n'est point
sans cause que j'établis cette division. S'il
était possible de réduire toutes les maladies à une, comme elles n'auraient qu'une
source, le remède n'aurait aussi qu'un principe. L'art pourrait encore confondre des
dérivations distinctes, ou distinguer une
même dérivation en plusieurs; mais il sau-

rait du moins où rattacher le fil qui lui sert de guide; et s'il lui arrivait de manquer le but, il ne se tromperait pas sur le point de départ. La conséquence naturelle, c'est que plus on réduit les classes, plus on éclaircit les genres, et que, ne pouvant atteindre l'unité, on évite du moins cette multitude de divisions et de subdivisions qui sont pour la mémoire un fardeau, et pour l'esprit une lumière infidèle.

PREMIÈRE QUESTION.

Quel rapport existe-t-il entre la Phthisie pulmonaire et le Croup?

On se souvient que, parmi les causes de la phthisie, j'ai principalement distingué la surabondance ou l'épaississement des humeurs et leur dégénération, établissant mon opinion sur la conformation du corps humain, la nature de ses liqueurs, leurs influences réciproques; enfin, sur la pathognomonie toute entière de ces maladies. Il est malheureux que cette doctrine ressemble à une découverte; car elle n'est qu'une réminiscence. Les anciens étaient dans la

bonne voie en bien des choses, et nous nous
sommes quelquefois trop hâtés de nous en
frayer une nouvelle. Platon dit positive-
ment que tous nos maux sont engendrés par
les écoulemens irréguliers qu'il nomme des
rhumes, ῥεύματα (1), et par les flatuosités qu'il
nomme πνεύματα (2). Il ne s'agit point ici de discuter le principe, puisque, dans le système
de Platon, ce principe n'est lui - même
qu'une conséquence. S'il assigne pour cause
à toutes les maladies les écoulemens et les
flatuosités, c'est qu'il considère nos humeurs comme la source unique de nos maladies, et nos alimens, mal élaborés par de
vicieuses digestions , comme la cause de
l'altération des humeurs. Les bonnes digestions savent tourner à leur profit toutes les
substances. Platon pouvait n'être pas assez
avancé dans la connaissance du corps humain, pour approfondir un tel sujet. La
chimie n'existait pas , ou était dans son en-

---

(1) *Rèumata*, rhumes, du verbe grec ῥεύω ou ῥέω ,
Reuo ou *Reo*, je coule.

(2) *Pneumata* , souffles ou vents, du mot grec
Pneuma, souffle.

fance, et l'art exécutait des prodiges de statique, sans qu'on se doutât des prodiges encore plus grands que l'homme renfermait en
lui. Tout ce qui tient à la composition particulière des humeurs, aux différences radicales des tempéramens, à l'action et à la
réaction des liquides sur les solides; tout
cela, dis-je, était un mystère pour son génie ; mais il avait, du moins, entrevu que
le sang étant le principe vital, c'est dans les
altérations du sang qu'il faut chercher les
altérations du principe vital, et dans la qualité ou la quantité des substances qui entretiennent le sang, qu'il faut chercher les causes des altérations du sang. Et de nos jours
même, après toutes les découvertes du génie, au milieu de cette foule glorieuse d'é-
crits qui répandent la lumière de toutes
parts, pourrait-on assigner une autre cause
à ce dernier genre d'altérations? Une masse
donnée de sang homogène, une composition et une température données de cette
masse, c'est la santé. S'il était possible que
cette masse ne surabondât point, ne dimi-
nuât point, que cette température fût constante, que rien d'hétérogène n'entrât dans

cette composition, l'homme s'userait, à la vérité, mais par le temps seul : il vivrait tout son âge. Ce qui l'use plus rapidement, ce qui le précipite avant le terme, c'est la rareté ou la surabondance du fluide, c'est son ébullition ou son refroidissement, ce sont surtout les atômes délétères qu'il reçoit, qu'il charrie, qu'il féconde dans la circulation. Et comme on ne doit jamais négliger les preuves tant éloignées qu'elles soient, quand elles confirment un même principe, je ferai remarquer ici la prééminence que ce seul fait donne au régime préservatif sur le régime curatif. Puisque les dégénérations du sang naissent des alimens mal élaborés, bien choisir ses alimens et les bien digérer, ce serait à peu près là toute la médecine. Quand la corruption s'est glissée dans le torrent par les alimens ordinaires, infectés d'un mode de dégénération par une nutrition vicieuse, c'est à des potions médicales, c'est-à-dire à des alimens inusités, qu'on a recours, comme si on les envoyait à la poursuite des autres ; mais là, comme partout, il arrive trop souvent que la réparation des maux est un double ravage, et que l'on n'a pas moins à souffrir de ses alliés que de ses ennemis.

J'avais à justifier une connexion chimérique au premier coup d'œil, je l'avoue, mais très-réelle dans l'examen. J'espère que mes lecteurs me sauront gré de ce soin; car il ne tenait qu'à moi d'éviter cette nouvelle difficulté : c'en est bien assez de celles que j'ai affrontées; et, puisque le vocabulaire distingue les sujets de mes deux traités, rien ne m'empêcherait de séparer aussi mes deux traités. Si par hasard l'un des deux eût été bon, peut-être m'aurait-il obtenu grâce pour l'autre. En les liant, je les rends solidaires, et c'est, je le confesse, hasarder beaucoup.

DEUXIÈME QUESTION.

Le Croup est-il une maladie nouvelle?

Avant d'entamer cette question, il faut rendre un juste hommage au célèbre médecin qui m'a précédé dans la carrière où je m'engage : *cuique suum.* Avant moi, le docteur Ruelle avait prouvé, dans un écrit plein de lumière, que le croup n'est pas nouveau, qu'il est de tous les temps, et qu'il pourrait être de tous les pays; que les croups anciens et modernes, étrangers comme indigènes, appartiennent tous à une même diathèse, qui peut bien se compliquer dans ses accidens et varier dans ses formes, mais qui ne saurait perdre son type originel. Et M. Ruelle lui-même avait eu un prédécesseur trop oublié de nos jours; c'est le savant Schneiderus, dont le livre *de Catarrhis* est un trésor qu'on laisse dans la poussière et l'oubli. L'exploitation de ce trésor inépuisable jetterait de grandes lumières sur toutes les maladies dépendantes de la lymphe et de la pituite. Ce traité est complet, et ne laisse rien à désirer, quoiqu'il se ressente de la rouille du temps.

Les vices de la lymphe sont l'objet spécial de Schneiderus; il les considère sous tous leurs aspects, dans toutes leurs générations, dans toutes leurs crises. On y verra sûrement le croup, quoiqu'il n'en connût pas le nom, comme on y verra toutes les maladies de ce genre qui pourraient dans la suite apparaître dans le domaine de la médecine, parce que les maladies nouvelles ne sont, en effet, que de nouvelles dénominations, ou des complications. Surabondance de sérum, épaississement de la lymphe, et par suite stagnation des humeurs, interruption de l'harmonie qui doit exister entre les humeurs constituantes de l'individu : voilà le croup, comme voilà le catarrhe, l'enrouement, le rhume de cerveau, etc. etc.

Dum fluit ad pectus, dicatur rheuma catarrhus (1);
Ad fauces, branchus; ad nares dico coryzam.

GÉRARD.

Il m'importe peu que le catarrhe, l'enrouement, le rhume proprement dit, la coqueluche, la gripe, le croup, diffèrent par les circonstances, pourvu que ces maladies ne diffèrent point par les causes. Je sais qu'il y a bien loin d'une étincelle à un incendie; mais est-ce à dire que ce qui éteint l'une soit impuissant sur l'autre? Et l'incendie a-t-il été autre chose, dans le principe, qu'une étincelle? Je ne sache rien de plus salutaire en médecine, comme

----

(1) Quand le rhume coule sur la poitrine, appelons le catarrhe; quand il coule vers le gosier, branchus; et dans les narines, corysa.

partout, que cette croyance dans l'unité
des causes ; car elle enfante l'unité dans les
procédés. Et c'est ainsi que Schneiderus envisage, sous un même point, tant de choses
que l'usage distingue. Que l'humeur, dit-il,
se porte du bas en haut, comme dans le vomissement, ou de haut en bas, comme dans
les maladies du larynx, par exemple ; qu'elle
soit refoulée dans les narines, ou transvasée
dans les poumons, ou portée dans l'estomac, ou dans les nerfs, ou dans les yeux,
ou dans les oreilles, ou sur les gencives, ou
dans le palais, ou dans les spondyles de la
moëlle, ce n'est jamais qu'une même humeur ; mais elle s'appelle, selon ses différens
siéges, rhume, asthme, crudités, paralysie,
ophtalmie, surdité, odontalgie, aphtes, gib-
bosités.

Je sais que la maladie connue sous le
nom de croup, a des circonstances que les
simples coqueluches n'ont point. La bouffissure, l'humidité générale sont plus sensibles ; il se manifeste dans l'individu affecté
plus d'impatience et de malaise ; la toux
semble céder pour se reproduire avec plus
de violence. Des concrétions d'une lymphe

aigric, il se forme une membrane étrangère qui bouche le trajet des voies aëriennes. Tout cela est bien loin des rhumes ordinaires. Mais cela signifie-t-il que le croup soit autre chose que cette affection? Non, cela signifie que le croup est le plus haut degré de cette affection. La nature a tracé à toutes les choses leurs progrès. Il est un point où elles doivent parvenir, pour décroître ensuite. Bien des maladies que nous rangeons à peine au nombre des indispositions furent autrefois mortelles, puisque l'éternuement était un signe de danger; bien d'autres qui sont mortelles aujourd'hui ne seront un jour que de légères affections. Aujourd'hui l'éléphantiasis a disparu, la petite vérole est conjurée; une plus honteuse maladie, répandue à son origine dans l'habitude entière du corps, dans la masse entière des humeurs, terrible, épouvantable dans ses effets, même dans sa guérison, se survivant trop souvent à elle-même, reléguée ensuite dans son siége naturel, affaiblie et modifiée peu à peu, n'est plus aujourd'hui qu'une affection passagère, dont on se délivre en jouant. Mais à défaut de cette ennemie cruelle des plaisirs, quelque autre ennemie prépare en secret peut-être ses attaques; en sorte que je ne voudrais pas répondre que ces grands fléaux qui, à des époques successives ont ravagé l'humanité, ne fussent en effet le même fléau avec des circonstances et des résultats différens. On a dit que tous les élémens morbifiques survivaient à l'extirpation des maladies, et restaient dans la circulation, non plus à la vérité comme des germes qui n'attendent que l'occasion d'éclore, mais comme des ruisseaux unis dans un réservoir commun. Il s'en suivrait que le sang humain a changé de nature, et les pessimistes trouveraient ici un vaste champ de bataille. Comme un tel examen est hors de mon sujet, autant qu'au-dessus de mes forces, il me suffit de l'indiquer, en appliquant à la vogue des maladies ces vers du poëte philosophe :

Sic volvenda ætas commutat tempora rerum (1) ;
Quod fuit in pretio, fit nullo dénique honore ;
Porrò aliud succedit, et è contemptibus exit.

Lucn., lib. 3.

(1) Mot à mot : Ainsi le temps dans sa course,

Encore une autre preuve contre la nouveauté du croup. C'est bien malgré moi que je proteste contre le brevet d'invention que se sont libéralement octroyé nos modernes docteurs. Mais il ne m'est pas possible de voir dans cette dénomination une découverte. Comme la coqueluche et la gripe, le croup a son siége dans les organes de la déglutition, et la cause dans la coagulation des liquides; comme la coqueluche et la gripe, il se présente accompagné de fièvre, de tension de peau, de quintes de toux, et de sifflemens. Comme la gripe et la coqueluche, il attaque spécialement l'enfance. Il a donc aussi son principe dans une surabondance et une stagnation d'humeurs, dans un épaississement de la lymphe surtout; car l'enfance est principalement travaillée par les maladies lymphatiques, puisque l'enfant est lui-même une masse lymphatique, comme cela a été dit tant de fois. Et il n'en saurait être autrement dans les

change la nature des choses. Ce qui fut honoré autrefois, devient abject; une autre chose lui succède, et sort du mépris.

vues ultérieures de la nature. Car c'est dans la lymphe et les mucosités, qu'elle puise les matériaux de la vie et de l'accroissement. Ce sont la lymphe et les mucosités qu'elle transforme en des substances nourricières, pour l'accroissement successif de l'individu. Qu'on ne s'étonne point si cette maladie est originaire des pays humides, qu'elle ait plus d'empire sur des tempéramens chargés d'humeurs que sur des tempéramens secs; qu'elle règne principalement dans la saison des pluies, et qu'elle soit plus fréquente dans les hivers pluvieux que dans les froids très-vifs : toutes ces observations sont contenues dans sa définition.

TROISIÈME QUESTION.

Quel traitement exige le croup ?

Au fond, c'est la plus importante des trois; car il s'agit moins pour le malade, de raisonner sur son mal, que de le guérir. Et peu lui importe de graves et de brillantes discussions, qui ne ramènent point la santé.

Si je n'écrivais que pour des médecins, je me bornerais à poser les principes, laissant

à leur habileté le soin de tirer les conséquences. Si je n'écrivais que pour les parens,
je me bornerais à indiquer les recettes; ou
plutôt je commencerais par opérer quelque
cure bien éclatante. Ensuite je garderais
soigneusement le secret, mais je vendrais
mon opiat, bien sûr de ne point manquer
d'acheteurs. Quant à la maladie, je la pein-
drais avec les plus noires couleurs qu'il me
serait possible d'imaginer ; je la calomnie-
rais au besoin ; car il y a une calomnie pour
les maladies mêmes, et je ne pense point
que mon calcul soit contre les règles : car
plus on grossit le danger, plus on fait valoir le secours.

Mais j'écris et pour les médecins et pour les
parens ; en ramenant les uns à des voies plus
simples, j'aurai persuadé aux autres que le
remède est souvent plus près d'eux qu'ils ne
pensent. Le croup n'étant que le dernier degré d'accroissement et de dégénération de
la lymphe, comme l'a fort judicieusement
observé le docteur Ruelle, il faut chercher,
dans les qualités de la lymphe, les qualités
du remède qu'on lui doit opposer.

Je sais que les vaisseaux lymphatiques

sont plus connus que la liqueur qu'ils renferment. Une discussion chimique sur la
nature de cette liqueur pourrait être de mon
sujet ; mais elle n'est point dans mon plan ;
et cette discussion n'apprendrait rien que
l'on ne sache. Il est reçu que si la lymphe
n'est pas le sérum, elle a du moins en
grande partie les propriétés du sérum, trans-
parente, légèrement salée comme lui, et
surtout visqueuse et coagulable. Ce sont là
les propriétés où je m'arrête, parce qu'elles
constituent évidemment le mal et le danger.
Que les organes deviennent paresseux, qu'ils
s'empâtent, qu'ils se gonflent, qu'ils se bou-
chent, c'est un effet évident de la viscosité
des humeurs, et de leur tendance à la coagulation : effet physique plus que chimique,
car il présente compression plus qu'altération.

A bien examiner la chose, il n'est point
proprement de maladie imprévue, parce
qu'il n'est point de corps organisé dont les
habitudes ne rendent témoignage de l'humeur qui prédomine. Ainsi, quand elle est
appelée à temps, j'oserai dire que la médecine
n'a point d'excuse. Même les apoplexies,

quelque foudroyante que soit leur invasion,
recèlent presque toujours des causes maté-
rielles, comme le prouvent les autopsies ca-
davériques.

Mais si l'on peut juger à la seule inspection d'un adulte, la maladie qui couve en
secret, n'attendant que l'occasion d'éclore,
combien plus facile sera un tel jugement à
l'inspection d'un corps tendre et frêle, et
encore à demi-formé? Ici, les humeurs
sont beaucoup moins composées, leurs rapports mutuels se compliquent moins; mille
agrégats sans nom, qui se forment et s'entretiennent dans l'âge mûr, n'ont pas eu le
temps de naître. Les alimens étant généralement plus simples, il y a nécessairement
plus d'homogénéité dans leurs produits, ils
sont plus reconnaissables dans leurs transformations. En un mot, au physique aussi
bien qu'au moral, un œil exercé ne voit
pas toujours bien le fond de l'homme; et
l'œil le moins exercé ne se trompe jamais
sur les affections de l'enfance.

J'oserai donc adresser un salutaire avis
aux pères de famille, à ces mères surtout si
tendres et si faibles, qui s'inquiètent de la

moindre apparence du danger, et l'aggravent
quelquefois en le combattant. Si le croup,
leur dirai-je , était quelque mal inconnu ,
subitement produit d'une constitution particulière de l'air , ou apporté parmi nous de
quelque contrée lointaine , et acclimaté par
surprise ou par violence , vos appréhen-
sions , vos terreurs seraient fondées ; mais
puisque le croup n'est rien que ce que
vous connaissez déjà, puisqu'il dépend de
l'exaltation d'une humeur dont il ne tient
qu'à vous d'apercevoir la nature, puisque la
présence de cette humeur, ou son excès est
écrit dans les yeux, sur le front de l'enfant,
dans ses moindres habitudes physiologiques,
c'est à vous d'être ses pharmaciens et ses
médecins. Je vous en offre ici le moyen : s'il
n'est pas très-savant , il est au moins très-
simple ; j'ajoute : il est infaillible.

J'ai parlé de l'émétique étendu dans l'eau
pure , et pris habituellement, comme d'un
remède utile contre la phthisie pituiteuse ;
je le propose encore comme un moyen certain contre le croup ; non que je prétende
que la phthisie est un croup, ou le croup une
phthisie ; mais l'un et l'autre dépendant

d'une surabondance d'humeurs qui se vicient en se coagulant, et vicient les humeurs voisines en se combinant avec elles, il n'est pas possible qu'il n'existe de l'analogie dans leur traitement. Que si l'on arguait de mon raisonnement, que je conteste pour la forme une identité que j'admets au fond, je laisserais argumenter tout à l'aise mes graves Aristarques, et je me bornerais à exposer quelque chose de plus certain, de plus incontestable que leurs argumens, les faits: ils sont évidens.

Il n'est personne qui dispute au tartre stibié ses vertus éminemment fondantes, incisives, résolutives, sudorifiques; et, si vous exceptez les trop fortes irritations, où le tartre stibié ne serait qu'un incendiaire, on peut l'administrer toujours sans danger, pourvu que l'eau dans laquelle on le délaie lui serve de correctif, par la quantité du véhicule qui en diminue les effets. Et qu'il me soit permis ici de parler un peu de moi-même; car cet indestructible amour-propre ne veut point perdre ses droits, et ne les fait jamais plus sûrement valoir que lorsqu'il les dissimule. L'émétique était sûrement en honneur bien avant moi ; ce n'est point l'emploi que j'en ai fait qui a valu les anathèmes de la Sorbonne ; mais c'est moi qui, le premier, ai conçu tout ce qu'on en pourrait retirer, s'il était pris comme boisson ordinaire : seul, je l'ai fait entrer, si j'ose le dire, parmi les alimens. Si je n'ai point inventé la chose, je l'ai du mois appliquée à un usage nouveau ; et c'est inventer.

Le tartre stibié va chercher le mal dans son premier asile, et le poursuit dans son dernier retranchement. Que la crise se prépare, qu'un résidu malfaisant survive à la crise, le tartre stibié n'est pas moins salutaire dans un cas que dans l'autre ; essentiellement pénétrant, il s'attache au moindre atôme délétère, jusqu'à ce qu'il l'ait neutralisé. Par une tendance contraire à celle des humeurs viciées, au lieu qu'elles se coagulent, il les divise ; au lieu qu'elles s'arrêtent, il circule. Le marais qu'elles ont formé, il le dessèche, le tarit, l'épure, en l'expulsant au dehors.

Si je voulais joindre la preuve de fait à la preuve rationnelle, les argumens ne me manqueraient point. Nul, plus que moi, n'a expérimenté ce que j'avance, et je ne l'avance que pour l'avoir expérimenté bien des fois. Pendant trente années de pratique, j'ai rencontré peu de maux, sous quelque dénomination que les faiseurs de vocabulaires veuillent nous les présenter, qui n'aient cédé à ses influences. Mes observations sur la phthisie renferment quelques preuves de ce genre : j'en pourrais ajouter beaucoup d'autres ; mais j'aurais l'air de composer une apologie, plutôt qu'un traité ; et, si la prolixité rebute les lecteurs, elle ne rebute pas moins l'auteur même, si les mots ne sont pour lui que des images de la pensée.

Une chose aurait décidé ma préférence en faveur du tartre stibié, quand il n'aurait eu, avec d'autres moyens curatifs, qu'égalité d'avantages ; c'est de l'extrême modicité du prix. Les eaux minérales de toutes les sortes sont trop chères encore, pour que les classes inférieures osent même avoir la pensée de les employer : de les prendre sur les lieux, ce n'est guère possible qu'aux pauvres du pays ; car, pour tous les autres, les dépenses du voyage et du séjour tarderaient peu à épuiser leurs facultés. Au lieu qu'il n'est per-

sonne qui n'ait la faculté de se procurer un
remède pour lequel six pintes d'eau suffisent, avec du tartre stibié pour un sou. Je
sais qu'un prix si modique rebutera les personnes qui n'estiment les choses, qu'en raison de la dépense. Il me suffit que les malheureux en puissent faire usage. Ce n'est
donc pas à l'oisive opulence que je m'a-
dresse; mais à toutes les personnes qui, par
goût ou par devoir, se sont fait une habitude de la plus précieuse de toutes les vertus,
la bienfaisance : je m'adresse aux jeunes praticiens qui apportent toujours dans l'exercice
de leur état, avec le désir d'être utiles,
quelque défiance de leurs propres forces.
Car, pour ces routiniers, tout fiers de leurs
cinquante années de pratique, je me suis
convaincu qu'ils persisteront noblement
dans leurs routines. Y renoncer, ce serait
désavouer leur vie entière.

On conçoit bien que j'ai parlé de six bouteilles d'eau, comme terme moyen ; car les
tempéramens sanguins, bilieux, irritables,
ne s'accommoderaient point d'une aussi forte
dose. On peut alors donner la même quantité d'émétique, augmenter la quantité d'eau

progressivement aux effets, mettre, par exemple, huit bouteilles pour un grain : du reste, l'expérience est ici un meilleur maître que moi.

Revenons au croup. On ne saurait trop répéter que cette maladie, comme toutes celles qui affligent l'enfance, a sa source dans l'épaississement de la lymphe. Cette membrane, qui semble se former spontanément, ne se forme, en effet, qu'à la longue ; car il n'existe pour aucun âge de maux spontanés. Tout a un commencement, un milieu et une fin : seulement on aperçoit mieux le commencement dans certaines choses que dans d'autres. Il en est de la membrane dont il s'agit, comme de la chassie qui n'existait pas au moment du coucher, et qui colle les yeux au moment du réveil ; l'enfant, qui ne s'est pas aperçu de ses progrès, pense qu'elle est venue tout à coup, et mal à propos les médecins le confirment : bien des hommes faits, et soi-disant raisonnables, ressemblent à cet enfant.

Ici, le remède imite le mal dans sa marche. Il est lent et successif comme lui ; comme lui, il avance graduellement, et ne

précipite pas plus ses bienfaits, que l'autre
ne précipite ses ravages. Il est impossible
que l'on aperçoive d'abord tout ce qu'on a
gagné à l'employer. On a gagné pourtant,
mais comme à son propre insu. Le mal a ré-
trogradé, mais on n'a pas senti la rétrogra-
dation, et je ne voudrais pas répondre qu'on
ne la niât absolument, parce qu'il n'a pas
disparu (1).

Au lieu de ce remède si simple, si facile,
si évidemment fait pour neutraliser le mal,
que prescrit la servile routine? Précisément
ce qu'elle devrait proscrire, si elle conspi-
rait avec le mal. Le mal est dans l'épaississement des humeurs, elle prodigue les incrassans; il est dans la torpeur des organes,

---

(1) Expérience que j'ai souvent répétée sur les
quatre enfans de M. Poupart de Neuflize, de Sédan,
qui avaient épuisé tous les sirops de mou de veau et
autres. Les parens peuvent attester ce que j'avance,
que la cure réelle et positive consista dans ce traitement, qui paraît d'abord une niaiserie, et que toutes
leurs alarmes se dissipèrent avec le mal, qui n'était
qu'une coqueluche ancienne, entretenue par l'épaississement de la lymphe.

elle les affaiblit encore ; il est dans un engorgement, elle engorge les malades. Man-
nes, sirops, mou de veau, tout le vieux
dispensaire qu'elle étale, ne sont autre chose
que ce que je viens de dire. Ce qui paraîtrait, sans cette explication, un phénomène
extraordinaire, ne paraîtra plus que l'effet
naturel d'une chose toute simple avec cette
explication. Ce phénomène, le voici : nos
docteurs entassent dissertation sur dissertation, pour analyser le croup ; et moi, je
nie le croup ; je le nie, parce que, depuis
trente ans que j'exerce, il ne s'est jamais
offert à moi, et que je n'ai point d'amulette
avec quoi je puisse le conjurer. S'il ne s'est
pas offert à moi, c'est qu'il n'existe pas. S'il
s'est présenté à d'autres, c'est qu'ils l'ont fait
naître, c'est-à-dire qu'ils l'ont laissé arriver
au dernier degré d'épaississement lymphatique, tandis que je l'ai combattu dans son
élément primitif.

Aux premières tentatives de la nature,
pour introduire dans la masse des humeurs
un vice qui doit devenir mortel, qu'on oppose des tentatives graduées sur les siennes ;
qu'on la ramène dans sa route quand elle

s'égare; que l'on force enfin le croup à re-
devenir ce qu'il était jadis, une coqueluche,
qui était souvent mortelle. J'invite surtout
les habitans des campagnes à me lire et à
me croire; le salut est dans leurs mains, et
les moyens, simples et faciles, à la portée
de tous.

Etes-vous, me dira t on, le seul médecin
qui ait administré l'émétique en lavage?
Non; mais je suis le seul qui en ait voulu
faire la boisson ordinaire du malade; je
dis boisson de tous les jours, de toutes les
heures, de tous les repas. On l'a prescrit,
avant moi, je le sais, mais comme un remède,
c'est-à-dire comme irritant; car il le devient,
du moment qu'il cesse d'être habituel. Il n'y
a que l'habitude qui le transforme sans l'é-
mousser. Vous l'administrez de temps en
temps, un jour, deux jours même sur quatre;
c'est trop ou ce n'est pas assez. Que résulte-t-il
de ce procédé? Des secousses; et il n'en
faut point: encore si ces secousses pouvaient
amener une bonne crise, si la masse ébran-
lée pouvait céder aussitôt! Mais point; elle
vacille, elle cède un moment en apparence.
Mais comme elle est essentiellement mu-

queuse , visqueuse , collante et enracinée,
les soubresauts momentanés que vous avez
excités en elle, n'auront fait que l'agiter ;
il fallait la pénétrer, et toute action péné-
trante est lente et progressive de sa nature.

Il va pleuvoir des censures, je le sais ; et
je tremblerais, si je n'avais pas pris mon
parti d'avance. Heureusement pour moi,
bien des gens qui savent lire et écrire, ont
appris qu'il ne s'était jamais offert aux hommes une bonne et salutaire pensée, qui n'ait
sur-le-champ allumé la bile des censeurs,
et les choses en sont venues à ce point, que
la censure d'un écrit est presque toujours le
cachet de son utilité.

Si l'on me pressait trop, j'avancerais un
principe qui augmenterait bien davantage
les clameurs ; et, ce qui est bien plus hardi,
j'oserais le prouver : c'est que la médecine
préservative est sûre, tandis que la médecine curative ne l'est point. On m'accusera
d'émettre un paradoxe, et c'en est un, je
l'avoue ; mais un paradoxe peut fort bien
n'être pas une erreur : car toutes les vérités
ne furent dans l'origine que des paradoxes.

Puisqu'il y a des signes extérieurs de notre

constitution intérieure, puisque la nature a mis entre nos humeurs et nos habitudes une correspondance qui a des règles, et par conséquent des effets certains, puisque les élémens dont elle nous a formés n'agissent et ne réagissent les uns sur les autres qu'à la longue; en telle sorte qu'il a fallu quelquefois des vingt et vingt-cinq années à telle maladie de l'âge mûr pour se développer; les fonctions naturelles de la médecine semblent être de déposer des germes de santé parmi des germes de corruption. Bien prémunie, bien avisée, ayant devant elle le temps et l'espace, et pour elle ce principe vital, force secrète et si éminemment active, qui semble une intelligence cachée dans nos organes pour lutter contre leur destruction, que ne pourra-t-elle point? Il faut ajouter qu'elle le pourra à peu de frais; qu'elle n'aura point de violence à exercer, de convulsions à produire. Ce ne sera pas une crise que la guérison, ce sera le dernier terme d'un progrès. On aura ramené, rétabli, relevé la nature; on se sera servi d'elle-même pour la changer : qu'on juge si l'on aura réussi.

Voyez combien plus il reste à faire à la médecine curative. Le mal ne lui apparaît point dans ses radicaux , qui ne le déguisent jamais ; il lui apparaît dans des combinaisons qui le déguisent presque toujours. Ce ne sont point des élémens qu'on lui donne à combattre , ce sont des agrégats compliqués, des mélanges de plusieurs mélanges. Quelquefois des symptômes contraires semblent demander des curatifs contraires : ce qui nuit à l'un favorise l'autre. Il y a putréfaction ; pour la combattre, vous employez des échauffans : mais il y a inflammation ; pour la combattre, il faudra des adoucissans, qui favoriseront la putréfaction. Si la médecine est une science conjecturale, c'est précisément pour les raisons que je viens de donner ; si elle échoue, c'est presque toujours pour avoir méconnu le principe vicieux : elle n'aurait donc pas échoué, si elle eût appris à le rechercher d'avance. La médecine curative est un auxiliaire qui vient à votre secours, quand vous êtes cerné par l'ennemi. La médecine préservative aurait empêché l'ennemi d'avancer.

Tout cela est bien, me dira-t-on ; mais

contre le mal à venir. Or, il s'agit ici du mal développé. Vous donnez des moyens de le prévenir, soit; mais qu'avons-nous affaire de ces moyens, quand on n'a pu le prévenir? Un homme, en tombant, s'est brisé la jambe, et vous lui débitez gravement les principes de statique en vertu desquels il aurait dû conserver l'équilibre. Je ne crois pas avoir affaibli l'objection.

On y répondrait d'abord en disant que, si le régime prescrit est salutaire, s'il est vrai qu'il empêche le croup de se former, ce ne serait point une lacune que mon silence contre le croup déjà formé. Je vous donne les moyens de ne pas tomber; c'est bien mieux que si je vous offrais mon appui après la chute. Mais il y a plus. Ce même tartre stibié, dissous dans l'eau, et devenu la boisson ordinaire du malade, est aussi bien, dans ce cas que dans l'autre, le remède convenable. Dans ce cas comme dans l'autre, il pénètre, il épure, il raréfie. Seulement la masse des humeurs ayant acquis plus de consistance, il ne pénétrera point aussi profondément. Et au lieu qu'avant la crise, il était le remède unique,

dans la crise il ne peut être que l'un des remèdes.

Si quelque secours est encore possible,
soutenez par d'autres incisifs, d'autres toniques, l'action de l'eau émétisée. Appliquez des compresses sur la gorge, dans
toute l'étendue de la membrane qui se forme
ou qui est déjà formée ; imbibez-la de vinaigre saturé de sel ammoniac. Joignez-y
les lavemens analogues, les boissons acidulées, la limonade minérale ; en supposant
que la déglutition ait lieu, les purgatifs, les
frictions aromatiques, toniques, les fomen-
tations sur l'organe de la déglutition. Il est
clair que l'identité des principes se fait sentir ici dans la diversité des méthodes, c'est-
à-dire que j'oppose au mal dans sa maturité des agens du même ordre que ceux que
je lui opposais dans son origine. Je les mul-
tiplie, je les combine, je les renforce ; mais
je ne les change pas.

Voilà tout ce que j'avais à dire sur la nature, les progrès et le traitement d'un mal
qui a moissonné tant d'espérances. C'est
beaucoup, si j'ai su réduire ce mal à ses véritables élémens, c'est-à-dire à une disposi-

tion dans les humeurs qui s'affaiblit à mesure que nous avançons dans la vie. Le montrer ce qu'il est, c'est presque l'avoir guéri;
car la plupart des esprits sont comme les
enfans timides : pour dissiper leur terreur,
il faut les rapprocher de l'objet.

Je reviens à mon tartre stibié, que je serais tenté d'appeler le conservateur par excellence. Ce n'est point seulement au croup
qu'on peut l'opposer avec succès; ce n'est
point seulement à la phthisie; c'est avec un
égal succès à cette légion de fléaux d'une
même famille, à toutes les maladies plétho-
riques, exanthématiques et chroniques, à
tous les embarras des organes sécréteurs et
digestifs. Sa propriété spéciale est de résoudre les substances qui causent ces ravages,
de les entraîner vers les organes excrétoires
qui n'ont été placés par la nature aux extrémités du corps, que pour cette grande
et salutaire fonction. Il aide la nature à rejeter toutes ces particules délétères qu'elle
repousse, mais dont elle n'a pas toujours la
force de s'affranchir, et qui, ne pouvant se
séparer de la masse, ni par les excrétions,
ni par les transpirations, forment et entre-

tiennent les maladies de la peau, et les
créent.

DES ENGELURES.

Qu'il me soit permis de parler encore de
deux sortes de maladies, les engelures et les
dartres. L'une et l'autre tiennent certainement à l'âcreté de la lymphe, ou des humeurs; la première attaque spécialement
cet âge tendre qui est soumis à la meurtrière
influence du croup. Le froid et l'humidité
l'entretiennent, comme ils entretiennent
le croup. Ainsi l'âge, le lieu, les causes
premières sont les mêmes. Je ne vois de
différence que dans les causes secondes,
c'est-à-dire dans la forme que les organes
qui en sont le siége impriment toujours aux
maladies, par une disposition constante et
soutenue.

Il y a déjà quelques années que je dé-
couvris deux remèdes également sûrs contre les engelures. Un journal en fit l'éloge.
Les occasions d'en vérifier l'efficacité n'ont
point manqué depuis. Je ne sais si ce sont
eux que les pharmaciens désignent, par ces

inscriptions en gros caractères, que je lis
tous les jours : TOPIQUE CONTRE LES
ENGELURES. S'il en est ainsi, la publicité que je donne à ma recette sera du
moins une économie pour les indigens. Et
comme il est possible de l'égaler, mais non
point de la surpasser en efficacité, les autres
ayant gardé leur secret, je n'aurai point dé-
mérité de l'humanité, en publiant le mien.
Les nations du Nord pourront ne pas le rejeter, si mon pays le dédaigne, puisque c'est
surtout dans le Nord que ce mal est hideux,
cuisant, intolérable. Funeste influence du
climat! Car il faut remarquer en passant
que telle maladie, grave et dangereuse dans
un pays, n'est qu'une légère indisposition
dans tel autre. Ne disons point que chaque
pays a ses maladies ; disons que chaque maladie reçoit un caractère particulier du pays
où elle se développe. C'est ainsi que le
même végétal, qui n'est qu'une faible plante
sous telle zone, est un grand arbre sous telle
autre. On a vu, dans les régions du Nord,
les enfans des campagnes surtout, cruellement torturés par ce mal qui nous paraît
une affection légère. On a vu leurs os se ca-

rier, ceux surtout des doigts et des orteils. Ici, quelquefois ce n'est que de la rougeur et des gonflemens, accompagnés de prurit, quelquefois la peau se crevasse et suppure. Ces deux états divers nécessitent deux recettes diverses. Je vais offrir l'une et l'autre au public.

PREMIER TOPIQUE.

Pour les engelures avec rougeur et démangeaison.

Sur une pinte d'eau seconde de chaux, obtenue selon les procédés ordinaires, ajoutez une ou deux cuillerées à café d'essence de Barège, sulfure de potasse, pour composer des eaux de Barège factices. Mêlez étroitement, pour appliquer sur les engelures avec des compresses imbibées, souvent renouvelées, et toujours à froid.

DEUXIÈME TOPIQUE.

Pour les crevasses dépendant des engelures.

Deux onces de chaux vive éteinte à l'air;

cire jaune , quantité suffisante ; suif de chandelle, demi-once ; huile d'olive, quantité suffisante ; miel, et suie de cheminée, deux drachmes.

Faites cuire convenablement, en donnant la consistance d'onguent pour étendre sur un linge ou sur de la peau, pour les engelures et suppurations.

Mais est-il bon de guérir les engelures? On ne se douterait pas qu'une pareille question ait pu être faite par des personnes de sens, et pourtant elle a été faite par de graves docteurs. Il me semble que c'est tout comme si l'on disait : est-il bon d'empêcher que l'enfant ne perde, au moins pour un temps, l'usage de ses pieds et de ses mains, qu'il n'éprouve des douleurs atroces, qu'il ne s'épuise par des déperditions de substance? On craint que l'humeur, ainsi arrêtée, ne se répercute, au lieu de tarir; que les topiques ne la refoulent, au lieu de l'épurer. Mais ce n'est ici qu'un mal purement local, un mal renfermé dans le tissu cellulaire. L'humeur morbifique chassée par les forces vitales, s'est arrêtée à l'extrémité de la circonférence, elle s'y est fixée; elle y séjourne. La voilà

tout-à-fait séparée de la masse. Il y a donc
ici place pour les topiques ; il n'y a de place
que pour eux, quand le mal n'a point une
autre origine.

Ce n'est pas que j'exclue les traitemens
généraux. Si je les excluais absolument, cet
appendice ne se rattacherait à rien. Ce serait un hors-d'œuvre, plutôt qu'une digression. Il se peut faire, il se fait même souvent que quelque autre cause de dégénération vienne se mêler avec cette cause. On
connaît si peu de maladies simples ! Peut-
être n'en connaît-on point. L'eau émétisée
préviendrait les engelures ou les atténue-
rait beaucoup, comme elle prévient ou at-
ténue toute autre maladie, née de pléthore
ou d'humidité. Car si dans l'origine un fluide
conservateur, jeté dans le torrent de la circulation, agite, pénètre, épure les fluides
viciés, il n'y aura pas répulsion, puisqu'il
n'y aura point corruption ; la peau ne sera
point tuméfiée et corrodée, puisque les principes tuméfians et corrosifs n'existeront
point. On parle de l'action naturelle de l'air,
et j'avoue que tous les remèdes internes seront impuisans contre cette action. L'air

froid est chargé de particules éminemment incisives, ce sont comme des aiguilles qui scarifient la peau, et tout air saturé de nitre ne manquera pas de produire un même effet. Mais cet effet sera d'autant plus violent, d'autant plus durable, que les cellules de la peau contiendront une plus grande masse d'humeurs, que l'épiderme sera plus mince, plus délicat; il agira donc sur l'enfance avec plus d'énergie, que sur l'âge viril; et dans l'enfance même, plus sur les tempéramens humides et cacochymes que sur d'autres.

Il fallait prouver d'un côté que la guérison des engelures n'est pas un mal, et de l'autre que mon opinion sur la nécessité des topiques en pareil cas n'est pas en contradiction avec mon système : deux points dont je suis également jaloux, soit pour l'intérêt de l'humanité, soit pour mon propre intérêt.

DES DARTRES.

L'autre source des maladies cutanées, dont j'ai parlé plus haut, ce sont les dartres. Celle-ci est de tous les pays, de tous les âges, de tous les sexes. Elle n'affecte point un siége exclusif, elle ne se reproduit point sous une forme constante. Répandue sur la surface entière du corps, commune à tous les organes, tantôt elle paraît comme une croissance légère, sèche, farineuse, tantôt comme une rougeur vive, ou un engorgement squirrheux, ou un amas purulent; quelquefois une tumeur, d'abord indolente, s'aigrit et s'enflamme peu à peu, et, dans les ravages de sa fermentation, absorbe enfin l'organe tout entier qu'elle affectait; il est évident que dans tous les cas, et pour les raisons que j'ai développées, l'eau émétisée serait d'un grand secours. Car si vous en exceptez cette espèce de cancer qui s'attache particulièrement aux organes de la génération ou aux organes analogues, tous les autres, et ce sont les cancers proprement dits, sont nés de l'endurcissement de la lymphe et de l'obstruction des vaisseaux qui la contiennent dans tout l'engorgement glanduleux qui a préexisté au cancer. C'est donc la lymphe qu'il s'agit d'épurer, si l'on veut fouiller dans les véritables causes du mal.

Malgré ce raisonnement, qui porte à mes yeux tout le caractère de l'évidence, je ne me suis pas moins appliqué à rechercher par quel remède spécial on pourrait parvenir à l'extirpation des tumeurs ou écailles dartreuses, et cette considération que les tumeurs ou les écailles dont je parle n'ont pas, dans un grand nombre d'espèces, des racines plus profondes que la peau, ou les membranes muqueuses, considérées à juste titre comme ces prolongemens de la peau, et tout le tissu cellulaire si intimement liés l'un à l'autre : cette considération, dis-je, m'a fait entrevoir pour la plupart des dartres, comme pour les engelures, la nécessité d'un topique. Ceux que la mode favorise, car la mode est quelquefois cruelle, c'est le cautère actuel ou les acides corrosifs. J'avais été souvent témoin de leurs ravages. Par eux, plus d'un beau visage avait perdu son éclat ; de profondes cicatrices, de hideuses plaies y remplaçaient les lis et les roses tant chantés par les poëtes. Ce spectacle m'affligea ; car j'aime ce qui est beau, comme ce qui est bon, et je pense

que la perfection n'est autre chose que beauté
et bonté (1).

---

(1) On se souvient que j'ai parlé d'un grand nombre
d'espèces de dartres, et non point de toutes les espèces
de dartres. Je n'aurais garde de m'élever ainsi contre
moi; et quand tous les faiseurs de systèmes sont en
possession de rattacher de gré ou de force à leur principe les faits épars comme des transfuges, je ne serai
point assez cruel à moi-même pour isoler du mien ce
qui s'y rattache naturellement, et lui susciter des objections, quand je puis multiplier les preuves. Oui,
sans doute, plusieurs espèces de dartres ne sont que
des effets éloignés d'une cause cachée dans les profondeurs de l'économie vitale, des résultats progressifs de combinaisons secrètes qui les ont depuis long-
temps précédées; je pourrais même dire que toutes
les espèces de dartres sont de tels effets et de tels résultats, pour qui voudra examiner la chose dans toute
sa rigueur. Il n'y a véritablement de différence que du
plus au moins : ce sont toutes plantes parasites, mais
dont les racines sont plus ou moins enfoncées; quand
elles sont, pour ainsi dire, à fleur de terre, un topique les fait mourir; quand elles pénètrent plus profondément, il faut plus qu'un topique, plus qu'un remède qui s'arrête à la superficie; il faut coordonner
les deux traitemens, priver à la fois la dartre de ce
qui la soutient et de ce qui l'entretient, tarir la

Mais une grande autorité s'élevait pour cet
abus des topiques. Cette autorité m'imposait à moi-même; et mes préventions luttaient contre ma raison. D'ailleurs les belles
malades ne se montraient pas effrayées de
la sévérité du docteur. On aurait dit que,
pour la première fois, le désir de plaire cédait au plaisir de guérir, et qu'on leur avait
fait connaître quelque chose d'un prix supérieur à celui de la beauté. Par exemple,
une dame encore belle a souffert qu'on lui
appliquât six sangsues sur les pommettes de
ses joues, pour détruire des rougeurs dues à
une acrimonie interne; je ne vois rien de
comparable à cette docilité, si ce n'est peut-
être l'orgueil magistral de celui qui l'a exigé.

J'ai cherché, je pense avoir trouvé une
plus douce voie. Mon topique guérira tout
aussi bien, mais n'écrira point la guérison

---

source où elle puise des alimens, nétoyer l'espace
qu'elle occupe; il en faut toujours revenir à l'épuration et à la régénération des liquides et au perfectionnement des solides : toutes les bonnes théories
rentrent dans la même théorie; rétablir l'harmonie et
l'équilibre.

en traits hideux. Je ne veux point d'un témoignage de mon art, qui m'effarouche moi-même. De quoi ce topique est-il composé? Convaincu de son efficacité par de nombreuses expériences, j'attendais, pour faire passer ma conviction dans les esprits, des expériences plus nombreuses. Je le gardais encore, mais en réserve, et bien résolu d'en faire le patrimoine du public, quand je l'aurais environné de toutes les garanties. Car d'en vouloir faire un secret, ce dessein ne pouvait entrer dans mon esprit; je me serais trop peu ressemblé à moi-même. Enfin la crainte d'un travers l'emporte sur le besoin des précautions. Il s'agit de macérer une grande quantité d'écorces de la racine qu'on nomme de patience dans de fort vinaigre. Ce moyen fera sourire de graves docteurs, et de légers parodistes. PARTURIENT MONTES, s'écrieront-ils. Et je les laisserai s'écrier à leur aise, si le public tire quelque avantage du procédé que je lui abandonne.

On se souviendra que j'ai parlé seulement des dartres communes : il en est sur lesquelles mon topique aurait, je l'avoue,

fort peu de puissance : mais l'usage interne
et long-temps soutenu de l'eau de goudron,
assez légère pour ne pas fatiguer, pour-
voira à la cause interne avec les remèdes
usités pour ce genre d'acrimonie, et le remède externe sera mon topique en place
des cautérisations. Ainsi qu'on ne cherche
point ici un moyen sûr contre les dégénérations cancéreuses. Je ne veux pas me faire
plus habile , ou plus heureux que je ne
suis : j'offre ce que j'ai ; mais ce que j'ai est
encore quelque chose (1).

---

(1) On s'étonnera de ne pas lire le nom de M. Duverneuil dans cette courte digression. Je me hâte de
réparer un silence qui me serait plus injurieux qu'à
lui-même. Le sirop de M. Duverneuil est une invention qui le rendra recommandable à tous les amis de
la science et de l'humanité. Je rends aussi justice à
l'élixir indien, remède parfait, quoique douteux parfois.

Mais il en faut revenir au grand agent, au conservateur universel, à celui qui seul peut prévenir tous
les maux de la lymphe, c'est-à-dire la plus grande
partie des maux.

CONCLUSION GÉNÉRALE.

Si l'on considère le mal qu'a produit en toutes choses l'esprit de système, on sera tenté de croire que les systèmes furent tous inventés en haine de la science ; et pourtant la science est un système.

Il est impossible qu'un arrangemeut quelconque ne soit point systématique ; et cependant l'on trouve des irrégularités systématiques.

Sans un système, les matériaux vous seront en vain prodigués : vous ne fonderez point ; mais trop de penchant aux systèmes introduira un ordre nouveau dans un ordre établi : vous ne cimenterez point.

Ainsi, je trouve dans ce mot de système, le principe de tout ordre et de tout désordre, de toute édification et de toute destruction.

Il y a certainement pour la médecine un système ; tant qu'elle n'en sort point, elle est l'histoire. Mais il y a dans la médecine des systèmes; quand elle s'y livre, elle n'est plus qu'un roman. Rien au monde ne lui a porté atteinte, rien n'a ravalé sa dignité naturelle, comme cet amour du merveilleux, qui n'est pas seulement, quoi qu'on ait pu dire, l'apanage du vulgaire, ou bien il faudrait donner à ce mot de vulgaire une acception fort étendue. Cardan raconte gravement qu'il s'éleva une peste à Constantinople dont les effets furent tels, que les malades croyaient être percés de coups, et mouraient en effet de ces coups imaginaires. De vieilles traditions représentent les Abdéritains comme tourmentés par une fièvre violente qui les portait à réciter des vers d'Euripide, qu'ils n'avaient point appris. L'on nous dit que le mal, connu sous le nom de *chorea sancti Witi,* se gagne par un regard; et l'on répète, sur la foi d'Erasme et de Cardan, qu'un Italien, ayant le transport au cerveau, parlait fort bon allemand, quoiqu'il ne sût pas un mot de cette langue. Vous croiriez que des hommes aussi crédules n'ont pas un moment douté des évidences morales : détrompez-vous; il y a place dans l'esprit humain pour la crédulité et pour l'incrédulité; et ce n'est ici qu'une page du chapitre des contrastes, qui renferme bien des pages. Quoi qu'il en soit, avec cette disposition au merveilleux, on ne doit pas s'étonner si l'enfance de la médecine a été longue, et je ne voudrais pas répondre qu'elle soit entièrement débarrassée de ses langes.

D'un autre côté, la nature est quelquefois d'une irrégularité désespérante ; quelquefois, comme pour mieux irriter la curiosité, elle réserve pour des exceptions cette régularité géométrique, si rare dans ses productions. Ainsi, au rapport de Valère-Maxime, le poëte Antipater avait tous les ans la fièvre, au jour anniversaire de sa naissance, et il mourut dans une extrême vieillesse, de cette même fièvre, à pareil jour.

Que conclure de ces raisonnemens et de ces exemples ? Que les lois de la nature nous sont entièrement inconnues ? Nullement, puisque ses efforts, même pour les violer ou les éluder, sont une suite, quoique éloignée de ses lois mêmes. Qu'il n'y a point de lois générales, mais seulement des lois particulières ? Nullement, puisque les généralités en toutes choses sont des faisceaux, que le précepte est né de l'exemple, et les principes, des faits.

Mais l'espèce a ses règles, et l'individu a les siennes; il est poussé dans un sens par une puissance, tandis qu'une puissance contraire le pousse dans un autre sens. Il ne peut point ne pas obéir à l'une; il lui serait impossible de résister à l'autre. De là toutes ces complications que l'on prend pour des aberrations; ce sont plusieurs lignes qui se croisent, et que l'on se figure comme une seule ligne, parce qu'on ne peut ou qu'on ne sait pas apercevoir le point de croisement; ce sont plusieurs élémens qui se combinent, et que l'on confond, parce qu'on ne peut saisir leur rapport.

Que de choses en effet, et à notre connaissance même, entrent dans la formation d'une maladie! D'abord, les humeurs dont elle reçoit sa nature; ensuite l'âge, le sexe, le climat, qui lui communiquent leurs influences; enfin le siége naturel ou accidentel, qui modifie ses effets : et, si vous considérez les obstacles que les puissances de la vie opposent aux puissances aveugles, qui pourra compter les transformations d'un même principe?

Ainsi, la médecine sera purement conjecturale, tant qu'elle ne saura que confondre, et tant qu'elle ne saura que diviser; tant qu'elle ne laissera point de place aux particularités, et tant qu'elle érigera les particularités en principe; tant qu'elle ne voudra connaître que les individus, et tant qu'elle ne voudra considérer que les genres.

Malgré ces faits, qu'on pourrait ériger en préceptes, on trouve à chaque pas des partisans d'une chimérique unité qui tentent d'assujétir la science à des procédés exclusifs, parce qu'ils ont follement assujéti la nature à des lois de leur invention.

Il est un principe qu'on ne s'avisera point de contester, parce qu'il s'appuie sur le témoignage le plus incontestable, celui de l'expérience. Le nombre des élémens dont se compose un être, croît en raison de sa perfection, d'autant plus grand que cet être est plus voisin de l'animalité ; d'autant moindre qu'il s'en éloigne davantage : en sorte que d'un assemblage brut des parties similaires, la nature s'élève insensiblement

à de plus savantes organisations, comme si
elle procédait par essais, et s'étudiait peu à
peu à gagner son but. Mystérieuse progression, dont la vie et la mort sont les deux
extrêmes! Or, avec la multiplicité des com-
posans, croît l'altérabilité des composés;
car la nature n'a pas voulu que le repos
soit ailleurs que dans l'unité. Toute composition suppose des tendances, lesquelles sont
ou des sympathies, ou des oppositions :
constamment agités par leurs forces propres et par leurs forces voisines, la même
vertu qui réunit ces élémens les sépare ; la
même mobilité qui les a fait se grouper en
un sens, les fait se grouper dans un autre
sens. En un mot, l'altérabilité d'un corps
et la multiplicité de ses principes généra-
teurs sont deux idées si étroitement liées,
qu'elles se supposent rigoureusement l'une
l'autre.

On sait que les anciens admettaient quatre
tempéramens, suivant la prédominance du
sang, de la bile, du flegme et de la bile
noire. Ces classifications sont bonnes pour
la mémoire qu'elles soulagent, pour la méthode qu'elles simplifient : ce sont des abs-

tractions de l'esprit, plutôt que les repré-
sentations des choses. Comme on voit peu
de corps parfaitement ronds et parfaitement
triangulaires, on voit peu de tempéramens
uniquement sanguins, ou uniquement bilieux : les oppositions sont déterminées à la
vérité. L'on sait, par exemple, que le sanguin et le mélancolique ne s'allient point,
mais les degrés, les nuances, et, par conséquent les transformations resteront toujours indéfinis. Puisque les deux tempéramens les plus opposés peuvent néanmoins
se convertir à la longue l'un dans l'autre, il
faut bien, qu'entre ces deux tempéramens
opposés, il y ait des intermédiaires qui mé-
nagent ce changement. Avant de tomber
d'une habitude de gaîté dans une habitude
de mélancolie, il faut que le tempérament
ait subi des dégradations, qu'il ait passé par
des épreuves, qu'il ait traversé des voies
secrètes. Est-on bien certain que tous les
genres de tempéramens fussent connus des
anciens, qu'ils pussent en être connus ? Ne
s'en forme-t-il point par de nouvelles habitudes du corps et de l'esprit ? et chacune de
ces causes ne produit-elle pas des impressions

profondes, dont les nations conservent, si je l'ose dire, les stigmates, comme ces espèces marquées par des difformités héréditaires? Puisque nous éprouvons un rajeunissement annuel à l'époque du printemps, n'en éprouverions-nous pas un, en passant de la Sibérie sous le ciel de la Grèce? Puisqu'il y a dans la constitution de l'air quelque chose qui modifie les habitudes vitales autant que les habitudes morales, n'est-il pas à présumer que le même homme, transporté des sables du tropique dans les glaces du pôle, ou dans les marais de la Hollande, ne pourrait point ne pas se sentir, à la longue, transformé, si j'ose le dire, en un autre homme?

On attribue à Tibère un mot, devant lequel je ne me prosternerai pas, tout ennobli qu'il est, ou qu'on veut qu'il soit du cachet impérial; c'est qu'un homme qui est parvenu à l'âge de trente ans, sans être à lui-même son médecin, est un sot. Cela suppose que le tempérament de cet homme sera tel à soixante ans, qu'il est à trente; cela suppose aussi que tous les développemens possibles de son tempérament auront eu lieu à trente ans. Cet adage a pourtant fait une grande fortune; il favorisait à la fois l'amour-propre et la paresse d'esprit. Celui qu'un certain remède, une certaine drogue ont guéri une fois, ou qui s'est cru guéri par ce sel et par cette drogue, quoiqu'il l'ait été peut-être par quelque crise intérieure qu'il n'a point aperçue, ou par quelque influence extérieure qu'il n'a pas su démêler, ne s'est jamais fait faute de ce même sel et de cette même drogue, bien persuadé que la nature, après s'être montrée docile une fois, s'était engagée à lui pour jamais. Sublime analogie, que l'on pourrait, au besoin, convertir en celle-ci : j'ai guéri ma fièvre avec du quinquina; c'est avec du quinquina que je guérirai mon rhume.

Les mêmes causes qui compliquent les tempéramens, compliquent aussi les maladies; et les mêmes causes qui compliquent les maladies, éloignent les traitemens exclusifs.

Les tempéramens sont l'équilibre des humeurs; les maladies sont un changement de cet équilibre. Il faut que les remèdes soient un rétablissement de cet équilibre.

Toutes les affections physiologiques présentent un côté fixe et un côté variable. Dans tout ce qui concerne son action sur les êtres animés, la nature a fait la part du genre et celle de l'espèce, la part de l'espèce et celle de l'individu.

Ce que je viens de dire est loin d'être offensif pour la médecine. J'agrandis son domaine, au lieu de le réduire : j'en fais à la fois une science et un art, au lieu d'en faire seulement un art, ou seulement une science.

C'est lui faire tort que d'admettre des traitemens exclusifs ; c'est lui faire tort que d'en admettre seulement d'accidentels. Etre esclave de certaines règles, ou être sans règles, sont deux vices.

Un traitement exclusif est une sorte de violence ; il trace un cadre ; et, de force ou de gré, la nature, avec toutes ses déviations, doit entrer dans ce cadre.

Un traitement purement individuel est une sorte d'anarchie ; il faut, en quelque façon, recommencer la science à chaque circonstance nouvelle. Les maladies se composent ; les traitemens doivent se calculer et se combiner.

Comme il n'y a point de maladie exclusive, il ne peut y avoir de traitemens exclusifs. Le mal ne peut avoir une autre force que le bien : c'est dans le principe de la vie qu'il faut chercher le principe de la mort. La vie et la mort, la santé et la maladie, tout est dans le sang ou dans les humeurs qui dérivent du sang; il s'ensuit que l'organe affecté n'influe sur les progrès du mal qu'en raison de sa position. Sur tout autre point, son influence ne serait pas la même. La maladie est générale par sa nature; elle se particularise par son siége. Cette humeur viciée qui s'exhale par les pores, se serait exhalée par les selles ou par les vomissemens, suivant que les métastases l'auraient plus ou moins éloignée d'un point donné.

S'il y a deux protées, ce sont la phthisie et le virus syphilitique : s'il y a deux maladies caractérisées, ce sont la phthisie et le virus syphilitique. Soumettez l'une et l'autre, dans toutes les circonstances, à un traitement uniforme, que de ravages vous allez produire! Déterminez pour chacune de ces circonstances un traitement particulier, ou, pour parler autrement, érigez les exceptions en règles, quel chaos vous allez établir! Dans l'un et l'autre cas, les observations ne serviront de rien ; car, ou vous les négligerez pour ne fixer vos regards que sur un type imaginaire, ou vous n'envisagerez que chacune d'elles; et, dès lors, elles seront perdues l'une pour l'autre.

J'entends vanter tous les jours tel rob, tel élixir, comme un remède universel ; et non seulement je l'entends vanter, mais je le vois appliquer comme tel, quel que soit l'individu, le degré de la maladie, ses antécédens et ses nuances. Il semble aux prôneurs que tous les tempéramens résultent des mêmes proportions, parce que tous les organes sont façonnés sur un même modèle. D'un autre côté, j'entends dire que, dans cette confusion de systèmes, dans ce chaos d'expériences toutes contraires, il faut ne prendre conseil que d'une sorte d'instinct, à l'exemple de cette fille de Cologne, qui mangeait des araignées par goût et par régime, comme si les complexions humaines ne présentaient point des ressemblances en plus grand nombre que leurs différences.

Saisir un point fixe et commun à tous,

voilà la science ; saisir le point variable qui distingue chacun, c'est l'art. Je ne me flatte pas d'avoir trouvé le premier, moins encore de trouver toujours le second ; mais j'aurai montré du moins, à ceux qui me liront, un chemin entre la confusion des systèmes et l'aridité des routines.

FIN.